McFIT

#FOREVER STRONG

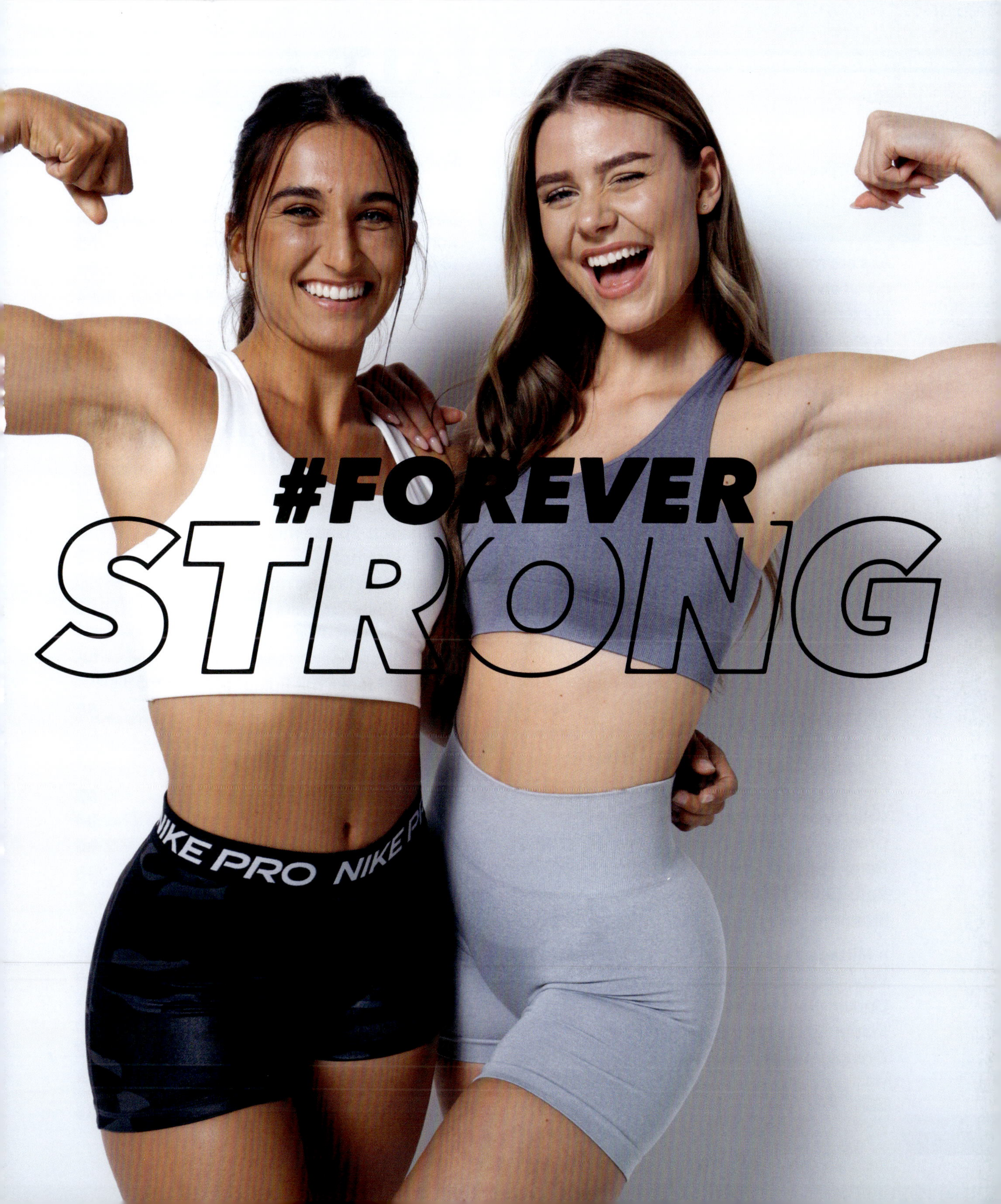

VORWORT

»**Das Wichtigste zuerst: Du hältst unseren Fitness-Ratgeber in deinen Händen und hast damit schon vieles richtig gemacht. Glückwunsch! Allerdings weißt du ja selbst am besten, dass noch niemand nur durchs Schmökern fitter geworden ist. Also nach dem Lesen ist vor dem Training. Der Studiobesuch bei McFIT ist gesetzt und zusammen mit den großartigen Tipps in diesem Buch steht deinem Ziel nichts mehr im Wege.**

„Mach dich wahr", „Der Wille in dir" oder „Proud to be McFIT" – in den letzten 25 Jahren haben wir unsere Mitglieder und alle, die es werden wollten, nachhaltig motiviert. Mit Erfolg: Heute trainieren bei McFIT in rund 250 Studios europaweit mehr Menschen als in irgendeiner anderen Studiokette. Ja, wir sind das Original, die Ersten, die mit dem Discount-Konzept dafür gesorgt haben, dass sich Fitness zu einer echten Volksbewegung entwickelt hat, weil Mitgliedschaften für die breite Masse erschwinglich wurden. Heute haben deutsche Fitnessstudios mehr Mitglieder als Fußballvereine. Vor McFIT war dies schlicht und einfach nicht denkbar. Damit meine ich vor Weihnachten 1997. „Jetzt auch in Würzburg" – so nahm damals die Geschichte ihren Ursprung. Unser Gründervater, Rainer Schaller, hatte also bereits mit Eröffnung seines ersten Studios vor zu wachsen. Aus seiner frühen Vision, McFIT zur erfolgreichsten Fitnesskette Europas zu machen, wurde tatsächlich das „Home of Fitness" für die größte Fitness-Community auf dem alten Kontinent.

„Einfach gut aussehen" – so haben wir das Ziel unserer Mitglieder in einem Slogan formuliert, der uns schon mehr als zwei Jahrzehnte begleitet. Alles was es braucht, um deine sportliche Attraktivität zu steigern, steckt in diesem Buch – und in dir! Wir haben 25 Jahre Erfahrung, die wir gerne mit dir teilen. Dabei spielt dein Training eine mindestens genauso große Rolle wie deine Ernährung. Hier findest du garantiert die richtigen Tipps, um dein Workout zu starten oder weiterzuentwickeln. Bei unseren Ernährungsempfehlungen haben wir darauf geachtet, dass für jeden etwas dabei ist – ganz egal, ob du Fleisch, Fisch oder eine pflanzliche Ernährung bevorzugst. Fakt ist, dein Körper benötigt Energie, wie ein Verbrennungsmotor den Sprit zum Laufen – für das Gehirn, die Atmung, das Herz-Kreislauf-System und den Stoffwechsel. Hinzu kommt noch der Energiebedarf für jede einzelne Bewegung, die du machst. Diese Energie bekommst du aus der Nahrung – oder genauer gesagt aus den Nährstoffen Fett, Kohlenhydrate und Eiweiß. Dabei gelten vor allem die Eiweiße, also Proteine, als Baustein deiner Muskeln. Davon hast du übrigens rund 650 im Körper, aber Grundübungen für die großen Muskelgruppen wie die Brust, den Rücken, Bauch, Beine oder die Schultern sind besonders effektiv. Durch sie lässt sich der Anteil der Muskulatur in deinem Körper beträchtlich steigern und zudem werden an der Bewegung beteiligte Stabilisatoren trainiert. Schöner Nebeneffekt, mehr Muskeln verbrauchen mehr Kalorien, und nicht zu vergessen – sie sehen auch einfach gut aus.

Mehr dazu erfährst du jetzt auf den folgenden Seiten und ich wünsche dir viel Spaß mit dem Buch und noch mehr Erfolg beim Umsetzen der Tipps! Nach einem Vierteljahrhundert McFIT auf dem Markt werden wir auch künftig alles für dich und deine sportlichen Ziele tun. Eins solltest du aber nicht vergessen: Fitness ist kein Sprint, Fitness ist ein Marathon.

Dein Pierre

#FOREVERSTRONG

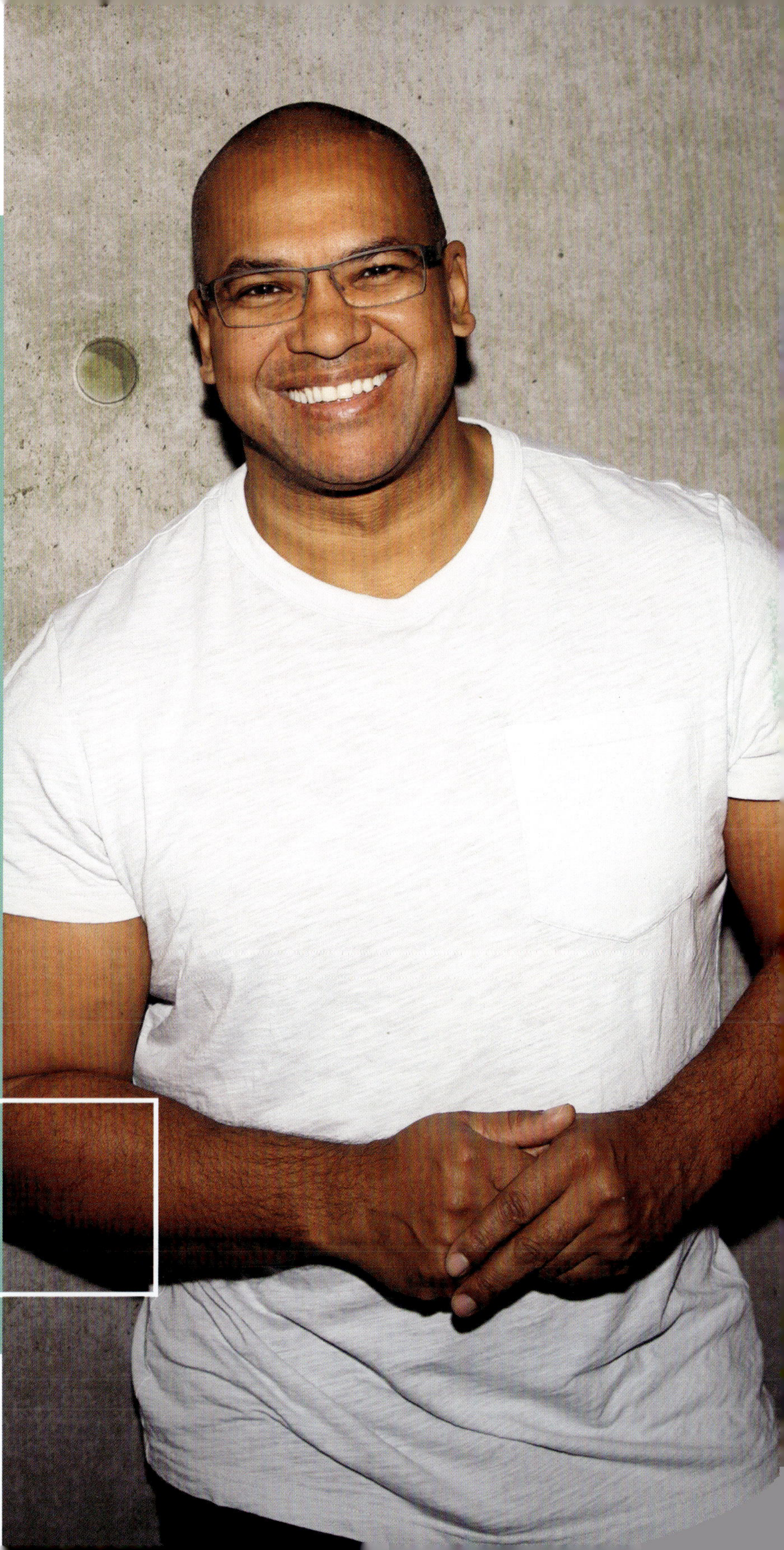

"Fitness ist kein Sprint, Fitness ist ein Marathon."

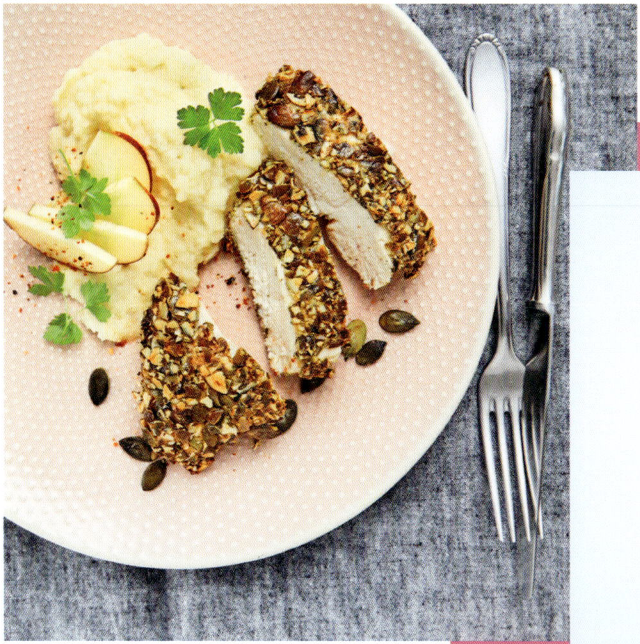

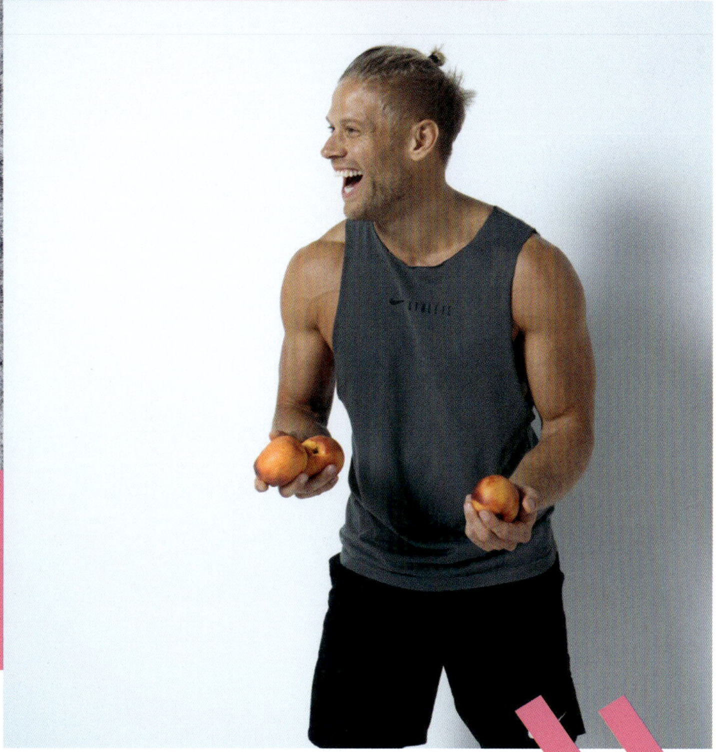

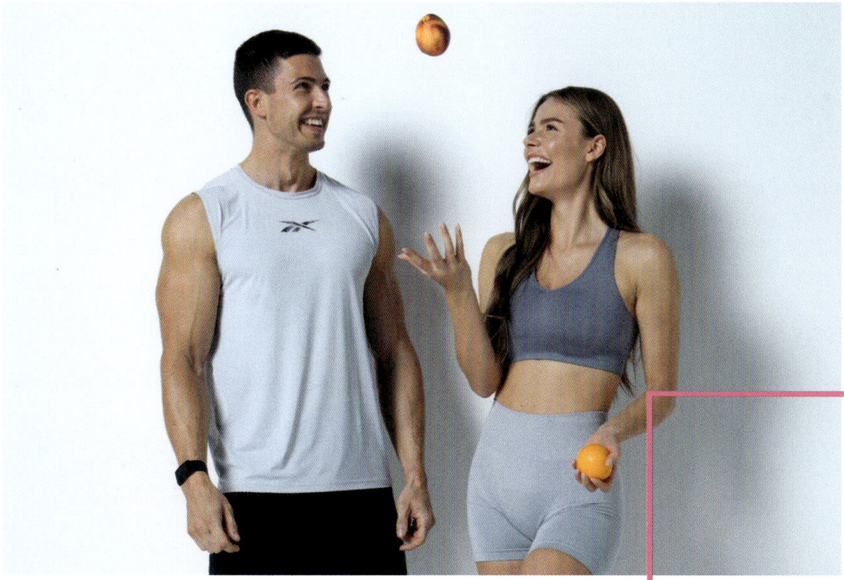

A Healthy Mind in a Healthy Body

#ERNÄHRUNG

GUT & RICHTIG ESSEN

#ERNÄHRUNG

»ABS ARE MADE IN THE KITCHEN

Hört und liest man in der Fitnessszene oft, aber was bedeutet das?

»*Fakt ist: Wer intensiv und kontinuierlich trainiert, kommt seinem Ziel eines athletischen Körpers und eines gesunden Lifestyle Stück für Stück näher.*

Es gibt einen Aspekt, der für jeden auf der Reise zu einem rundum gesunden Lebensstil unumgänglich ist: die richtige Ernährung.

Denn die kann nicht nur dein Training maßgeblich unterstützen, sondern auch dein Gewicht unter Kontrolle halten. Sie garantiert die optimale Nährstoffzufuhr und verbessert die Leistungsfähigkeit. Was aber sind die richtigen Nährstoffe für die eigenen Trainingsziele?

Und wie viel solltest du wovon zu dir nehmen?

Du kannst dich bei deiner täglichen Ernährung an den folgenden Tipps orientieren:

- Trinke mindestens 1 ½ Liter Wasser, gern auch alkohol- und zuckerfreie Getränke am Tag.
- Nimm drei Portionen Gemüse oder Hülsenfrüchte und zwei Portionen Obst und Gemüse zu dir.
- Versuche vier Portionen hochwertige Kohlenhydrate zu dir zu nehmen: Getreide, Brot, Nudeln (am besten Vollkorn), Reis oder Kartoffeln.
- Trink und iss drei Portionen fettarme Milch und Milchprodukte.
- Denke auch an einen bis zwei Esslöffel pflanzliche Öle, Nüsse oder Samen.

Das solltest du wöchentlich beachten:

- Nimm ein bis zwei Portionen Fisch zu dir.
- Iss maximal drei Portionen fettarmes Fleisch oder fettarme Wurst.
- Bei fett-, zucker- und salzreichen Lebensmitteln gilt: auf keinen Fall täglich!

Als groben Richtwert und um einen Überblick zu bekommen, sieh dir einmal diese Ernährungspyramide an:

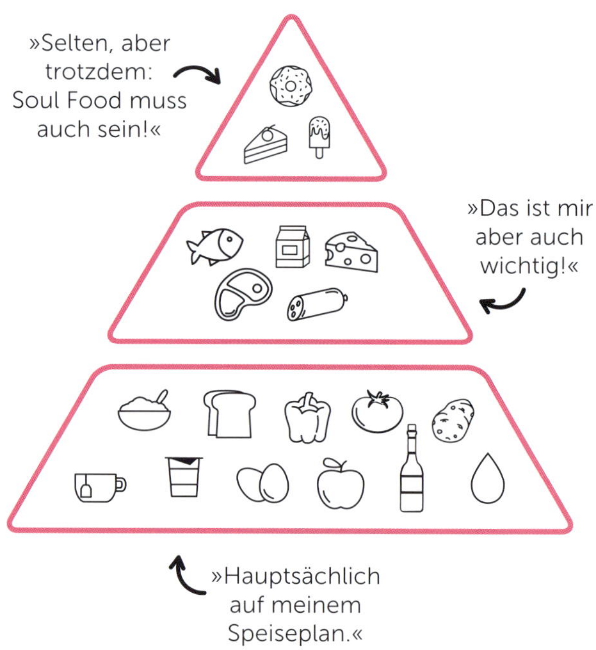
»Selten, aber trotzdem: Soul Food muss auch sein!«
»Das ist mir aber auch wichtig!«
»Hauptsächlich auf meinem Speiseplan.«

IT'S ALL ABOUT THE ENERGY

Ohne Kalorien keine Energie. Das ist nun mal so. Allerdings sorgen mehr Kalorien als dein Körper verbrennen und verarbeiten kann dafür, dass du an Gewicht zunimmst. Deine Bilanz gerät aus dem Gleichgewicht. Warum? Überschüssige Kalorien, die nicht verbrannt werden, speichert der Körper in Fettzellen. Evolutionstechnisch eigentlich ein feiner Schachzug, denn früher war der menschliche Körper darauf ausgelegt, im Vertrauen auf das energetische Reservoir der Fettzellen, längere Phasen ohne Essen auszukommen.

Obwohl wir unsere Nahrung nicht mehr selbst jagen und in der Regel auch keine Hungerphasen mehr durchlaufen müssen, speichert unser Körper immer noch alles, was er nicht verbrennen und in Energie umwandeln kann, in Fettzellen. Die Folge: Deine Kalorienbilanz ist leider positiv und du nimmst an Gewicht zu.

Wer Gewicht reduzieren bzw. halten möchte, muss also darauf achten, dass seine Kalorienbilanz ungefähr gleichbleibend bzw. negativ ist. Heißt: Nimm weniger Kalorien am Tag zu dir, als du verbrennst.

In dieser Tabelle findest du eine Übersicht, wie hoch der durchschnittliche Tagesbedarf an Kalorien (ohne Sport) ist:

DURCHSCHNITTLICHER TAGESBEDARF AN KALORIEN OHNE SPORT

Alter	Frauen	Männer
15–18 Jahre	2400 Kalorien	3000 Kalorien
19–24 Jahre	2200 Kalorien	2600 Kalorien
ab 25 Jahren	2000 Kalorien	2400 Kalorien

Um Missverständnisse gleich auszuschalten: Für eine negative Kalorienbilanz solltest du nicht anfangen, radikal zu hungern und Mahlzeiten auszulassen. Das hat mit gesunder Ernährung nichts zu tun und kann im schlimmsten Fall sogar krank machen.

Vielmehr solltest du darauf achten, eine ausgewogene Ernährung anzustreben, die dich voll und ganz bei deinen sportlichen Zielen unterstützt. Wichtig ist hierbei ein ausgewogenes Verhältnis zwischen den einzelnen Nährstoffen:

MAKRO-NÄHRSTOFFE

- Kohlenhydrate und Ballaststoffe
- Eiweiße
- Fette

MIKRO-NÄHRSTOFFE

- Mineralstoffe
- Vitamine

Auf den nächsten Seiten gehen wir zuerst auf die Makronährstoffe ein.

KOHLEN-HYDRATE

DEIN ENERGIE-LIEFERANT **#1**

Für Gehirn, Nervensystem und Muskulatur sind Kohlenhydrate einfach unersetzlich. Sie werden vom Körper in Glukose umgewandelt und unter anderem für die Energiegewinnung verwendet, z.B. beim Sport.

Alles was dabei nicht sofort vom Körper verbraucht wird, speichern Leber und Muskeln in Form von Glykogen. Steigt nun der Energiebedarf, wie beispielsweise beim Sport, kann das gespeicherte Glykogen in Form von Energie wieder freigesetzt werden. Leider kann die Leber nur einen kleinen Teil des verfügbaren Glykogens speichern. Was passiert dann mit dem Rest der Glukose? Er wird in Fett umgewandelt. Und das wird man so schnell nicht wieder los. Es ist daher wichtig, bei der Ernährung auf das richtige Verhältnis von verwertbaren und nicht verwertbaren Kohlenhydraten zu achten.

›› *VERWERTBARE VS. NICHT VERWERTBARE KOHLENHYDRATE*

	VERWERTBARE KOHLENHYDRATE		**NICHT VERWERTBARE KOHLENHYDRATE**
	Einfach- und Zweifachzucker	Mehrfachzucker	Ballaststoffe
	Traubenzucker (Glukose) Fruchtzucker (Fruktose) Milchzucker (Laktose)	Stärke Getreide Vollkornprodukte Kartoffeln Hülsenfrüchte	Pflanzliche Lebensmittel
VORTEILE	Schnelle Energielieferanten, da sie direkt in die Blutbahn gelangen. › Blutzuckerspiegel steigt!	Länger sättigend, liefern oft wichtige Mikronährstoffe.	„Füllmaterial" für den Körper: Binden und transportieren Schadstoffe, sorgen für ein gutes Sättigungsgefühl.
NACHTEILE	Keine lange Sättigung, da der Blutzuckerspiegel durch die hohe Insulinausschüttung direkt nach dem Anstieg wieder sinkt. › Heißhungergefahr! (siehe dazu auch S. 19)	Lassen den Blutzuckerspiegel nur langsam ansteigen.	

EIWEIßE

ALLES FÜR DEINE GAINS

In Sportlerkreisen dreht sich, besonders dann, wenn es um Muskelaufbau geht, vieles um Eiweiß bzw. Proteine.

Und das aus gutem Grund, denn nicht nur für die Muskeln, auch für andere Bestandteile des Körpers ist Eiweiß der Baustoff Nr. 1: Muskeln, Organe, Haut, Bindegewebe, Hormone, Enzyme, Blut – alles besteht aus Eiweiß.

FUNKTIONEN VON EIWEIß IM KÖRPER:

- Strukturprotein: Wichtig für den Bauplan der menschlichen Zellen
- Grundbaustein für Muskelfasern, Haare, Haut und Nägel
- Transport von Sauerstoff, Fett und weiteren wichtigen Stoffen

FUNKTIONEN VON EIWEIß ALS NAHRUNGSEIWEIß

- Aufbau und Regeneration von Muskeln
- Schnelle und lang anhaltende Sättigung, Verminderung von Heißhungerattacken
- Beschleunigung des Stoffwechsels und der Fettverbrennung

All diese Vorteile sprechen auf den ersten Blick für eine Low-Carb-Ernährung. Vom Verzicht oder einer radikalen Reduktion von Fetten und Kohlenhydraten ist jedoch abzuraten. Denn wenn die Kohlenhydratreserven und Fettspeicher zur Energielieferung aufgebraucht sind, bezieht der Körper seine Energie zu Lasten der Muskeln aus dem Eiweiß. Da es beim Sport aber um Muskelaufbau geht, müssen reichlich Proteine zur Verfügung stehen.

FAZIT

Neben Eiweißen solltest du auch definitiv Kohlenhydrate und Fette fest in deine Ernährung integrieren.

»FETT IM GESCHÄFT

Genau wie Proteine und Kohlenhydrate sind Fette für den Körper lebenswichtig. Sie werden zum Speichern von Energie und für die Versorgung mit ihr benötigt. Als Speicher funktionieren die Fette ähnlich wie Kohlenhydrate.

Fett ist aber nicht gleich Fett. Man unterscheidet zwischen guten und schlechten Fetten. Hierbei ist die Zusammensetzung der jeweiligen Fettsäuren entscheidend:

	GESÄTTIGTE FETTSÄUREN	**EINFACH UNGESÄTTIGTE FETTSÄUREN**	**MEHRFACH UNGESÄTTIGTE FETTSÄUREN**	**TRANSFETT-SÄUREN**
WAS IST DAS	Fette, die dem Organismus nicht von außen zugeführt werden müssen. Der Körper stellt sie selbst her.	Fettsäuren, die ebenfalls vom Körper selbst hergestellt werden. Sie werden als nicht essentiell bezeichnet.	Essentielle Fettsäuren, die über Nahrung zugeführt werden müssen.	Transfettsäuren entstehen im Zuge der Fetthärtung (z.B. um Produkte cremiger zu machen). Sie erhöhen den Cholesterinspiegel und das Risiko koronarer Herzerkrankungen bei übermäßigem Verzehr.
ZU FINDEN IN	tierischen Fetten (Fleisch, Fettfischen, Butter, Sahne, Käse und Wurst).	Oliven- oder Rapsöl, Avocados.	Maiskeim- und Distelöl, Omega-3- und Omega-6-fettsäurehaltigen Lebensmitteln (z.B. Makrele, Lachs).	industriell hergestellten Lebensmitteln (z.B. Pommes, Chips, Fertiggerichte).

ALTERNATIVEN ZU FETTEN LEBENSMITTELN

Ganz auf Fett sollte man in seiner Ernährung nicht verzichten. Allerdings sollte man Transfette besser ganz vermeiden. Leider ist Fett der beste aller Geschmacksträger und macht bestimmte Gerichte dadurch einfach so unwiderstehlich. In solchen Gerichten lauern oft die meisten Kalorien. Aber: Es gibt zu manchen fetthaltigen Lebensmitteln gute Alternativen, die dich deine Kalorienbilanz besser unter Kontrolle halten lassen.

STATT	GREIFE LIEBER ZU
Salami	Putenaufschnitt
Gemischtes Hackfleisch	Rinderhackfleisch
Speckwürfel	Schinkenwürfel
Leberwurst	Sülzwurst
Schlagsahne	Hafer- oder Sojasahne
Butter	Halbfettmargarine
Vollmilch (3,5% Fett)	H-Milch (1,5% Fett), Buttermilch
Crème fraîche	Saure Sahne
Mayonnaise (z.B. für Salatdressings)	Joghurt
Mascarpone	Körniger Frischkäse
Sahneeis	Fruchteis, Sorbet
Pommes, Bratkartoffeln	Folien- oder Ofenkartoffeln
Schwarze Oliven (35,8% Fett)	Grüne Oliven (13,3% Fett)
Erdnüsse, geröstet und gesalzen	Popcorn, gesalzen
Schokolade	Trockenfrüchte

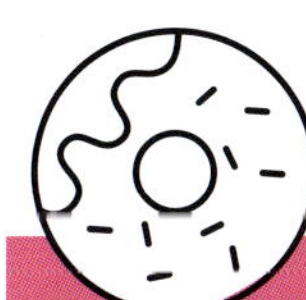

„UND WIE ERSETZE ICH JETZT EINEN DONUT?"

Ganz ehrlich, wir sollten alle nicht päpstlicher als der Papst sein. Daher: gönn dir ab und an dein verdientes Soulfood! Behalte dabei einfach immer im Hinterkopf: Ein gesundes Maß ist wichtig. Das gleiche gilt für Alkohol, Softdrinks und süße Säfte.

DIE MIKRO **NÄHRSTOFFE**

Du weißt jetzt also, dass Kohlenhydrate, Proteine und Fette für den Organismus lebensnotwendige Energie liefern und über die Nahrung aufgenommen werden. Im Gegensatz dazu sind Mikronährstoffe keine Energielieferanten. Sie sind ebenso wichtig, haben aber andere Aufgaben (siehe Tabelle). Zu den Mikronährstoffen gehören die beiden Gruppen Mineralstoffe und Vitamine.

Selbst bilden kann der Körper Mineralstoffe nicht. Sie müssen über die Nahrung aufgenommen werden. Im Folgenden erhältst du eine Übersicht zu den verschiedenen Funktionen der wichtigsten Mineralstoffe:

MINERAL-STOFF	**FUNKTION**	**LEBENSMITTEL**
Kalzium	Baustoff für Knochen	Milch, Joghurt, Quark, Käse, Grünkohl, Brokkoli, Spinat, Fenchel, Tofu, Haselnüsse, Mandeln, getrocknete Feigen und Aprikosen
Magnesium	Energie, Muskelaktivierung	Vollkornprodukte, Haferflocken, Kleie, grünes Gemüse, Nüsse, Hülsenfrüchte, Amaranth, Hirse, Vollkornreis, Sonnenblumenkerne, Mandeln, Meeresalgen, Mangold, Spinat, Brennnessel, Basilikum und Salbei, getrocknete Aprikosen und Feigen, Kürbiskerne, Leinsamen
Eisen	Sauerstofftransport, Energiestoffwechsel	getrocknete Gewürze, Leber, Kerne/Saaten (Kürbis, Pinie, Sesam, Mohn), Hülsenfrüchte (Linsen, Bohnen, Erbsen), Getreide (Roggen, Hafer, Gerste, Grünkern), Nüsse, Rote Bete
Kalium	Säure-Basen-Haushalt, Muskelaktivierung, Blutdrucksenkung	Äpfel, getrocknete Aprikosen und Feigen, Rosinen, Maronen, Spinat, Kartoffeln
Natrium	Wasserhaushalt, Blutdruckregulation, Nervenleitung	Salz, natriumreiche Mineralwässer, Mais, Mangold, Mango, Goji-Beeren, Leinsamen, Rosinen, getrocknete Feigen, Fenchel, Möhren
Mangan	Enzymaktivierung, Wachstumsfaktor	getrocknete Aprikosen und Feigen, Bananen, schwarze Johannisbeeren, Himbeeren, Spinat, Fenchel
Jod	Hormonbaustein, Leistungs-, Wachstums- und Stoffwechselfaktor	Fisch, Geflügel, Schweinefleisch, Eier, Milch, jodiertes Salz
Fluor	Zahnschmelzhärtung, Knochenmineralisierung	Sardinen, fluoridiertes Salz
Phosphor	Baustein für Knochen und Zähne, Energie	Rosinen, getrocknete Aprikosen und Feigen, Kartoffeln
Selen	Schilddrüse, Abwehrstärkung	Fisch, Meeresfrüchte, Fleisch, Paranüsse, Knoblauch, Vollkornprodukte, Gurken
Zink	Abwehrstärkung, Reparaturvorgänge	rotes Fleisch, Käse, Weizenkeime, Walnüsse, Pekannüsse, Pilze, Hefe, Meeresfrüchte, grüner Tee

DIE MAGISCHEN DREI

Bei regelmäßigem Sport steigt dein Bedarf an Mineralstoffen, da wir über den Schweiß Mineralstoffe verlieren. Besonders als Sportler solltest du drei spezielle Mineralstoffe bewusst in deine Ernährung integrieren: Kalzium, Magnesium und Eisen.

KALZIUM:

- Unverzichtbar für den Knochen- und Gelenkaufbau. Der Tagesbedarf lässt sich in der Regel mit Milch und Milchprodukten decken.
- Die offizielle Tagesdosis liegt für Erwachsene bei 800mg. Diese Menge steckt z.B. in:

  ›› 80g Parmesan

  ›› 240g Mozzarella

  ›› 560g Joghurt

  ›› 640g Milch

MAGNESIUM:

- Wirkt entzündungshemmend, ist an der körpereigenen Eiweißproduktion (und somit am Muskelaufbau) beteiligt, erhöht die Leistungsfähigkeit und lockert die Muskeln.
- Besonders bei viel Sport, Stress oder während der Menstruation benötigt der Körper mehr Magnesium als sonst. Ein Mangel kann zu unangenehmen Muskelkrämpfen führen.
- Die offizielle Tagesdosis liegt für Erwachsene bei 350mg. Diese Menge steckt z.B. in:

  ›› 60g Weizenkleie

  ›› 75g Sonnenblumenkernen

  ›› 200g weißen Bohnen (aus der Dose)

  ›› 250g Haferflocken

  ›› 500g Spinat

EISEN:

- Eisen ist der wichtigste Mineralstoff für die Blutbildung und ist für den Sauerstofftransport im Blut zuständig.
- Besonders bei viel Sport oder während der Menstruation benötigt der Körper mehr Eisen als üblich, sonst kann es z.B. zu verminderter Leistungsfähigkeit und Müdigkeit kommen.
- Die offizielle Tagesdosis liegt für Erwachsene bei 10–15mg. Diese Menge steckt z.B. in:

  ›› 150g Sesam

  ›› 200g Weizenkeimen

  ›› 350g Hülsenfrüchten

  ›› 400g Spinat

INFO

Übrigens: Eisen aus tierischen Produkten kann dein Körper am besten verwerten. Wenn du Vegetarier oder Veganer bist, solltest du vermehrt auf dunkelrotes Obst und Gemüse zurückgreifen (z.B. Rote Bete).

VITAMINE UND NASCHEN ... ?

Auch Vitamine kann der Körper, ebenso wie Mineralstoffe, nicht selbst herstellen, aber er benötigt sie regelmäßig. Bis auf Vitamin D müssen wir alle anderen über die Nahrung aufnehmen. Vitamine unterstützen unser Immunsystem und sind für die Hormonbildung sowie die Entgiftung des Körpers zuständig.

Man unterscheidet zwischen:

FETTLÖSLICHEN VITAMINEN

- Werden im Organismus gespeichert.
- Können nur vom Körper verwertet werden, wenn sie mit etwas Fett aufgenommen werden.
- Müssen angemessen dosiert werden, da sie nicht vom Körper ausgeschieden werden können.

WASSERLÖSLICHEN VITAMINEN

- Verteilen sich in den flüssigen Körperbereichen, z.B. im Blut und in den Zellzwischenräumen.
- Werden nicht vom Körper gespeichert.
- Können nicht überdosiert werden, da der Überschuss mit dem Urin ausgeschieden wird.

FETTLÖSLICHE VITAMINE

VITAMIN	FUNKTION
Vitamin A	Sehkraft, Immunabwehr, Wachstumsfaktor
Vitamin D	starke Knochen, starke Immunabwehr, Krebsschutz
Vitamin E	Zellaufbau, Herz und Kreislauf, Antistress-Vitamin
Vitamin K	Blutgerinnung, Knochenschutz

WASSERLÖSLICHE VITAMINE

VITAMIN	FUNKTION
Vitamin B1	Nervenstärke, Fitness
Vitamin B2	wichtige Stoffwechselvorgänge
Vitamin B6	Glücksgefühl, Wohlbehagen
Vitamin B12	frisches Blut, Fitness im Kopf
Vitamin C	gesunde Haut, Gefäße und Nerven, Immunabwehr
Folsäure	gesundes Blut, starke Nerven, Herz und Kreislauf
Biotin	Haut und Haare
Niacin	Nervenstärke, stabiler Kreislauf
Pantothensäure	Antistress-Vitamin für Schönheit von innen
Betacarotin	gesunde Haut

HIER FINDEST DU NAHRUNGSMITTEL, DIE DIE WICHTIGSTEN VITAMINE ENTHALTEN

VITAMIN	LEBENSMITTEL
Vitamin A	Fisch, Milchprodukte, Eier, Möhren, Paprika, Kirschen, Spinat, Fenchel, Brokkoli
Vitamin B12	Fleisch, Innereien (z.B. Leber, Niere, Herz), Fisch, Milch, Eier, Sauerkraut
Vitamin C	Obst (Kiwi, Acerola-Kirschen, Zitronen, Orangen, Beeren), rote Paprika, Brokkoli, Kartoffeln
Vitamin D	Hering, Lebertran, Eigelb, Avocado, Champignons
Vitamin E	einige Pflanzenöle (z.B. Leinöl, Rapsöl, Sonnenblumenöl), Mandeln, Haselnüsse
Vitamin K	grünes Blattgemüse, Kohl, Sauerkraut, Kichererbsen, Linsen, Erbsen, Fleisch

EIN PAAR ERGÄNZENDE PUNKTE

NAHRUNGSERGÄNZUNGSMITTEL – EIN MUSS ODER UNNÖTIG?

Viele Ernährungsberater und -wissenschaftler sind sich beim Thema Nahrungsergänzungsmittel in der Feststellung einig, dass sie keine Befürworter sind. Denn ein gesund funktionierender Körper kann sich alles, was er für ein gutes Funktionieren braucht, aus den üblichen Lebensmitteln holen.

Viele Sportler setzen allerdings besonders auf zwei Nahrungsergänzungsmittel: Whey-Protein und BCAA.

Whey besteht aus wasserlöslicher Molke und löst sich daher gut in Flüssigkeiten. Der Nutzen: Whey kann schnell vom Körper aufgenommen werden und ist leicht verdaulich.

	WHEY-PROTEIN	BCAA (= BRANCHED-CHAIN AMINO ACIDS, VERZWEIGTKETTIGE AMINOSÄUREN)	KREATIN	GLUTAMIN
WAS IST DAS	Besteht aus wasserlöslicher Molke.	Machen ein Drittel des Proteins aus, aus dem die Muskeln bestehen. Essenzielle Aminosäuren können nicht vom Körper selbst hergestellt werden. Kommen in allen proteinhaltigen Nahrungsmitteln vor.	Eine Kohlenstoff-Stickstoff-Verbindung, die in Nieren und Leber zur Energieversorgung der Muskeln gebildet wird.	Eine nicht essentielle Aminosäure, die sich schnell teilende Zellen mit Energie versorgt.
VORTEILE BEI DER NAHRUNGSERGÄNZUNG	• Wird schnell vom Körper aufgenommen. • Ist leicht verdaulich. • Hilft, Muskulatur aufzubauen.	• Werden schnell zu den muskelaufbauenden Zellen transportiert, direkt nach dem Training. • Fördern die Muskelregeneration. • Sind Energielieferanten für Ausdauersportarten.	• Erhöht Kurzzeitleistung und Maximalkraft (vorteilhaft für intensiven Kraftsport oder Sprint). • Verringert Zellschäden in Ausdauersportarten.	• Verbessert die Regeneration nach dem Training.

„ENDGEGNER" HEIßHUNGERATTACKE

Wir haben es bereits bei den Kohlenhydraten erwähnt: Heißhungerattacken können manchmal sehr plötzlich auftreten und Probleme machen. Schauen wir uns das genauer an.

WIE HEIßHUNGERATTACKEN ENTSTEHEN

Kohlenhydrate werden zu Glukose abgebaut und ins Blut befördert, um uns mit Energie zu versorgen. Sobald sich die Glukose im Blut befindet, schüttet die Bauchspeicheldrüse Insulin aus, um den Zucker als Energielieferanten zu den Zellen zu bringen. Einfach- und Zweifachzucker (z.B. aus Bananen, Honig und Milch) gelangen sehr schnell ins Blut.

Damit sorgen sie für einen schnell ansteigenden Insulinspiegel. Sobald aber das Insulin den Zucker als Energielieferanten zu den Zellen transportiert hat, fällt der Blutzuckerspiegel durch das Zuviel an Insulin auch schnell wieder ab. Und zwar so schnell, dass im Gehirn dadurch plötzlich das Bedürfnis nach Zucker bzw. Energie entsteht, obwohl kein echter Bedarf besteht. Die Folge: Du bekommst schlagartig Hunger und möchtest ihn am liebsten direkt stillen.

Steigt der Blutzucker hingegen langsam an (durch Mehrfachzucker, wie z.B. in stärkehaltigen Lebensmitteln wie Kartoffeln, Getreide und Vollkornprodukten), bleibt er auch über einen längeren Zeitraum in der Höhe. Es gibt keine überschüssigen Insuline, und dein Sättigungsgefühl hält länger an.

SO VERMEIDEST DU HEIßHUNGERATTACKEN

Setze vor allem auf komplexe Kohlenhydrate, also Mehrfachzucker. Sollte dich trotzdem einmal ein Anfall überkommen, hilf dir, indem du zu folgenden Lebensmitteln und Snacks greifst:

- Obst
- Möhren
- Haferflocken, die zum Beispiel im Sportler-Frühstück auf Seite 28 stecken
- Tomaten

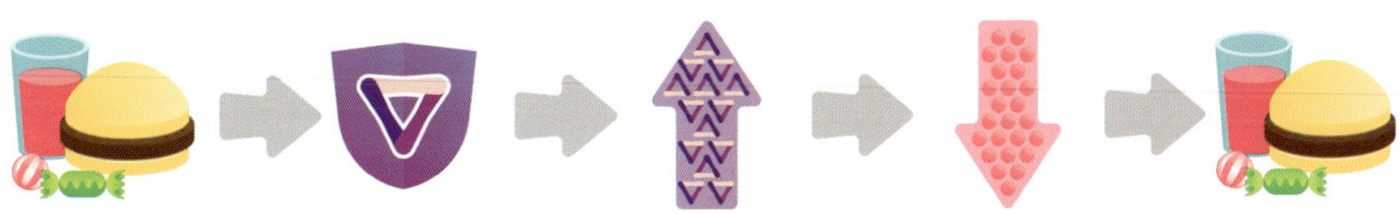

Übermäßiger Verzehr von Einfach- und Zweifachzucker → **Hohes Glukose-Level** → **Überschüssige Insulinausschüttung** → **Blutzuckerspiegel sinkt zu schnell** → **Heißhunger entsteht, da der Körper meint, er braucht mehr Zucker**

25 MIN VEGGIE

MANGO-PROTEIN-SMOOTHIE MIT LINSEN

ZUTATEN

FÜR 4 PORTIONEN

120g Linsen

1 Mango

2 Möhren

1 Stück Ingwer (2cm)

Flavdrops oder Honig zum Süßen (nach Belieben)

ZUBEREITUNG

Die Linsen in 120ml Wasser aufkochen und bei schwacher Hitze 10–12 Minuten köcheln lassen. Abgießen und abtropfen lassen. Die Mango schälen und das Fruchtfleisch vom Kern schneiden. Möhren und Ingwer schälen und grob zerkleinern. Mit 400ml Wasser im Standmixer mixen. Ggf. etwas mehr Wasser hinzufügen und süßen. Auf Gläser verteilen und sofort servieren.

PRO PORTION: 279 KCAL · 10 G EIWEIß · 2 G FETT · 54 G KOHLENHYDRATE

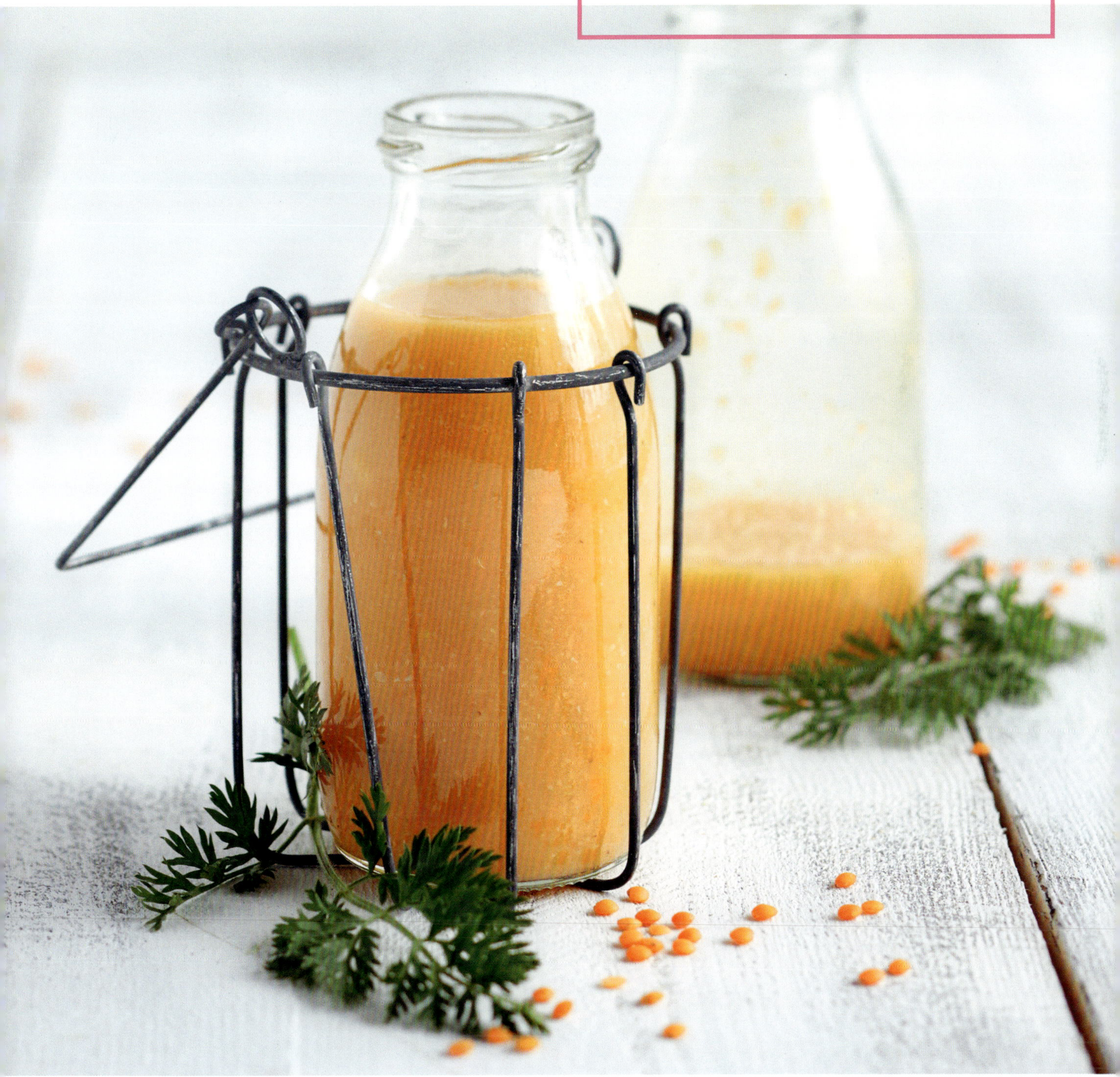

20 MIN VEGGIE

GEFÜLLTE AVOCADO MIT SCHARFER SALSA

ZUTATEN

FÜR 4 PORTIONEN

4 Tomaten
2 Stiele Basilikum
1 rote Zwiebel
200g Hüttenkäse
Chiliflocken
Salz, Pfeffer
2 Kopfsalatblätter
2 Avocados
Saft von 1 Limette

ZUBEREITUNG

Die Tomaten waschen, halbieren, vom Stielansatz befreien und klein würfeln. Das Basilikum waschen, trocken schütteln und fein hacken. Die Zwiebel schälen und ebenfalls fein hacken. Alles in einer Schüssel mit dem Hüttenkäse verrühren und mit Chiliflocken, Salz und Pfeffer abschmecken. Die Salatblätter waschen und trocken schütteln. Die Avocados halbieren und die Kerne entfernen. Mit dem Limettensaft beträufeln.

Je 1 Avocadohälfte auf ein Salatblatt setzen und die Tomaten-Hüttenkäse-Salsa auf die Avocados verteilen. Mit Basilikumblättern verzieren und ein paar Chiliflocken aufstreuen.

PRO PORTION: 257 KCAL · 9 G EIWEIß · 17 G FETT · 14 G KOHLENHYDRATE

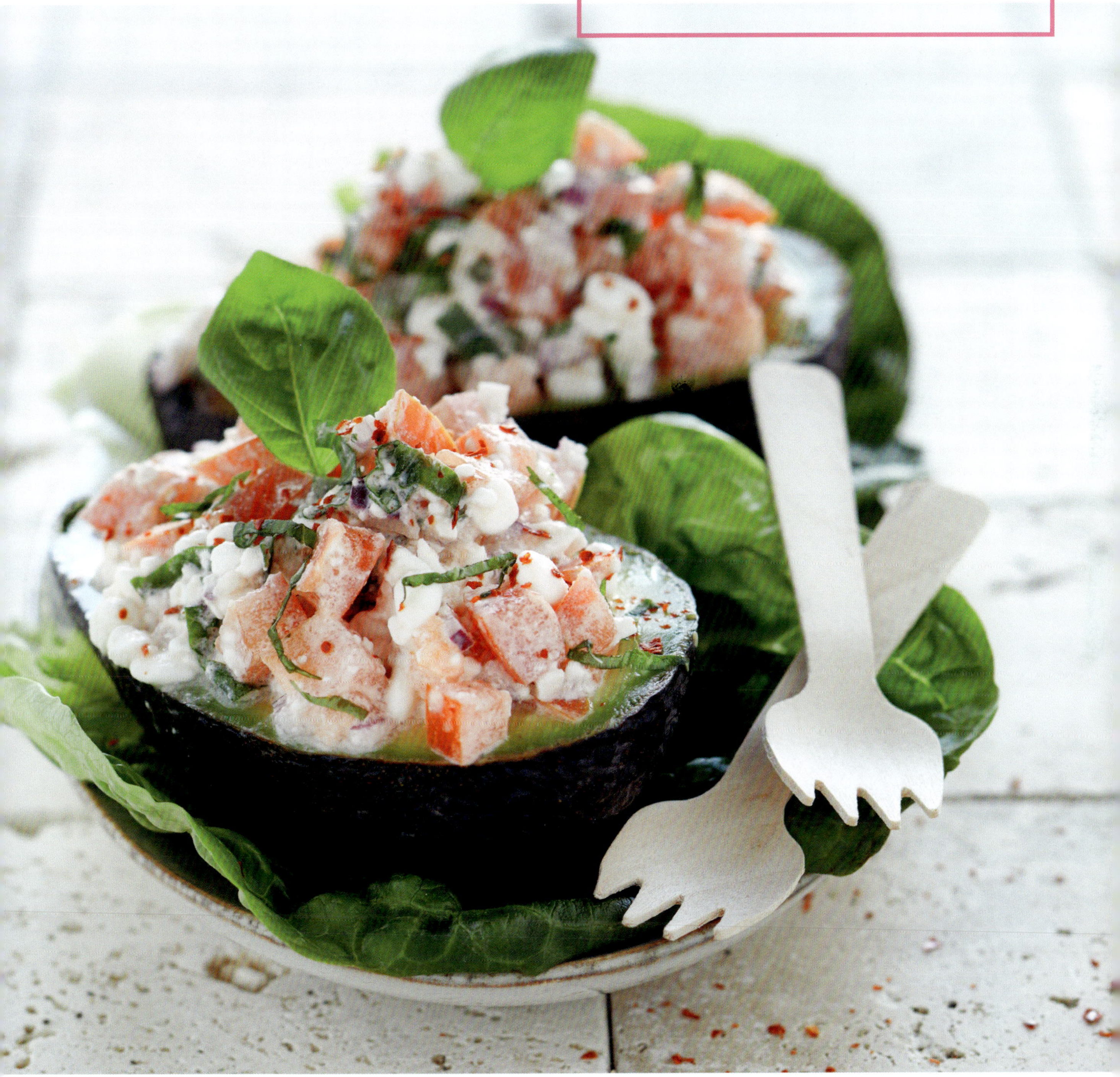

12 MIN VEGGIE

MÜSLI LOCKER-FLOCKIG

ZUTATEN

FÜR 4 PORTIONEN

200g Dinkelflocken

2EL geschrotete Leinsamen

½TL gemahlener Zimt

500ml Milch

2 Bananen

100g Heidelbeeren

3–4EL Ahornsirup

4EL gepuffter Amaranth

ZUBEREITUNG

Dinkelflocken, Leinsamen und Zimt in eine Schüssel geben. Die Milch dazugießen, umrühren und kurz quellen lassen. Inzwischen die Bananen schälen und in Scheiben schneiden. Die Heidelbeeren waschen und trocken tupfen. Das Flockenmüsli mit Ahornsirup süßen und portionsweise auf vier Schüsseln verteilen. Mit der Banane und den Beeren belegen. Mit dem Amaranth bestreuen.

PRO PORTION: 419 KCAL · 9 G EIWEIß · 9 G FETT · 73 G KOHLENHYDRATE

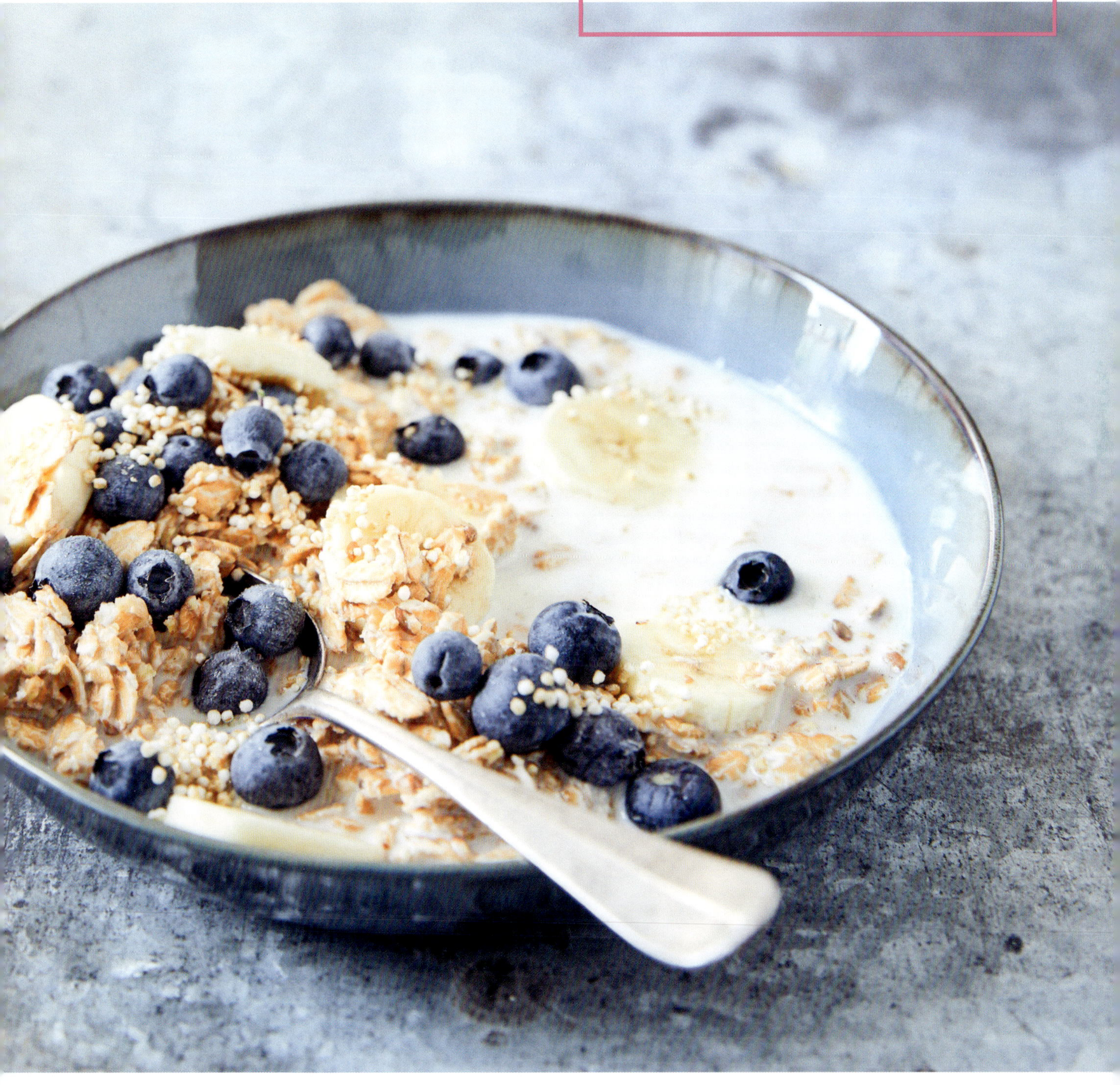

30 MIN VEGGIE

RÜHREI-MUFFINS

ZUTATEN

FÜR 6 MUFFINS

etwas Fett (für die Form)

50g TK-Blattspinat

3 Eier

3EL körniger Frischkäse

2EL Kichererbsenmehl

Salz, Pfeffer

6 runde Mini-Scheiben Pumpernickel

10 Cocktailtomaten

6 Mini-Mozzarellabällchen (light)

Zum Servieren

1 Handvoll Blattspinat

2–3 Cocktailtomaten

ZUBEREITUNG

Den Backofen auf 200 °C (Ober-/Unterhitze) vorheizen und die Mulden einer Muffinform einfetten. Den Spinat auftauen lassen. Die Eier verquirlen und mit dem Frischkäse verrühren.

Kichererbsenmehl einrühren und mit Salz und Pfeffer würzen. Dann den Spinat unterheben. Die Pumpernickelscheiben auf die Mulden verteilen. Cocktailtomaten waschen, jeweils vierteln und ebenfalls auf die Mulden verteilen. Die Eiermasse über die Tomaten geben, auf jede Mulde 1 Mozzarellabällchen legen.

Die Masse im vorgeheizten Backofen 10–12 Minuten stocken lassen, bis die Oberfläche schön gebräunt und der Käse geschmolzen ist. Zum Servieren mit frischen Spinatblättern und halbierten Tomaten garnieren.

PRO MUFFIN: 147 KCAL ·
8 G EIWEIß · 6 G FETT ·
15 G KOHLENHYDRATE

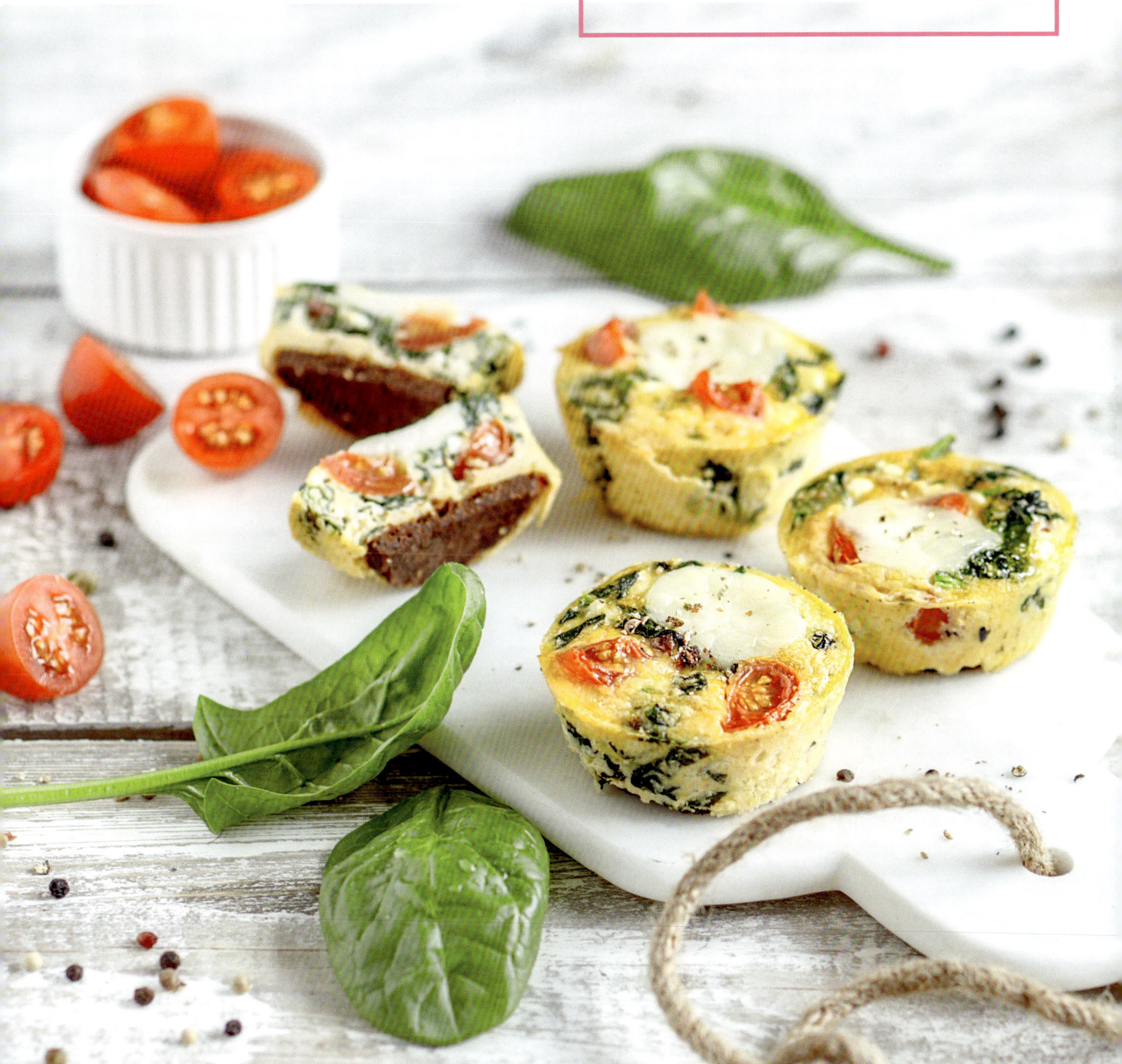

25 MIN VEGGIE

SPORTLER-FRÜHSTÜCKSBREI

ZUTATEN

FÜR 10 PORTIONEN

Für den Müslivorrat

120g Sojaflocken

120g Haferflocken

50g Sonnenblumenkerne

50g Chiasamen

60g Bananenchips

50g getrocknete Datteln

50g Hanf- oder Lupinenproteinpulver (alternativ Whey-Pulver)

Für das Frühstück

125ml Milch

1 Banane

1EL Heidelbeeren

1EL getrocknete Sauerkirschen

1TL Kakao-Nibs

ZUBEREITUNG

Für den Müslivorrat

Die Soja- und Haferflocken mit Sonnenblumenkernen und Chiasamen mischen. Bananenchips grob zerbrechen, die Datteln in Stücke schneiden, ggf. Kerne entfernen und beides unter die Flockenmischung geben. Am besten portionsweise im Blitzhacker oder in der Küchenmaschine zu Pulver mahlen. Hanf- oder Lupinenproteinpulver unterrühren. Anschließend in ein verschließbares Glas füllen und an einem kühlen, dunklen Ort aufbewahren. Für die Zubereitung die Mischung portionsweise wie nachfolgend beschrieben in der Milch erhitzen und quellen lassen.

Für das Frühstück

3–4EL der Mischung mit Milch verrühren, bis sich alle Klümpchen auflösen, und 10–15 Minuten quellen lassen. Inzwischen die Banane schälen und in Scheiben schneiden, die Heidelbeeren waschen und trocken tupfen. Die Sauerkirschen grob hacken und mit den Kakao-Nibs mischen. Das Obst auf dem fertigen Brei verteilen und mit der Kirsch-Kakao-Mischung bestreuen.

PRO PORTION: 423 KCAL · 26 G EIWEIß · 3 G FETT · 71 G KOHLENHYDRATE

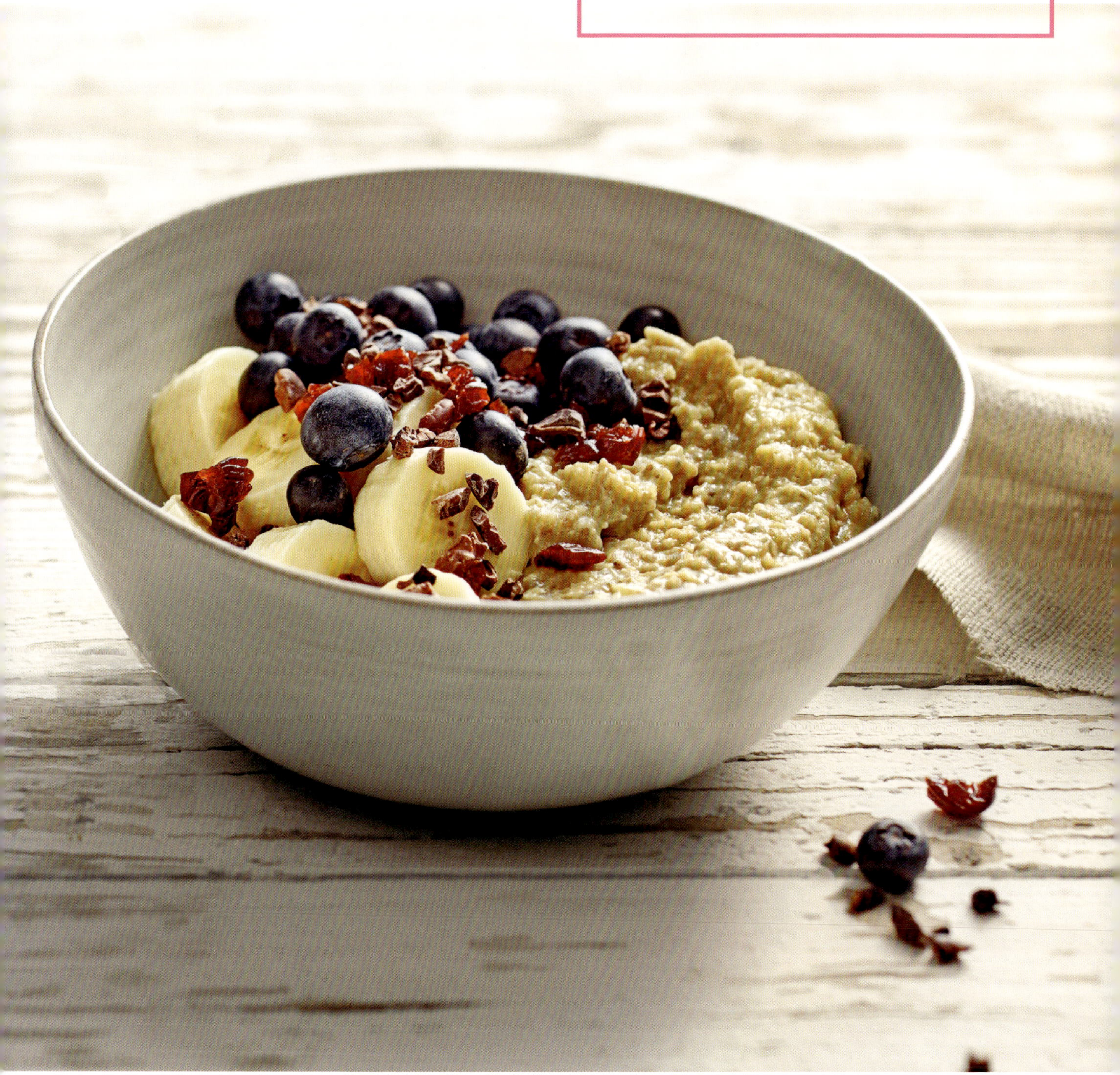

15 MIN VEGGIE

ORANGEN-OVERNIGHT-OATS

ZUTATEN

FÜR 4 PORTIONEN

4EL Sonnenblumenkerne

4EL Kürbiskerne

120g Drei-Korn-Flocken

400ml frisch gepresster Orangensaft

2 Handvoll Beeren, z.B. Heidelbeeren, Himbeeren Erdbeeren, Johannisbeeren

400g Naturjoghurt (1,5% Fett)

Vanilleextrakt

ZUBEREITUNG

Sonnenblumen- und Kürbiskerne in einer Pfanne ohne Fett rösten, bis sie angenehm duften und knistern. Vom Herd nehmen und abkühlen lassen. Die Hälfte der Kerne abnehmen und klein hacken, den Rest beiseitestellen.

Die gehackten Sonnenblumen- und Kürbiskerne mit den Flocken in einem Glas mischen. Orangensaft darübergießen, das Glas verschließen und alles über Nacht im Kühlschrank durchziehen lassen.

Am nächsten Morgen die Oats durchrühren. Joghurt mit dem Vanilleextrakt verrühren und auf die Oats geben. Mit den restlichen Kürbis- und Sonnenblumenkernen sowie den Beeren dekorieren.

PRO PORTION: 549 KCAL · 25 G EIWEIß · 28 G FETT · 45 G KOHLENHYDRATE

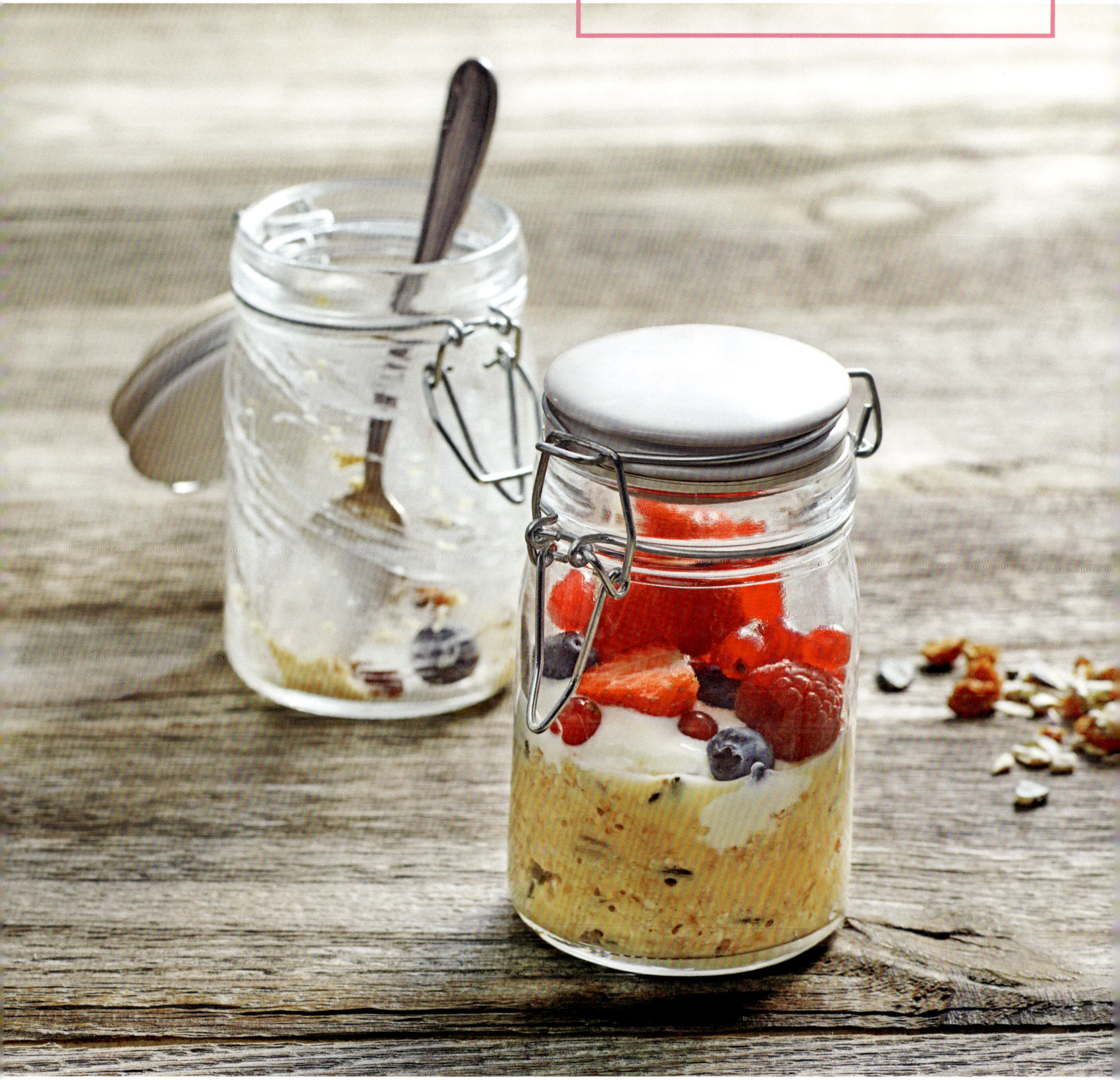

12 MIN

PUTENBRUST-POWER-SEMMEL

ZUTATEN

FÜR 4 PORTIONEN

1 gelbe Paprika
1 Handvoll Rucola
4 Vollkornbrötchen
4TL Frischkäse (light)
200g Putenbrustaufschnitt
1EL Schnittlauch
Salz, Pfeffer

ZUBEREITUNG

Die Paprika halbieren, putzen, von Samen und weißen Trennwänden befreien, waschen und in schmale Streifen schneiden. Den Rucola waschen, trocken schütteln und in mundgerechte Stücke zupfen. Die Vollkornbrötchen halbieren und toasten. Die untere Hälfte mit Frischkäse bestreichen. Mit Rucola, Putenbrust und Paprika belegen sowie mit Schnittlauchringen bestreuen. Mit Salz und Pfeffer würzen. Die obere Brötchenhälfte darauflegen und servieren.

PRO PORTION: 296 KCAL · 32 G EIWEIß · 15 G FETT · 77 G KOHLENHYDRATE

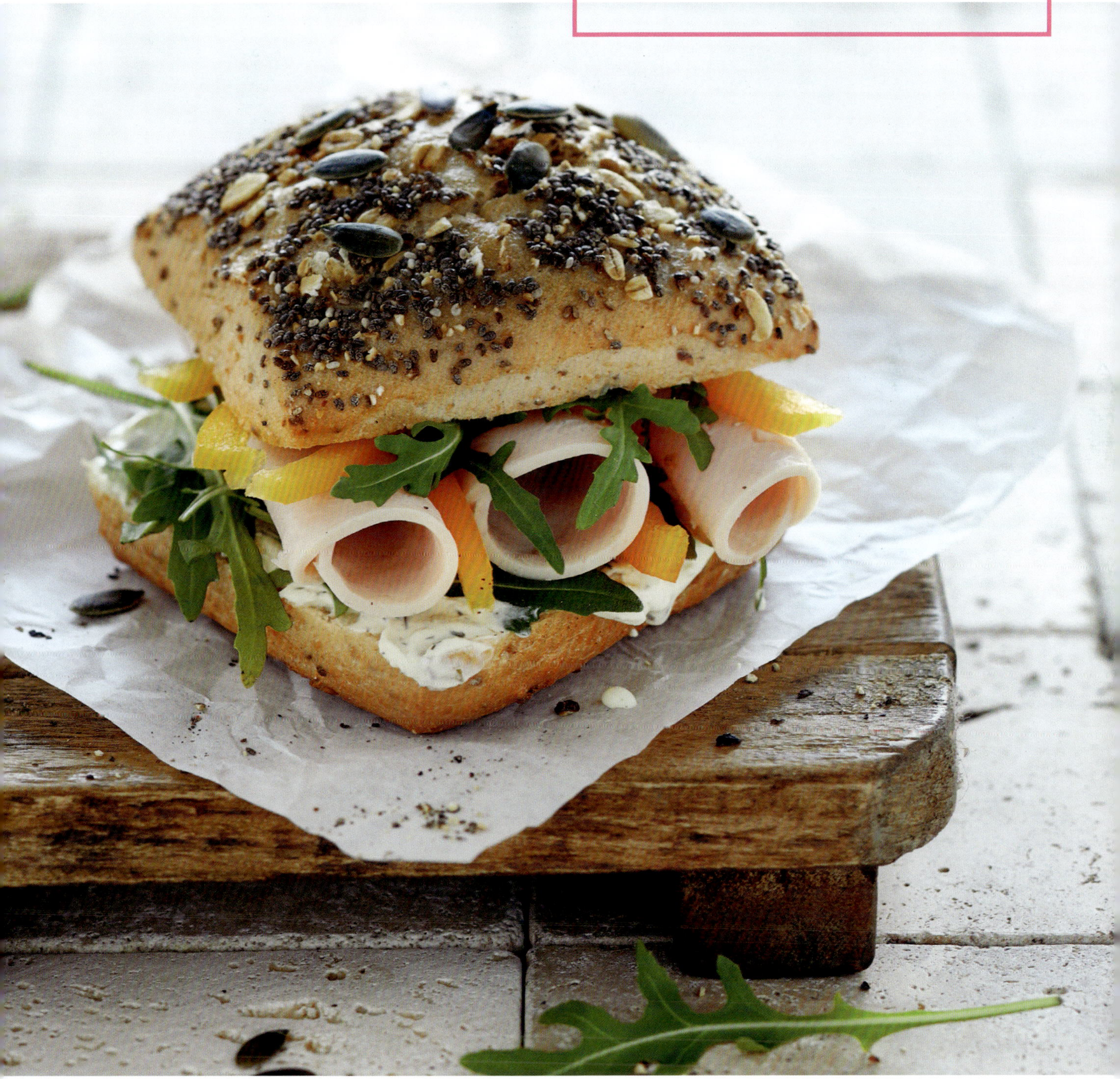

25 MIN VEGGIE

VOLLKORNBROT MIT MÖHREN-AUFSTRICH

ZUTATEN

FÜR 4 PORTIONEN

Für den Aufstrich

300g Möhren mit Grün

1 Stück Ingwer (2cm)

200g Magerquark

300g Skyr

abgeriebene Schale von 1 Bio-Zitrone

Salz, Pfeffer

Zum Servieren

Salatgurke

8 Scheiben Vollkorn-Roggenbrot

ZUBEREITUNG

Für den Aufstrich die Möhren putzen, schälen und fein reiben. Das Möhrengrün waschen, trocken schütteln und fein hacken. Den Ingwer schälen und fein hacken.

In einer Schüssel Möhren, Ingwer, Quark und Skyr vermischen. Anschließend den Aufstrich mit Zitronenschale, Salz und Pfeffer abschmecken.

Zum Servieren die Gurke putzen, waschen und in dünne Scheiben schneiden. Die Brotscheiben mit Möhrenaufstrich bestreichen. Mit Gurken belegen und Möhrengrün bestreuen.

PRO PORTION: 330 KCAL · 55 G EIWEIß · 2 G FETT · 23 G KOHLENHYDRATE

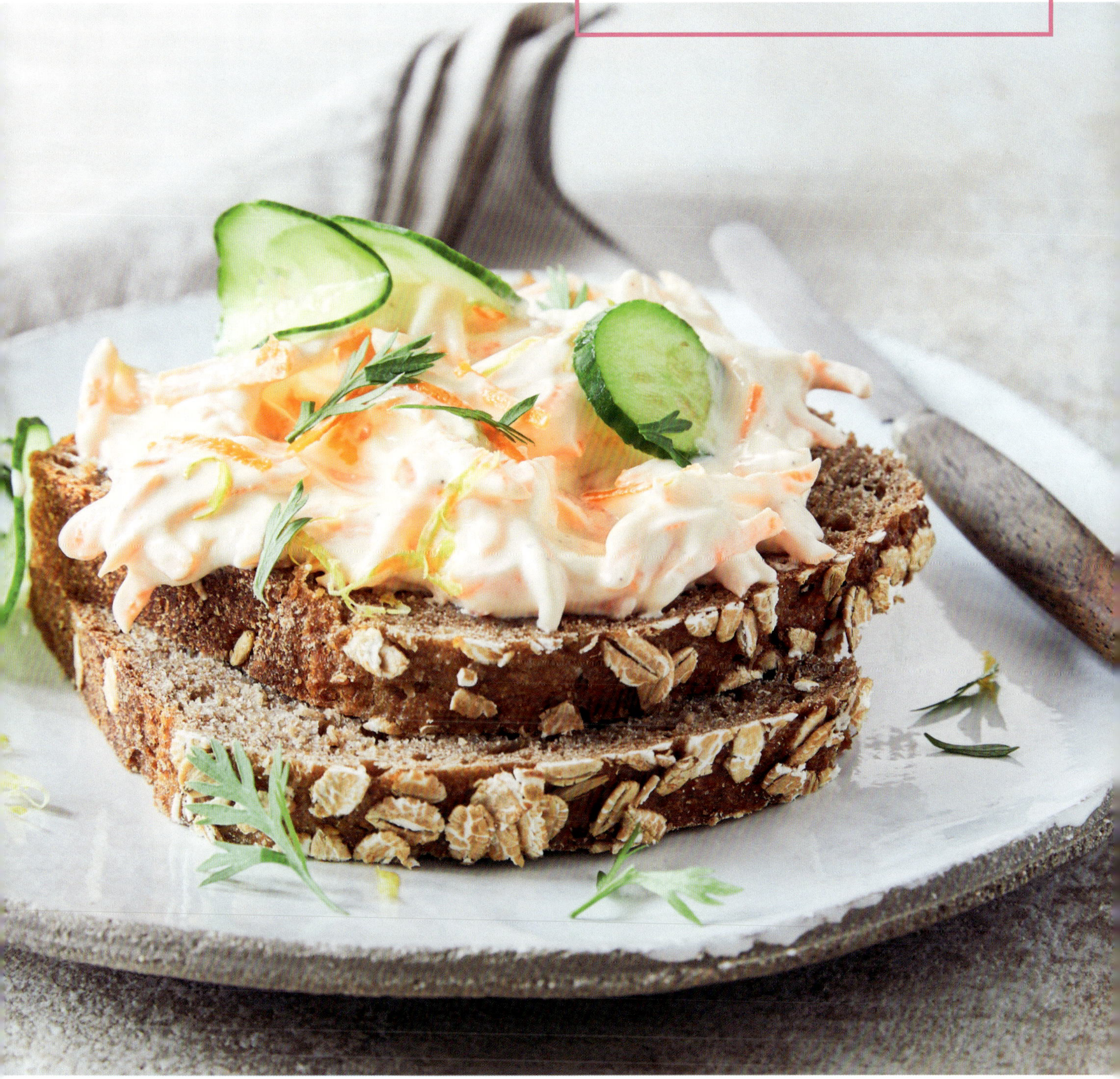

60 MIN VEGGIE

GRANOLA-CRUNCH MIT QUARK

ZUTATEN

FÜR 4 PORTIONEN

Für das Granola

300g Haferflocken
100g Mandeln
100g Haselnusskerne
50g Sonnenblumenkerne
50g heller Sesam
50g Kürbiskerne
25g gepuffter Amaranth
½TL gemahlener Zimt
½TL Salz
30ml Rapsöl
50g Honig

Zum Servieren

400g Magerquark
400g Naturjoghurt
250g Erdbeeren (wahlweise saisonale Früchte wie Aprikosen, Pfirsiche, Pflaumen, Birnen etc.)

ZUBEREITUNG

Für das Granola den Backofen auf 180 °C (Ober-/Unterhitze) vorheizen. Ein Backblech mit Backpapier auslegen. Alle Zutaten in einer Schüssel mischen, gut vermengen und auf dem Backpapier verteilen. Das Granola im Ofen auf der mittleren Schiene 20 Minuten backen.

Mit einer Gabel das Granola auflockern und weitere 20 Minuten backen. Aus dem Backofen nehmen und komplett abkühlen lassen. Das Granola in Gläser oder Dosen füllen und aufbewahren.

Zum Servieren Quark und Joghurt mischen. Die Erdbeeren waschen, putzen und vierteln. Die Quark-Joghurt-Mischung portionsweise auf vier Schüsseln aufteilen. Mit Erdbeeren belegen und je 4EL Granola bestreuen.

**PRO PORTION: 329 KCAL ·
26 G EIWEIß · 17 G FETT ·
28 G KOHLENHYDRATE**

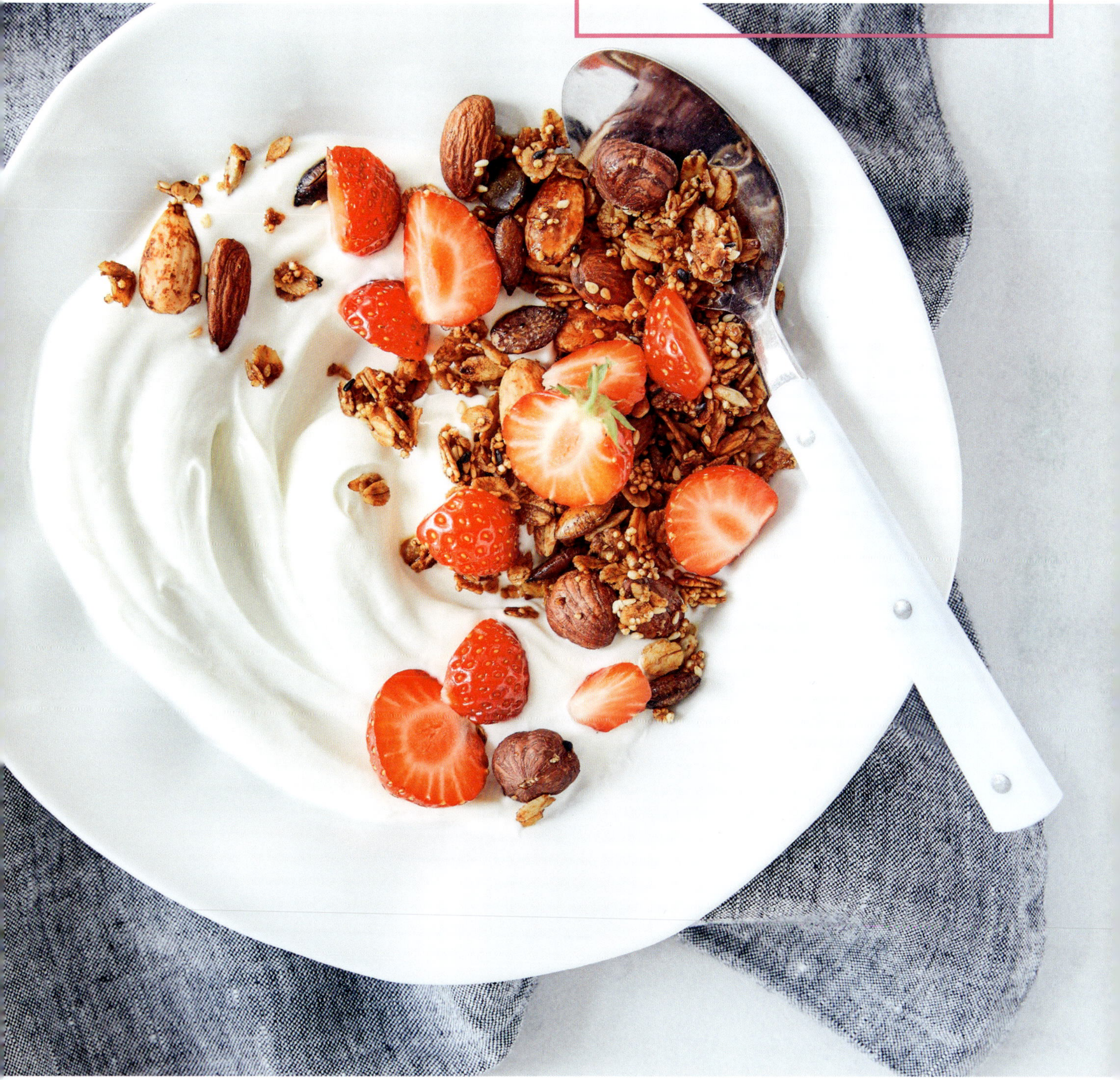

30 MIN VEGGIE

HAFER-PANCAKES MIT JOGHURT

ZUTATEN

FÜR 18 PANCAKES

Für den Teig

200g kernige Haferflocken

2 Eier

250g Buttermilch

2TL Backpulver

¼TL Meersalz

1TL gemahlener Zimt

50g Ahornsirup

Sonnenblumenöl (zum Ausbacken)

Für den Mandarinen-Joghurt

150g Naturjoghurt

abgeriebene Schale und Saft von 1 Bio-Mandarine

Für die karamellisierten Nüsse

1 Handvoll Walnusskerne

1–2EL Ahornsirup

Zum Servieren

Früchte nach Belieben, z.B. Beeren, Orangenscheiben, Kiwischeiben etc.

ZUBEREITUNG

Für den Teig die Haferflocken mithilfe eines Stab- oder Küchenmixers mahlen, bis sie eine mehlfeine Konsistenz haben. Dabei den Stabmixer auf und ab bewegen. Danach alle Zutaten für den Teig mit dem Handrührgerät zu einer glatten Masse verarbeiten. Die Pancakes in wenig Sonnenblumenöl in einer Pfanne ausbacken.

Den Joghurt mit der Schale und dem Saft der Mandarine verrühren.

Für die karamellisierten Nüsse die Walnüsse mit Ahornsirup in eine Pfanne geben und 5 Minuten bei mittlerer Hitze karamellisieren lassen.

Pancakes mit Joghurt, Nüssen und viel frischem Obst servieren.

PRO PANCAKE: 82 KCAL · 4 G EIWEIß · 3 G FETT · 11 G KOHLENHYDRATE

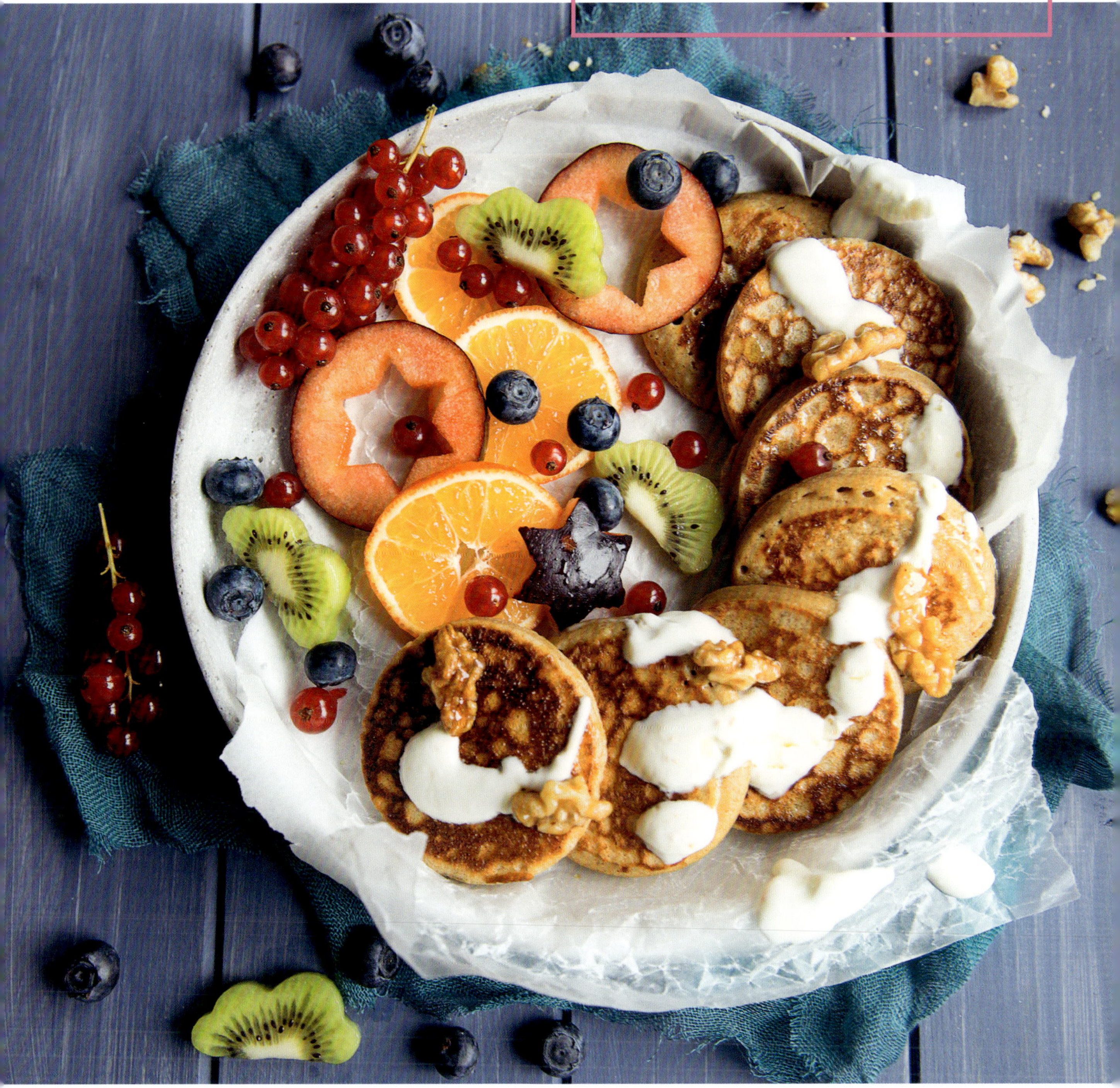

15 MIN · VEGGIE

ROTE-BETE-SMOOTHIE MIT INGWER

ZUTATEN

FÜR 4 PORTIONEN

800g Rote Bete
1 Stück Ingwer (2cm)
400g Naturjoghurt
300g TK-Himbeeren
2EL Hanfsamen
½TL gemahlener Zimt

ZUBEREITUNG

Rote Bete gründlich waschen, schälen und grob zerkleinern (Einmalhandschuhe tragen, da die Bete abfärbt). Den Ingwer schälen und grob hacken.

Alle Zutaten mit 200ml Wasser in einen Standmixer geben und mixen.

In Gläser füllen und sofort servieren.

PRO PORTION: 192 KCAL · 19 G EIWEIß · 5 G FETT · 16 G KOHLENHYDRATE

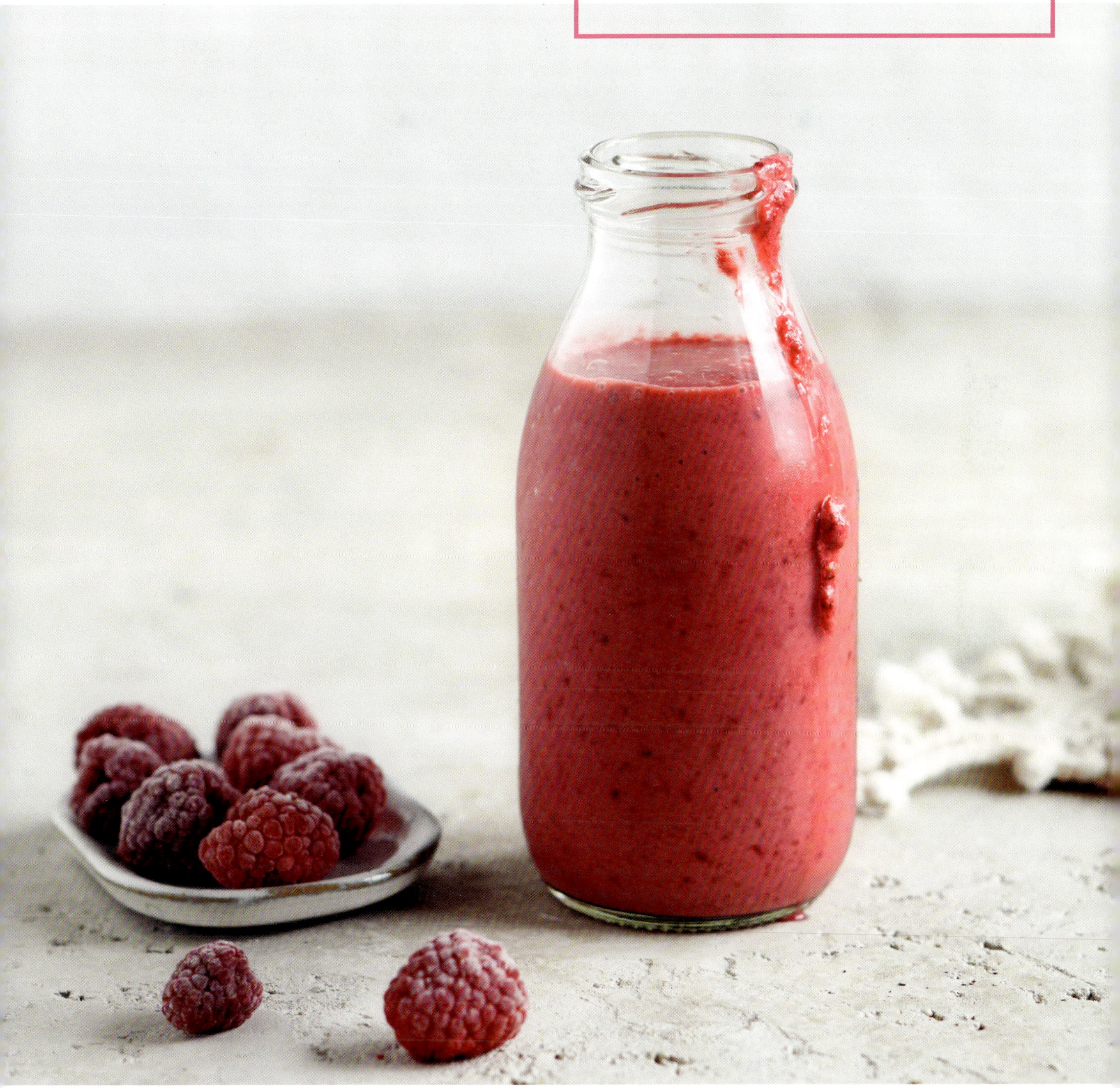

20 MIN

STRAMME FORELLE MIT KRESSE UND EI

ZUTATEN

FÜR 4 PORTIONEN

4 Scheiben Brot

3 TL Butter

4 Eier

Salz, Pfeffer

1 Schale Gartenkresse

150g Naturjoghurt

80g Skyr

4 Räucherforellenfilets (je ca. 100g)

1 Stück Meerrettich (2–3cm)

ZUBEREITUNG

Die Brotscheiben im Toaster kross rösten, kurz auskühlen lassen und mit je ½TL Butter bestreichen. 1TL Butter in einer beschichteten Pfanne erhitzen und die Eier darin zu Spiegeleiern braten. Mit Salz und Pfeffer würzen.

Inzwischen die Kresse mit der Schere vom Beet schneiden und mit Joghurt sowie Skyr vermengen. Etwas Kresse für die Garnitur beiseitelegen. Mit Salz und Pfeffer abschmecken und auf den Broten verteilen.

Die Forellenfilets mithilfe von 2 Gabeln in Stücke zupfen und auf die Brote verteilen. Je 1 Spiegelei darauf setzen. Mit restlicher Kresse garnieren. Den Meerrettich schälen und über die Brote reiben.

PRO PORTION: 400 KCAL · 39 G EIWEIß · 17 G FETT · 22 G KOHLENHYDRATE

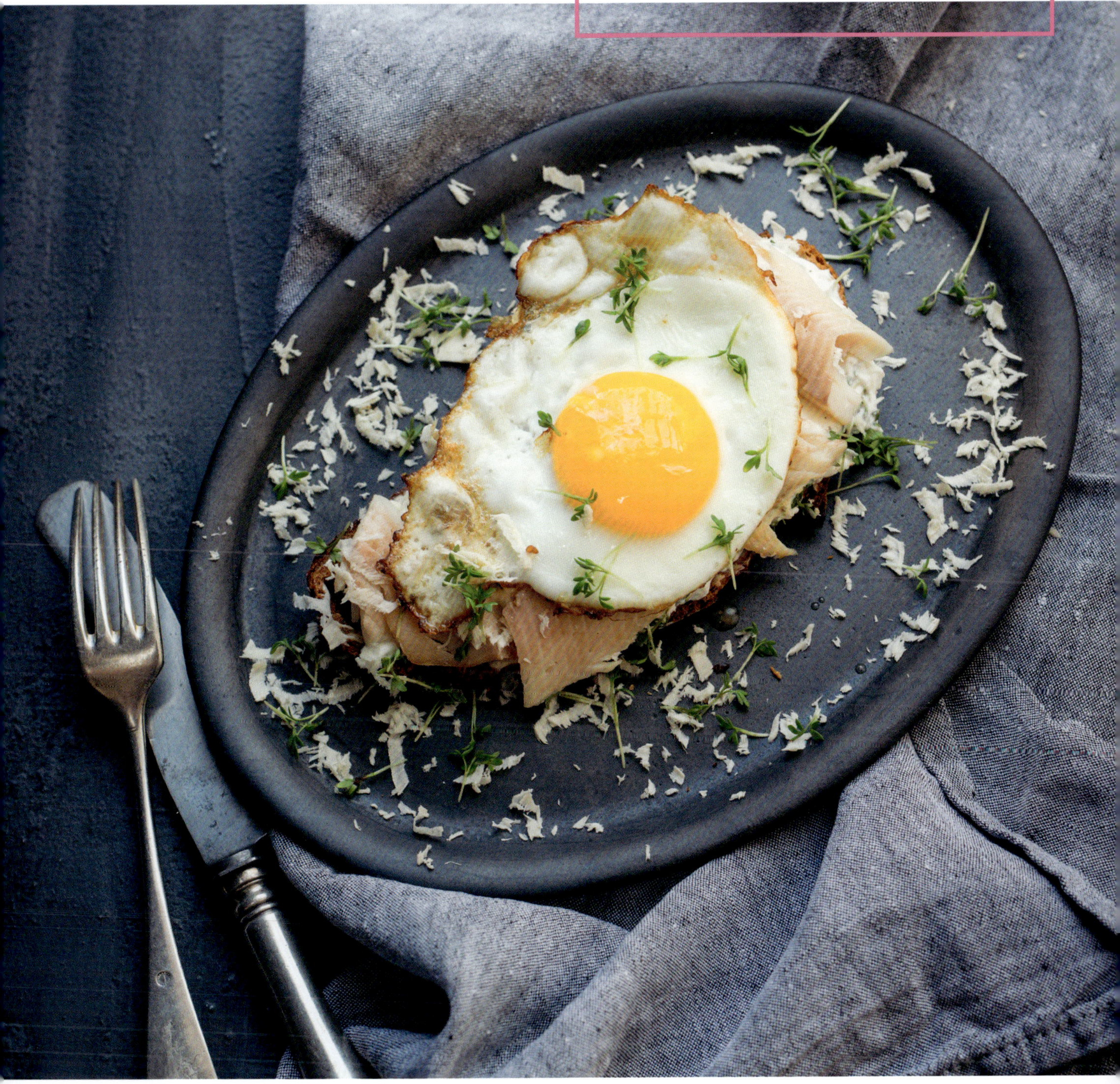

40 MIN

KABELJAU MIT FENCHEL UND OLIVEN

ZUTATEN

FÜR 4 PORTIONEN

4 Kabeljaufilets (je ca. 200g)

2 Fenchelknollen

200g Baby-Blattspinat

200g Kirschtomaten

4EL Olivenöl

100g grüne Oliven (ohne Stein)

Salz, Pfeffer

Saft von ½ Zitrone

Zum Servieren

1 Handvoll Petersilienblättchen

ZUBEREITUNG

Den Backofen auf 180 °C (Ober-/Unterhitze) vorheizen. Die Fischfilets waschen und trocken tupfen. Den Fenchel waschen und das Grün abschneiden. Fenchelgrün klein hacken und beiseitelegen. Die Knollen halbieren, den Strunk entfernen. In dünne Scheiben schneiden oder hobeln.

Den Spinat waschen und trocken schütteln. Die Kirschtomaten waschen und halbieren. Vier große Rechtecke (ca. 38 x 48cm) aus Backpapier zuschneiden und mit je 1EL Olivenöl bepinseln. Den Spinat jeweils in der Mitte verteilen und ein Kabeljaufilet darauflegen.

Mit Fenchel und Kirschtomaten belegen. Oliven und Fenchelgrün darübergeben. Mit Salz und Pfeffer würzen und mit Zitronensaft beträufeln.

Die Päckchen gut verschließen. Dazu die Längsseiten mittig zusammenschlagen, die Ränder ineinanderfalten und mehrere Male umknicken. Dann die schmalen Seiten einige Male umknicken. Mit einem Küchengarn fixieren. Die Fischpäckchen auf das Backblech legen und im Backofen auf der mittleren Schiene etwa 18 Minuten backen.

Herausnehmen, mit Petersilie bestreuen und sofort servieren. Dazu passt Basmati- oder auch Vollkornreis.

PRO PORTION: 318 KCAL · 29 G EIWEIß · 18 G FETT · 4 G KOHLENHYDRATE

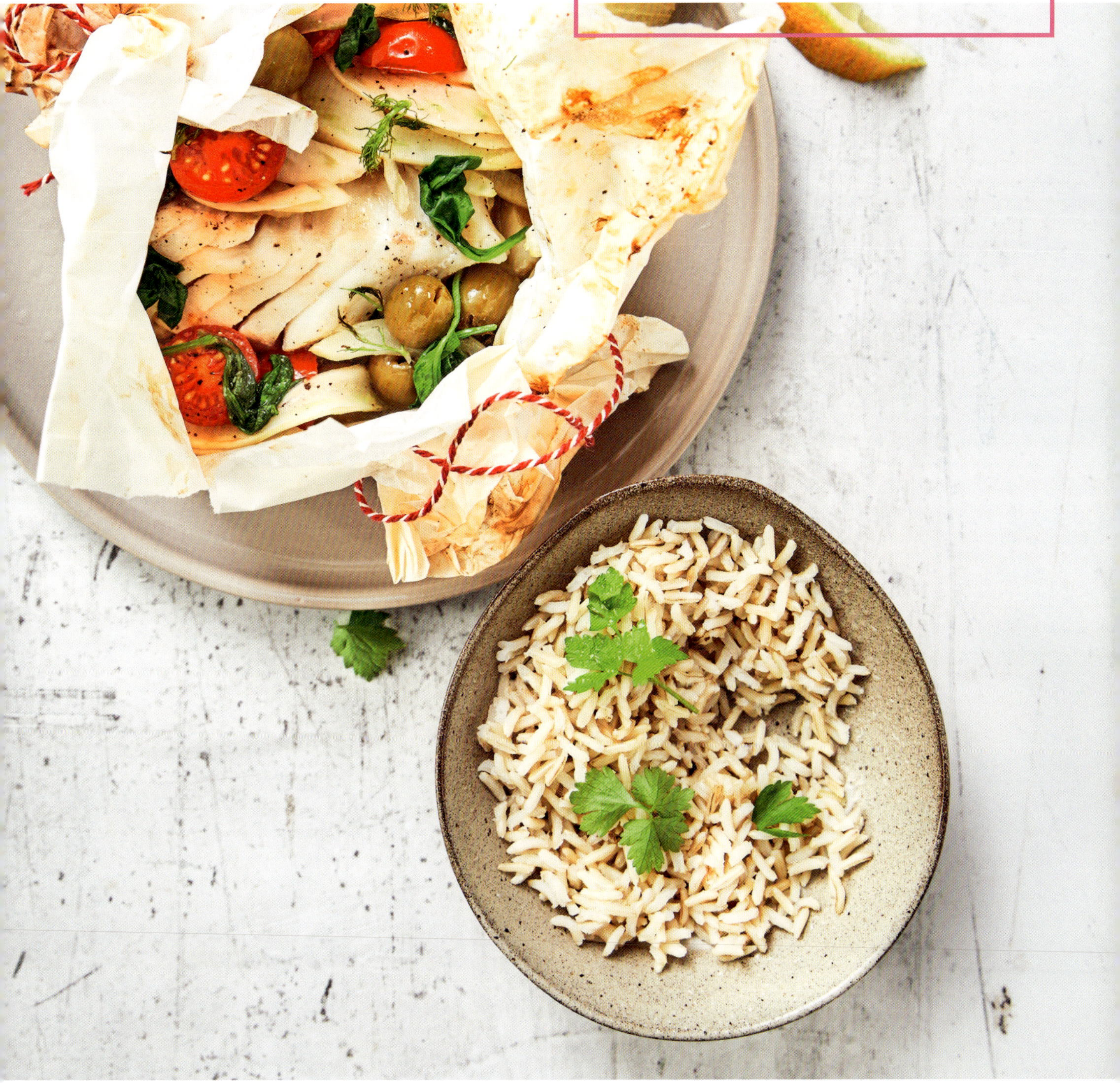

2,5 STD VEGGIE

GURKEN-KARTOFFELSALAT

ZUTATEN

FÜR 4 PORTIONEN

800g festkochende Kartoffeln

1 Salatgurke

1 Zwiebel

400g Naturjoghurt

2EL Senf

Salz, Pfeffer

etwas Dill zum Servieren (nach Belieben)

ZUBEREITUNG

Kartoffeln waschen und in leicht gesalzenem Wasser 20–25 Minuten garen. Anschließend abgießen, abschrecken, pellen und in Scheiben schneiden.

Gurke waschen, schälen und in Scheiben schneiden. Zwiebel abziehen und sehr fein hacken. Aus Joghurt, Senf, Salz und Pfeffer eine Marinade zubereiten. Marinade mit Kartoffel- und Gurkenscheiben sowie Zwiebeln vorsichtig vermengen und ca. 2 Stunden ziehen lassen. Zum Servieren mit Dill garnieren.

PRO PORTION: 269 KCAL · 11 G EIWEIß · 2 G FETT · 49 G KOHLENHYDRATE

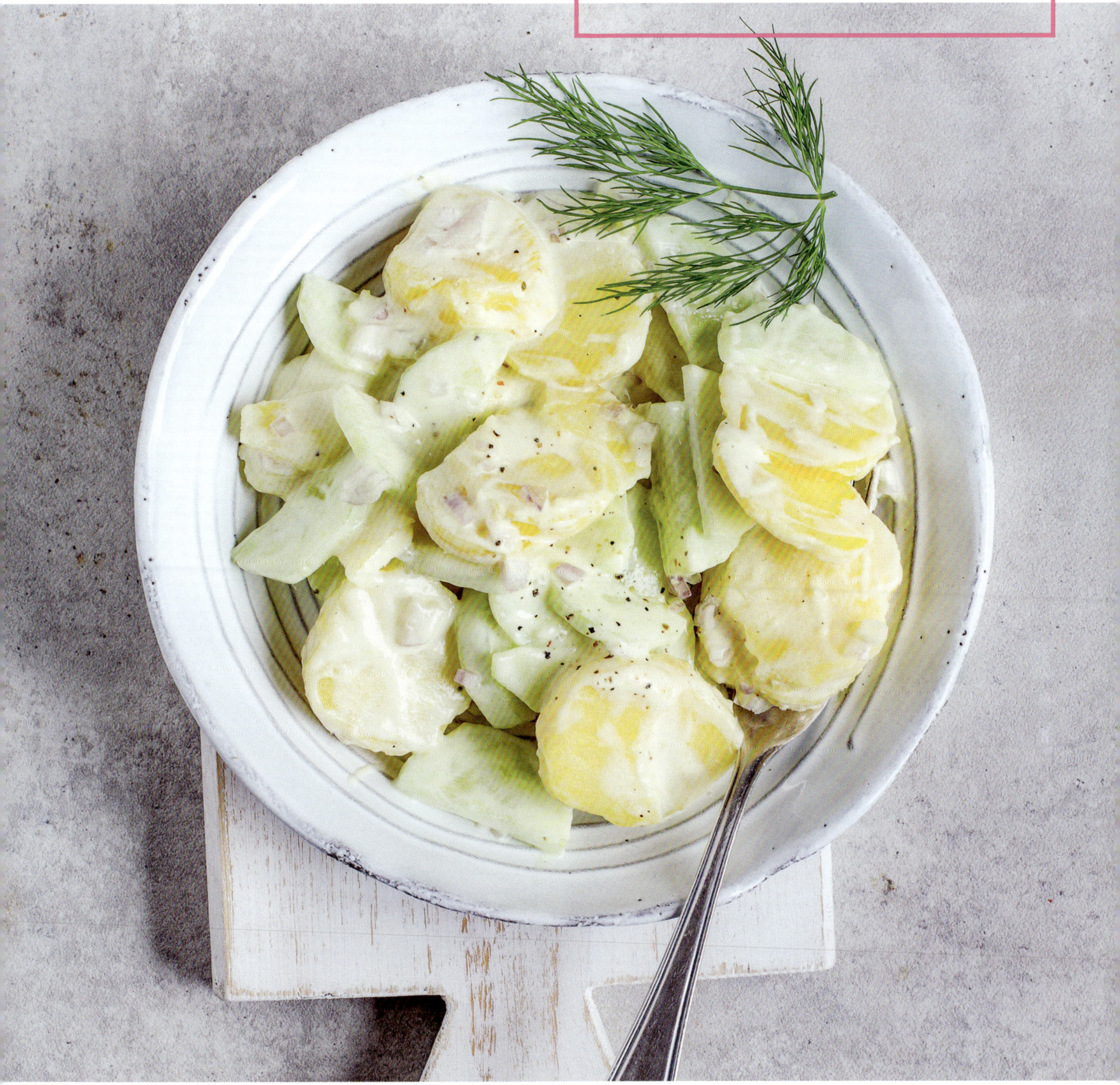

45 MIN

KRÄUTER-TABOULEH MIT HACKBÄLLCHEN

ZUTATEN

FÜR 4 PORTIONEN

Für die Hackbällchen (10–12 Stück)

1 Knoblauchzehe

1 rote Zwiebel

1 Bund Petersilie

500g Rinderhackfleisch

¼TL gemahlener Kreuzkümmel

¼TL gemahlener Koriander

¼TL gemahlene Kurkuma

Salz, Pfeffer

Für das Tabouleh

200g Couscous

1 rote Zwiebel

1 Salatgurke

200g Kirschtomaten

1 Bund Petersilie

4 Zweige Minze

4EL Olivenöl

Saft von ½ Zitrone

Salz, Pfeffer

ZUBEREITUNG

Für die Hackbällchen die Knoblauchzehe und die Zwiebel schälen und fein hacken. Die Petersilie waschen, trocken schütteln und ebenfalls fein hacken. Das Hackfleisch mit Knoblauch, Zwiebel und Petersilie vermischen. Mit Kreuzkümmel, Koriander, Kurkuma, Salz und Pfeffer würzen und alles gut verkneten. Aus der Masse 10–12 Hackbällchen formen und je zwei Stück auf einen Holzspieß stecken.

Den Backofen auf 180 °C (Ober-/Unterhitze) vorheizen. Ein Backblech mit Backpapier auslegen. Die Hackbällchenspieße auf das Backpapier legen und etwa 15 Minuten backen.

Für das Tabouleh den Couscous in eine Schüssel geben und mit 150ml kochendem Wasser übergießen. Zugedeckt 10 Minuten quellen lassen.

Die Zwiebel schälen und fein würfeln. Die Gurke waschen, vierteln und in kleine Würfel schneiden. Die Tomaten waschen und vierteln. Petersilie und Minze waschen, trocken schütteln und fein hacken. Den Couscous mit einer Gabel durchrühren, Öl und Zitronensaft einrühren. Zwiebel, Tomaten, Gurke und Kräuter unterrühren. Mit Salz und Pfeffer abschmecken. Das Kräuter-Tabouleh mit den Hackbällchen servieren.

PRO PORTION: 454 KCAL · 27 G EIWEIß · 28 G FETT · 19 G KOHLENHYDRATE

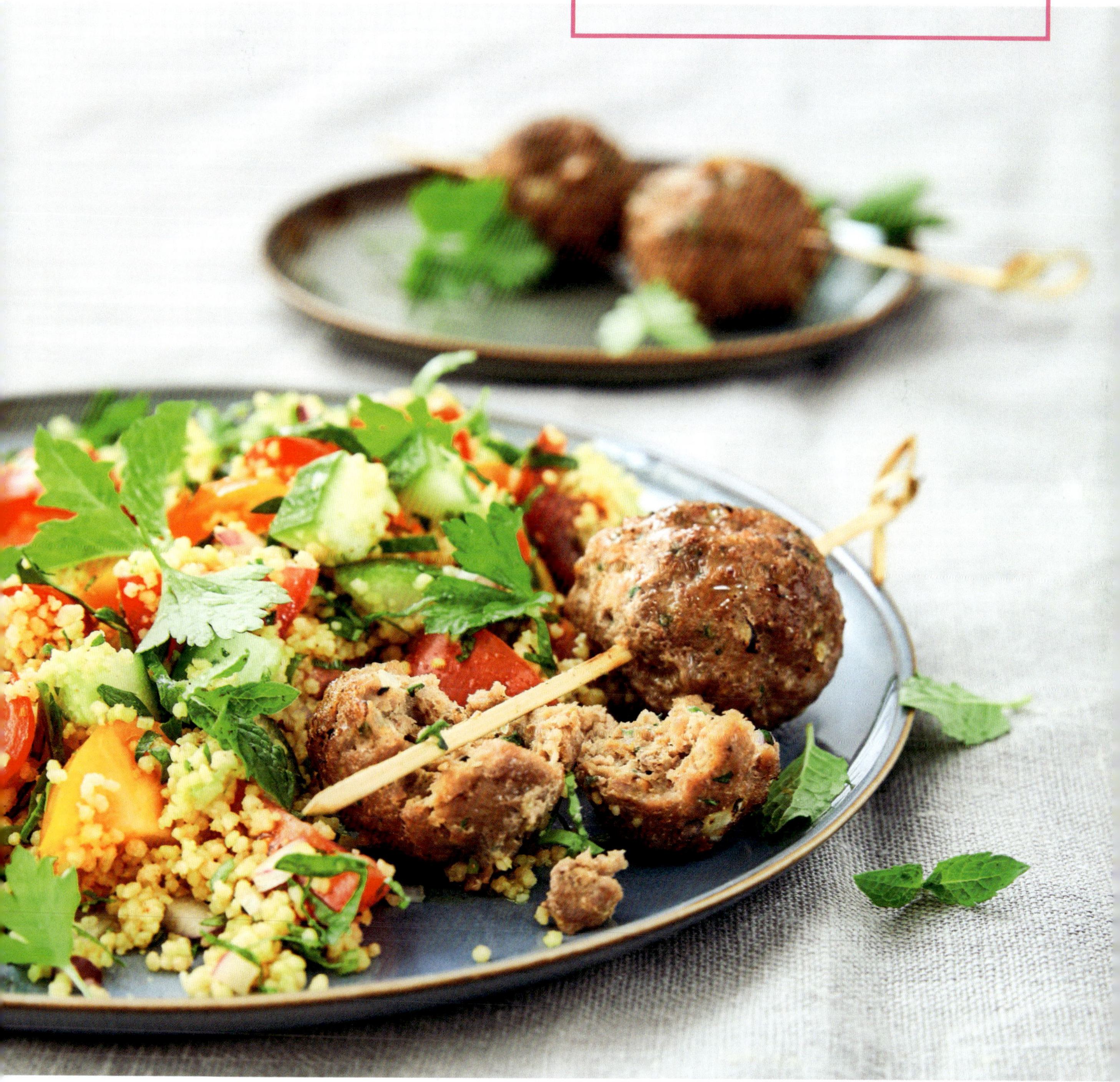

40 MIN VEGGIE

OFENGEMÜSE MIT AVOCADOCREME

ZUTATEN

FÜR 4 PORTIONEN

Für das Ofengemüse

1 Brokkoli

2 Paprika

2 Zucchini

200g Kirschtomaten

1 Gemüsezwiebel

1 Knoblauchzehe

4 Zweige Thymian

Salz, Pfeffer

abgeriebene Schale und Saft von ½ Bio-Zitrone

3–4EL Olivenöl

Für die Avocadocreme

1 reife Avocado

2EL Limettensaft

1EL Olivenöl

3 Stiele Basilikum

⅓TL gemahlener Kreuzkümmel

2 Msp. Chiliflocken

Salz, Pfeffer

ZUBEREITUNG

Für das Ofengemüse den Backofen auf 220 °C (Ober-/Unterhitze) vorheizen. Brokkoli waschen, in Röschen teilen, diese eventuell halbieren. Paprika halbieren, waschen und in etwa 3cm große Stücke schneiden. Zucchini waschen, längs vierteln und in etwa 4cm lange Stücke schneiden. Kirschtomaten waschen. Zwiebel und Knoblauch schälen. Zwiebel halbieren und in schmale Spalten schneiden. Knoblauch ebenfalls in Scheiben schneiden. Thymian waschen, trocken schütteln, Blättchen abzupfen und fein hacken.

Alles auf ein tiefes Backblech geben, mit Salz und Pfeffer würzen. Zitrone heiß waschen und abtrocknen, die Schale fein abreiben und den Saft auspressen. 2EL Saft und ½TL Schale mit 3EL Öl zum Gemüse geben und alles mit den Händen vermengen, sodass das Gemüse mit Öl überzogen ist. Gemüse gleichmäßig auf dem Blech verteilen und im heißen Ofen auf der mittleren Schiene 35 Minuten garen, dabei einmal durchmischen. Eventuell gegen Garzeitende übriges Öl und 1EL Zitronensaft untermischen.

Inzwischen die Avocado halbieren, den Stein entfernen und die Hälften schälen. Das Fruchtfleisch grob zerkleinern, mit Limettensaft und Öl fein pürieren. Basilikum waschen, trocken schütteln, Blättchen abzupfen und fein hacken. Mit Kreuzkümmel und Chiliflocken unter die Avocadocreme rühren. Mit Salz und Pfeffer würzen. Das Gemüse aus dem Ofen nehmen, mit Avocadocreme auf Teller verteilen und servieren.

PRO PORTION: 490 KCAL · 13 G EIWEIß · 37 G FETT · 26 G KOHLENHYDRATE

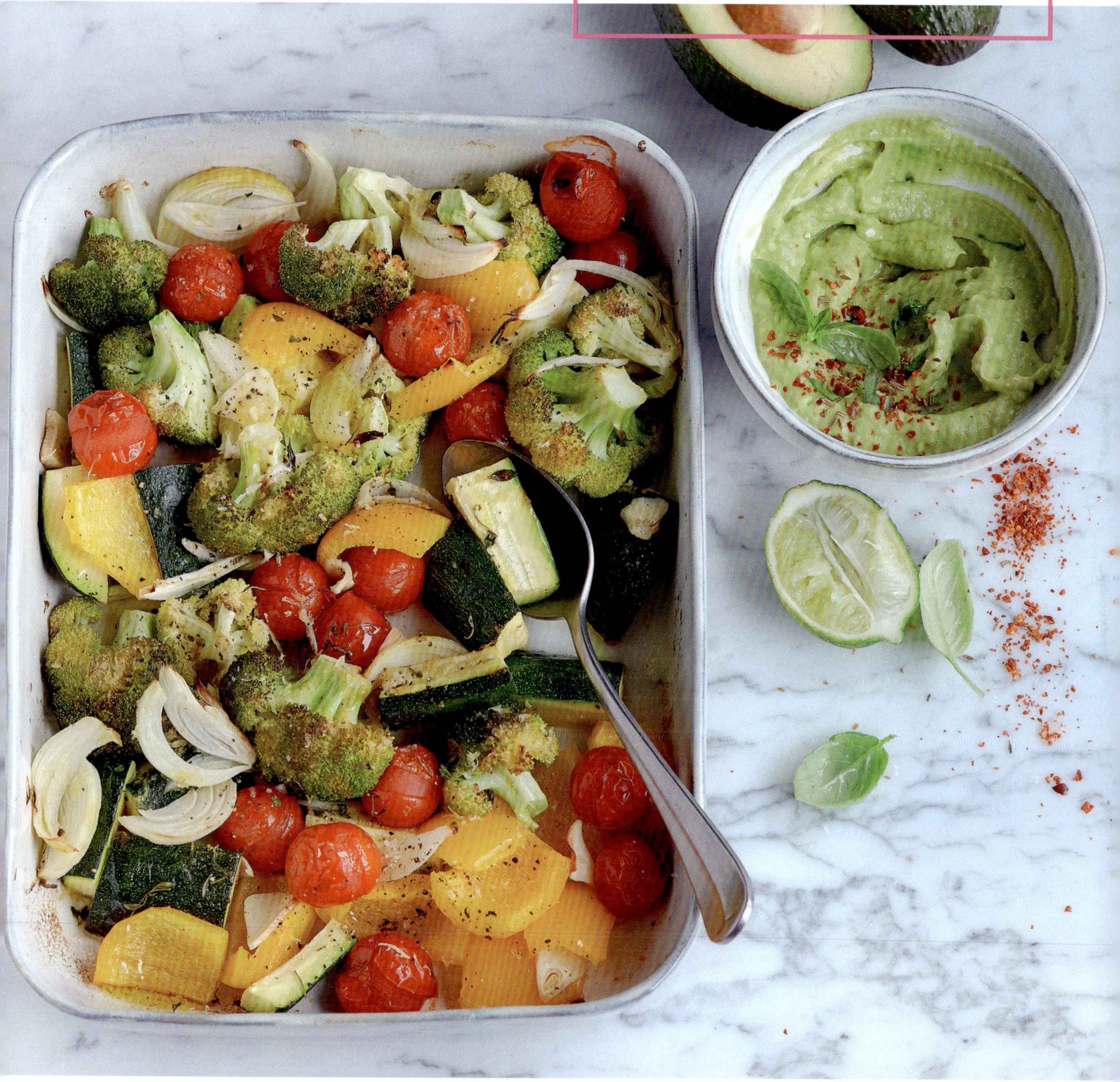

45 MIN | VEGGIE

KÜRBIS-SPINAT-DAL

ZUTATEN

FÜR 4 PORTIONEN

200g rote Linsen
1 rote Zwiebel
1 Knoblauchzehe
1 Stück Ingwer (2–3cm)
1 rote Chilischote
2EL Olivenöl
½TL gemahlene Kurkuma
1TL Meersalz
1TL gemahlener Kümmel
1TL Senfsamen
400g Butternut-Kürbis (alternativ Hokkaido- oder Muskat-Kürbis)
2 Handvoll Blattspinat

ZUBEREITUNG

Die Linsen in einem Sieb mit heißem Wasser abspülen und abtropfen lassen. Inzwischen Zwiebel, Knoblauch und Ingwer schälen und jeweils klein schneiden. Die Chilischote längs aufschneiden, putzen, waschen und ebenfalls klein schneiden.

Olivenöl in einer Pfanne mit Deckel erhitzen. Zwiebel, Knoblauch und Chili darin 5 Minuten anbraten. Linsen, Ingwer, Kurkumapulver, Meersalz, Kümmel und Senfsamen dazugeben und kurz mitbraten. Dann so viel Wasser dazugießen, dass die Linsen etwa 2 fingerbreit mit Wasser bedeckt sind. Den Deckel schräg auflegen und die Linsen bei mittlerer Hitze in etwa 8 Minuten garen. Inzwischen den Kürbis schälen (Hokkaido-Kürbis nicht schälen!), entkernen und in kleine Würfel schneiden. Spinat putzen, waschen und abtropfen lassen. Den Kürbis zu den Linsen geben und unter gelegentlichem Rühren alles zusammen weitere 12–15 Minuten köcheln lassen, bis der Kürbis weich und das Wasser eingekocht ist. Den Spinat unterrühren und bei niedriger Hitze 3–5 Minuten weiterköcheln lassen.

PRO PORTION: 371 KCAL · 15 G EIWEIß · 15 G FETT · 41 G KOHLENHYDRATE

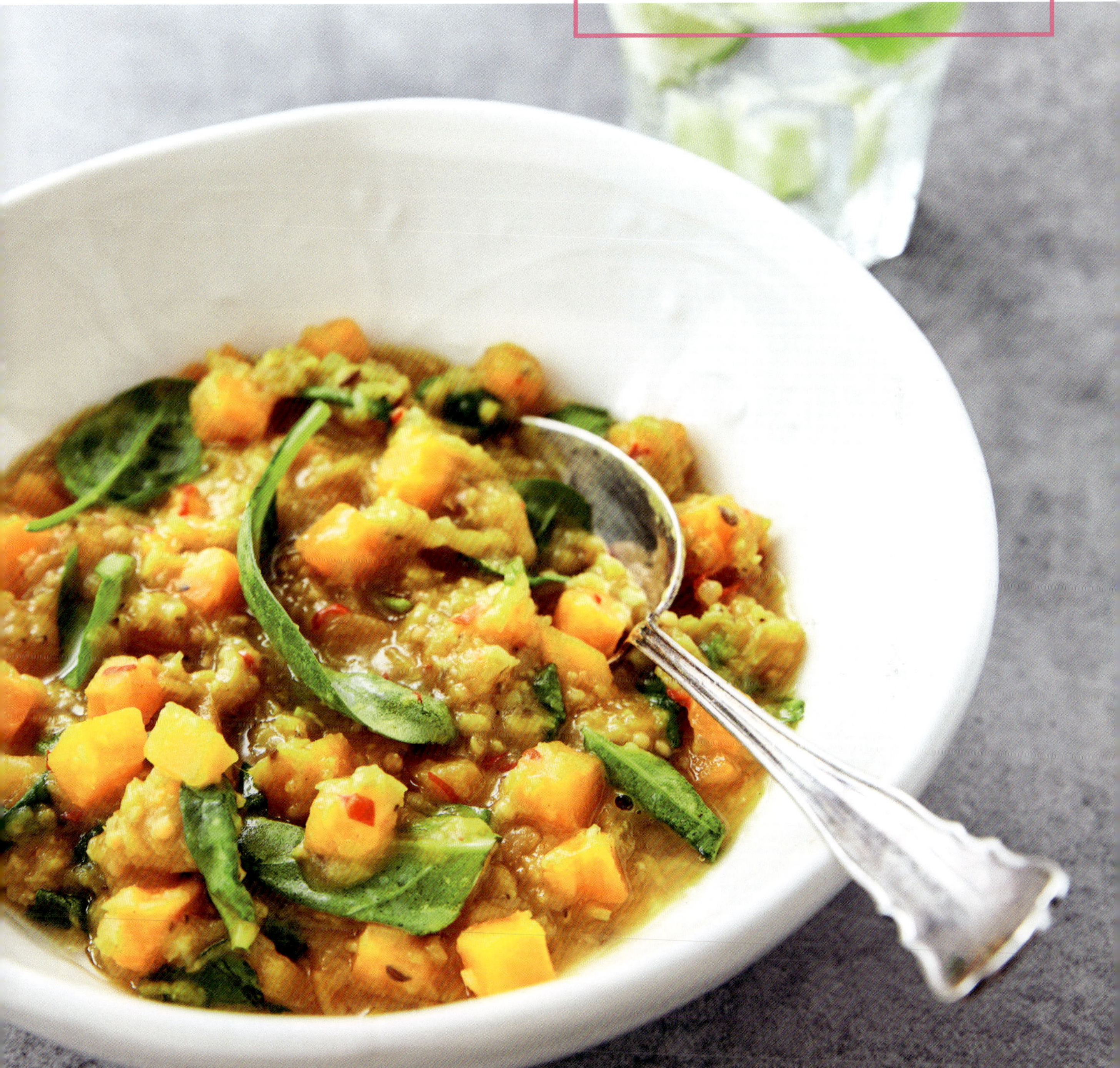

45 MIN | VEGGIE

KARTOFFELSUPPE MIT HAFERFLOCKEN

ZUTATEN

FÜR 4 PORTIONEN

1 Zwiebel

600g mehligkochende Kartoffeln

2 Stangen Lauch

2EL Rapsöl

1l Gemüsebrühe

40g zarte Haferflocken

2 Lorbeerblätter

Salz, Pfeffer

1 Prise frisch geriebene Muskatnuss

½ Bund Petersilie

125g Sahne

125g Crème fraîche

ZUBEREITUNG

Die Zwiebel schälen und fein hacken. Die Kartoffeln schälen und klein würfeln. Den Lauch putzen, waschen und klein schneiden. Das Öl in einem großen Topf erhitzen und die Zwiebel darin glasig anschwitzen. Die Kartoffeln und den Lauch zugeben und kurz anbraten.

Mit der Gemüsebrühe aufgießen und die Haferflocken zufügen.

Die Lorbeerblätter zugeben und alles mit Salz, Pfeffer und Muskatnuss würzen. Zugedeckt bei niedriger Hitze 15–18 Minuten köcheln lassen, dabei gelegentlich umrühren.

Inzwischen die Petersilie waschen, trocken schütteln und fein hacken. Die Lorbeerblätter entfernen und Crème fraîche sowie Sahne zufügen.

Die Suppe noch einmal aufkochen. Dann mit dem Stabmixer pürieren und nochmals abschmecken. Auf Teller verteilen und mit Petersilie und Haferflocken bestreut servieren.

PRO PORTION: 297 KCAL · 15 G EIWEIß · 11 G FETT · 34 G KOHLENHYDRATE

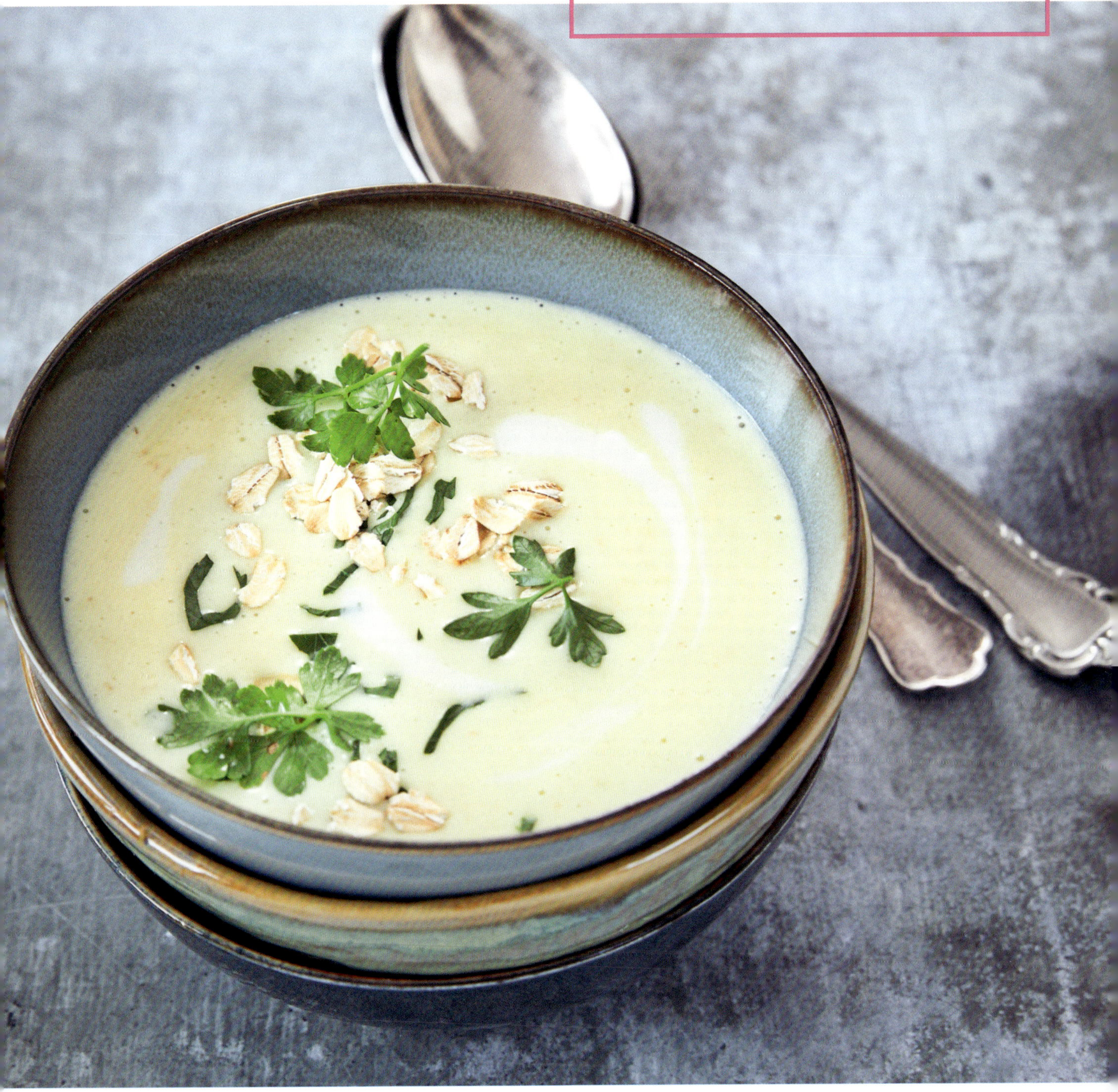

30 MIN   VEGGIE

SPINAT-SPAGHETTI-NESTER

ZUTATEN

FÜR 12 STÜCK

etwas Fett (für die Form)
125g Kichererbsen-Spaghetti
1 rote Zwiebel
1 Knoblauchzehe
125g Baby-Blattspinat
12 gelbe Kirschtomaten
1TL Rapsöl
4 Eier
50ml Milch
200g Sahne
100g Frischkäse (light)
Salz, Pfeffer

Außerdem

Muffinform

ZUBEREITUNG

Die Kichererbsen-Spaghetti nach Packungsanleitung bissfest garen. Den Backofen auf 180 °C (Ober-/Unterhitze) vorheizen und eine Muffinform einfetten. Die Spaghetti nestförmig in die Muffinförmchen schichten und zur Seite stellen.

In der Zwischenzeit Zwiebel und Knoblauchzehe schälen und fein hacken. Den Spinat waschen und trocknen. Die Kirschtomaten waschen, trocknen und halbieren.

Das Rapsöl in einer Pfanne erhitzen. Darin Zwiebel und Knoblauch bei mittlerer Hitze anbraten. Anschließend den Spinat hinzugeben und so lange braten, bis er leicht in sich zusammenfällt. In einer Schüssel die Eier aufschlagen und mit Milch, Sahne und Frischkäse cremig rühren. Salzen und pfeffern. Den Spinat zur Eiermasse geben und die Mischung über die Spaghetti gießen. Die Nester im Backofen 15–20 Minuten goldbraun backen. Zum Servieren mit den halbierten Tomaten sowie frischen Spinatblättchen belegen. Warm genießen.

PRO STÜCK: 83 KCAL · 7 G EIWEIß · 3 G FETT · 7 G KOHLENHYDRATE

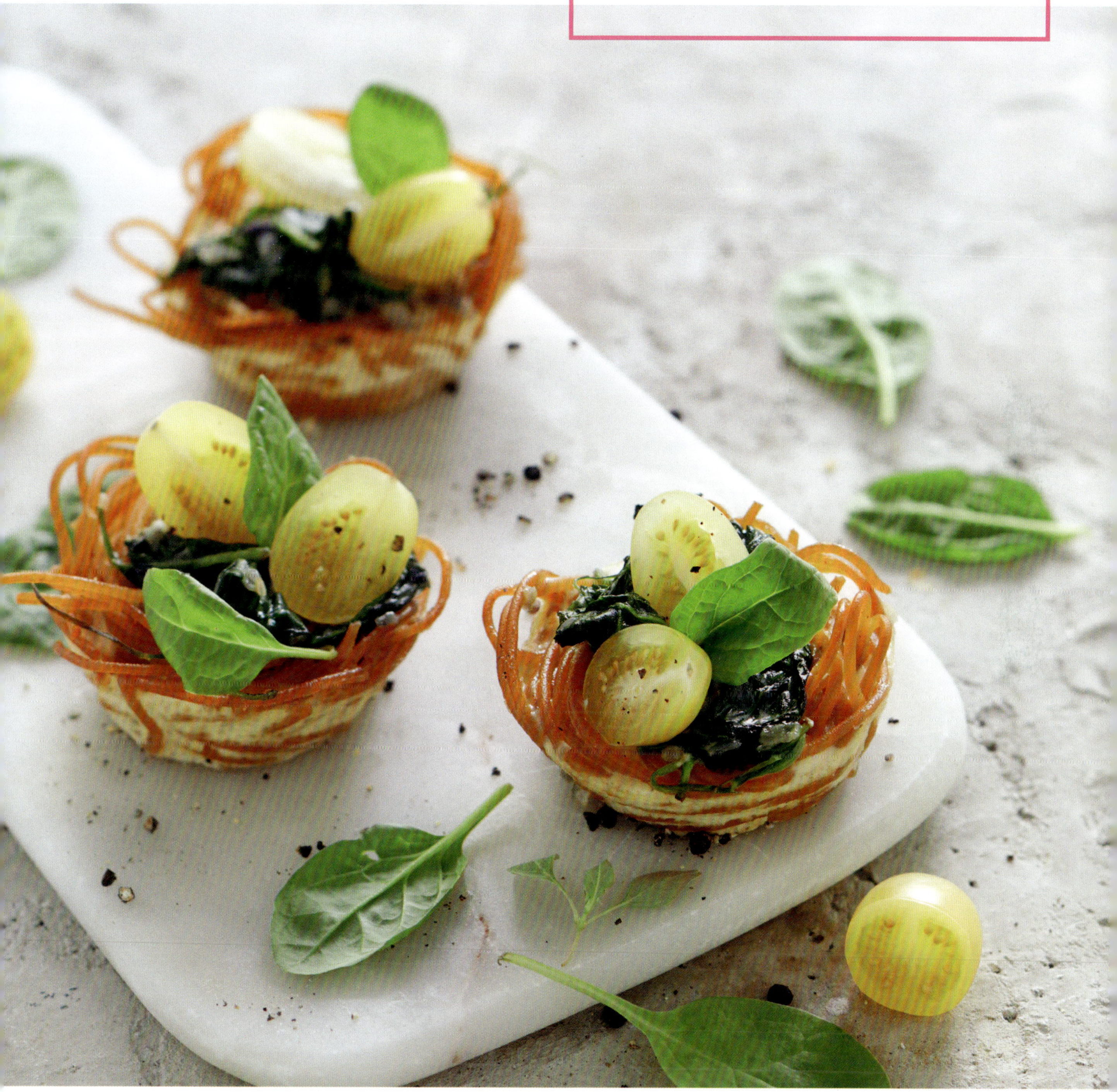

45 MIN · VEGGIE

KÜRBISSTREIFEN MIT CHILI-KAKAO-AROMA

ZUTATEN

FÜR 4 PORTIONEN

1 Hokkaido-Kürbis
4EL Olivenöl
300g Mozzarella
¼TL Chiliflocken
4EL Kakao-Nibs
1EL Thymian
Salz

ZUBEREITUNG

Den Backofen auf 200 °C (Ober-/Unterhitze) vorheizen. Den Hokkaido-Kürbis waschen und putzen (schälen nicht nötig). Kürbis halbieren und die Kerne mit den Fasern herausschaben. Die Hälften jeweils in 6 oder 8 Spalten schneiden.

Eine Auflaufform mit etwas Öl ausstreichen. Die Kürbisspalten nebeneinander in die Form legen und mit dem restlichen Öl beträufeln.

Den Mozzarella zerzupfen und über die Kürbisspalten verteilen. Nach Belieben mit Chiliflocken, Kakao-Nibs und Thymian bestreuen, dann mit Salz würzen. Die Kürbisspalten auf der mittleren Schiene des Backofens 30 Minuten backen.

PRO PORTION: 478 KCAL · 16 G EIWEIß · 38 G FETT · 17 G KOHLENHYDRATE

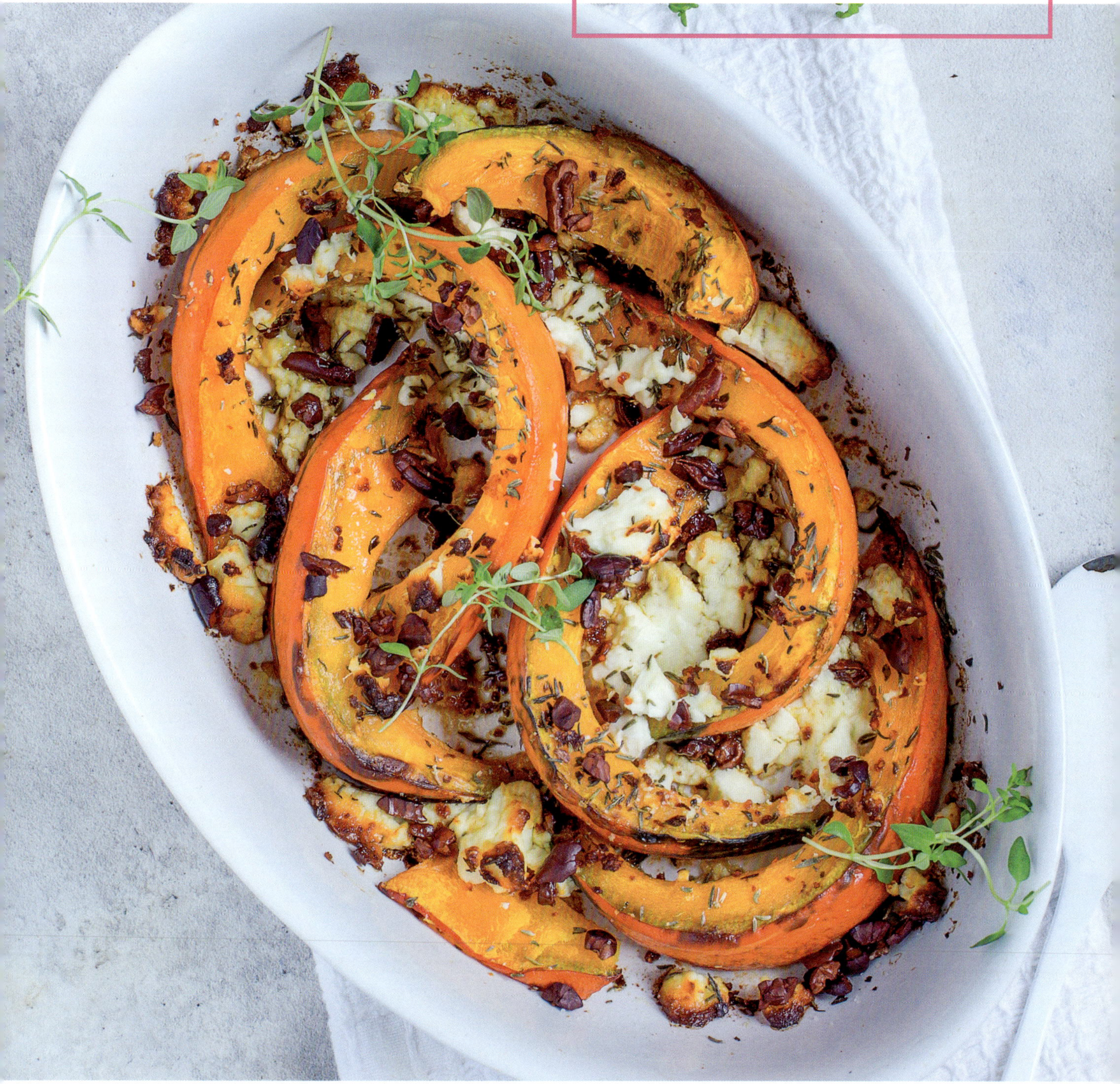

25 MIN

LINSENPASTA MIT HÄHNCHENSTREIFEN

ZUTATEN

FÜR 4 PORTIONEN

1 rote Zwiebel

1 Knoblauchzehe

400g Hähnchenbrustfilet

200g Cocktailtomaten

150g Baby-Blattspinat

100g Quäse (Sauermilch-käse; alternativ Harze Roller)

300g Linsenpasta

2EL Olivenöl

2EL Aceto balsamico

Salz, Pfeffer

ZUBEREITUNG

Zwiebel und Knoblauchzehe schälen und fein hacken. Das Hähnchenbrustfilet trocken tupfen und in Streifen schneiden. Die Tomaten waschen und vierteln. Den Blattspinat waschen und trocken schütteln. Den Quäse klein würfeln.

Die Linsenpasta in Salzwasser nach Packungsanweisung bissfest garen, abgießen und abtropfen lassen. Das Öl in einer beschichteten Pfanne erhitzen, Zwiebel und Knoblauch darin anschwitzen. Die Hähnchenstreifen zugeben und rundum 4–5 Minuten kräftig anbraten. Mit Aceto balsamico ablöschen, die Tomaten zugeben und alles bei schwacher Hitze 2–3 Minuten braten. Die Nudeln und den Spinat unterrühren, gut durchschwenken und mit Salz und Pfeffer abschmecken. Die Pasta auf Tellern anrichten und mit den Quäsewürfeln bestreuen.

PRO PORTION: 228 KCAL · 31 G EIWEIß · 8 G FETT · 5 G KOHLENHYDRATE

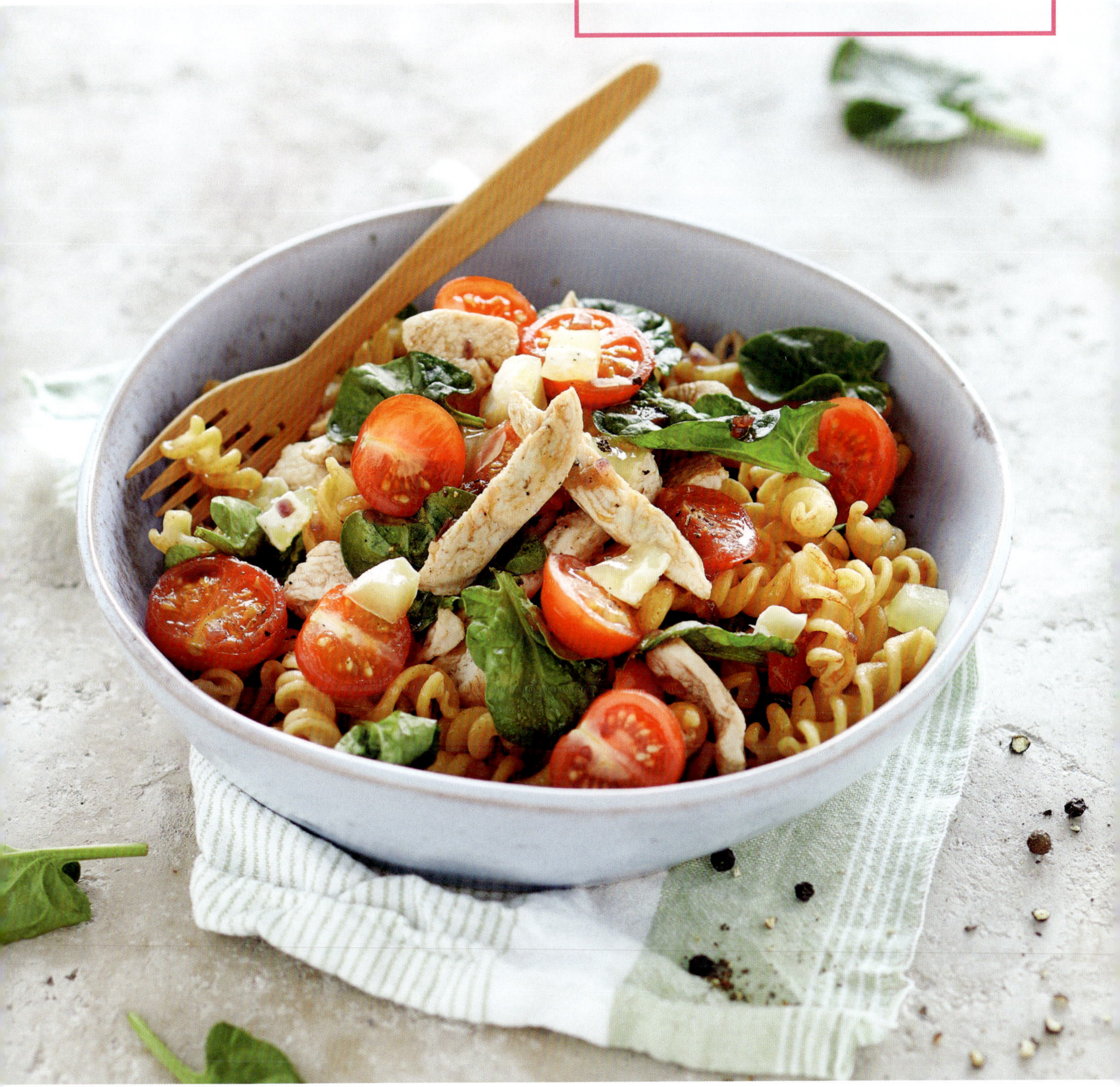

40 MIN · VEGGIE

BUCHWEIZENSALAT AUF GRIECHISCHE ART

ZUTATEN

FÜR 4 PORTIONEN

250g Buchweizen
50g Sonnenblumenkerne
4 Tomaten
1 Salatgurke
1 rote Zwiebel
200g Quäse (Sauermilchkäse; alternativ Harzer Roller)
4 Stiele Basilikum
4EL Olivenöl
3EL Aceto balsamico
Saft von ½ Zitrone
Salz, Pfeffer
100g grüne Oliven (ohne Stein)

ZUBEREITUNG

Den Buchweizen in einem Sieb unter fließendem kaltem Wasser abspülen und abtropfen lassen. Mit 500ml leicht gesalzenem Wasser in einem Topf zum Kochen bringen und bei schwacher Hitze ca. 20 Minuten köcheln lassen. Dabei gelegentlich umrühren. Abgießen und abtropfen lassen. Inzwischen die Sonnenblumenkerne in einer Pfanne ohne Fett kurz rösten. Die Tomaten waschen, halbieren, vom Stielansatz befreien und klein würfeln.

Die Gurke waschen und halbieren, nach Belieben die Kerne herauskratzen. In Scheiben schneiden. Die Zwiebel schälen und ebenfalls in Scheiben schneiden. Den Quäse klein würfeln. Basilikum waschen, trocken schütteln und die Blättchen abzupfen.

Für das Dressing Öl, Essig und Zitronensaft verquirlen. Salzen und pfeffern. Den Buchweizen mit Gemüse, Oliven und Quäse mischen. Das Dressing zufügen und alles gut vermischen. Mit Sonnenblumenkernen und Basilikumblättchen bestreut servieren.

PRO PORTION: 549 KCAL · 28 G EIWEIß · 22 G FETT · 55 G KOHLENHYDRATE

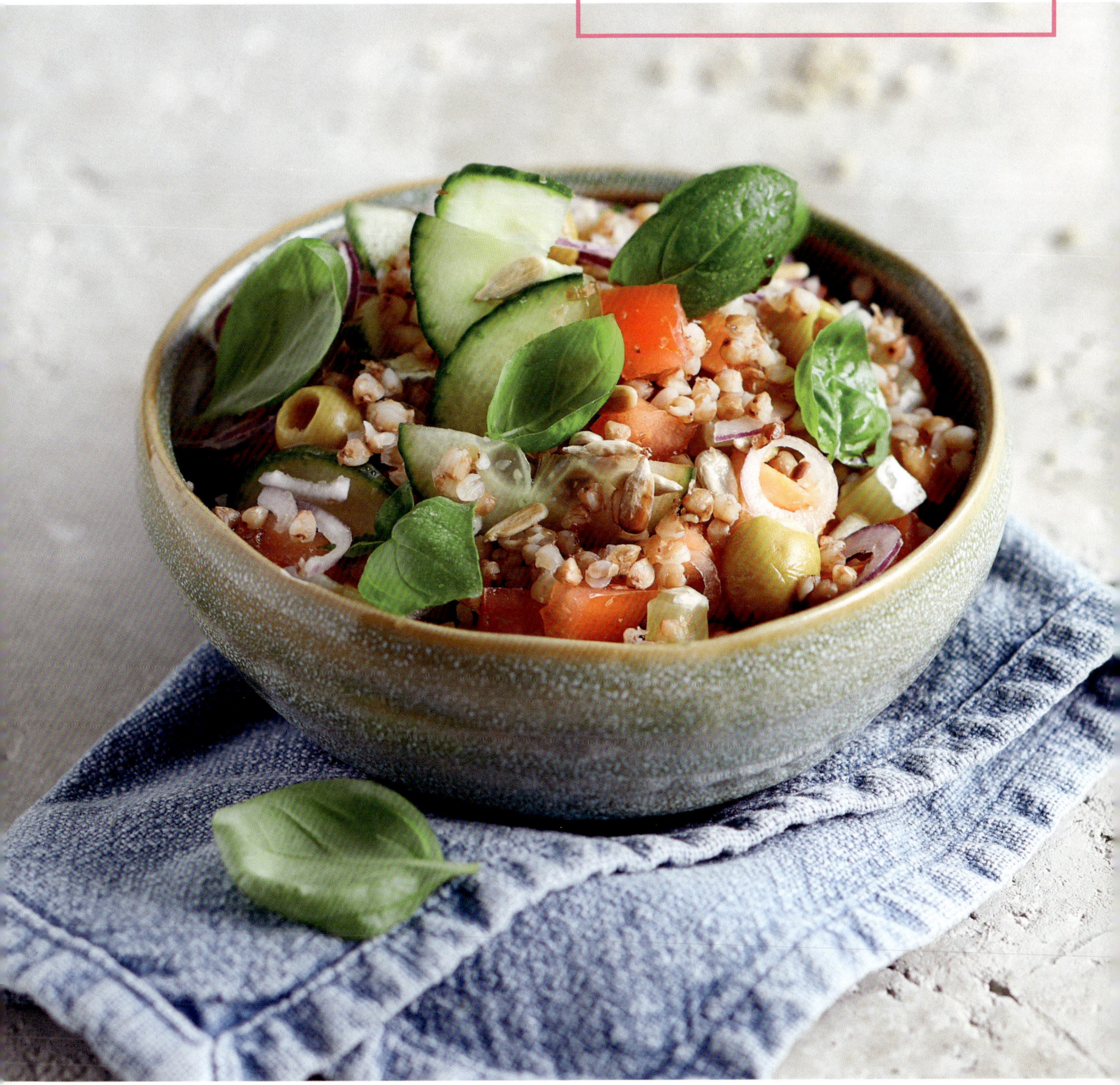

40 MIN

CURRY-HUHN MIT BOHNEN-MAIS-SALAT

ZUTATEN

FÜR 4 PORTIONEN

4 Hähnchenbrustfilets (je ca. 125g)

Salz, Pfeffer

1EL Currypulver

Für den Salat

250g Mais (aus der Dose)

250g Kidneybohnen (aus der Dose)

½ Bund Koriandergrün

100g Feldsalat

2 Avocados

Saft von 1 Zitrone

4EL Olivenöl

Salz, Pfeffer

ZUBEREITUNG

Den Backofen auf 200 °C (Ober-/Unterhitze) vorheizen. Ein Backblech mit Backpapier auslegen. Die Hähnchenbrust trocken tupfen und in etwa 3 x 3cm große Würfel schneiden. Mit Salz, Pfeffer und Currypulver einreiben. Auf Spieße stecken und auf das Backpapier legen. Im Backofen auf der mittleren Schiene etwa 20 Minuten backen. Inzwischen Mais und Bohnen abspülen und abtropfen lassen. Koriandergrün und Feldsalat waschen und trocken schütteln. Die Korianderblättchen fein hacken.

Die Avocados halbieren, Kerne und Schale entfernen. Das Fruchtfleisch klein würfeln. Feldsalat, Bohnen, Mais, Avocados, Koriander, Zitronensaft und Olivenöl vermischen. Mit Salz und Pfeffer würzen. Den Bohnen-Mais-Salat mit dem Curry-Huhn servieren.

PRO PORTION: 538 KCAL · 35 G EIWEIß · 31 G FETT · 26 G KOHLENHYDRATE

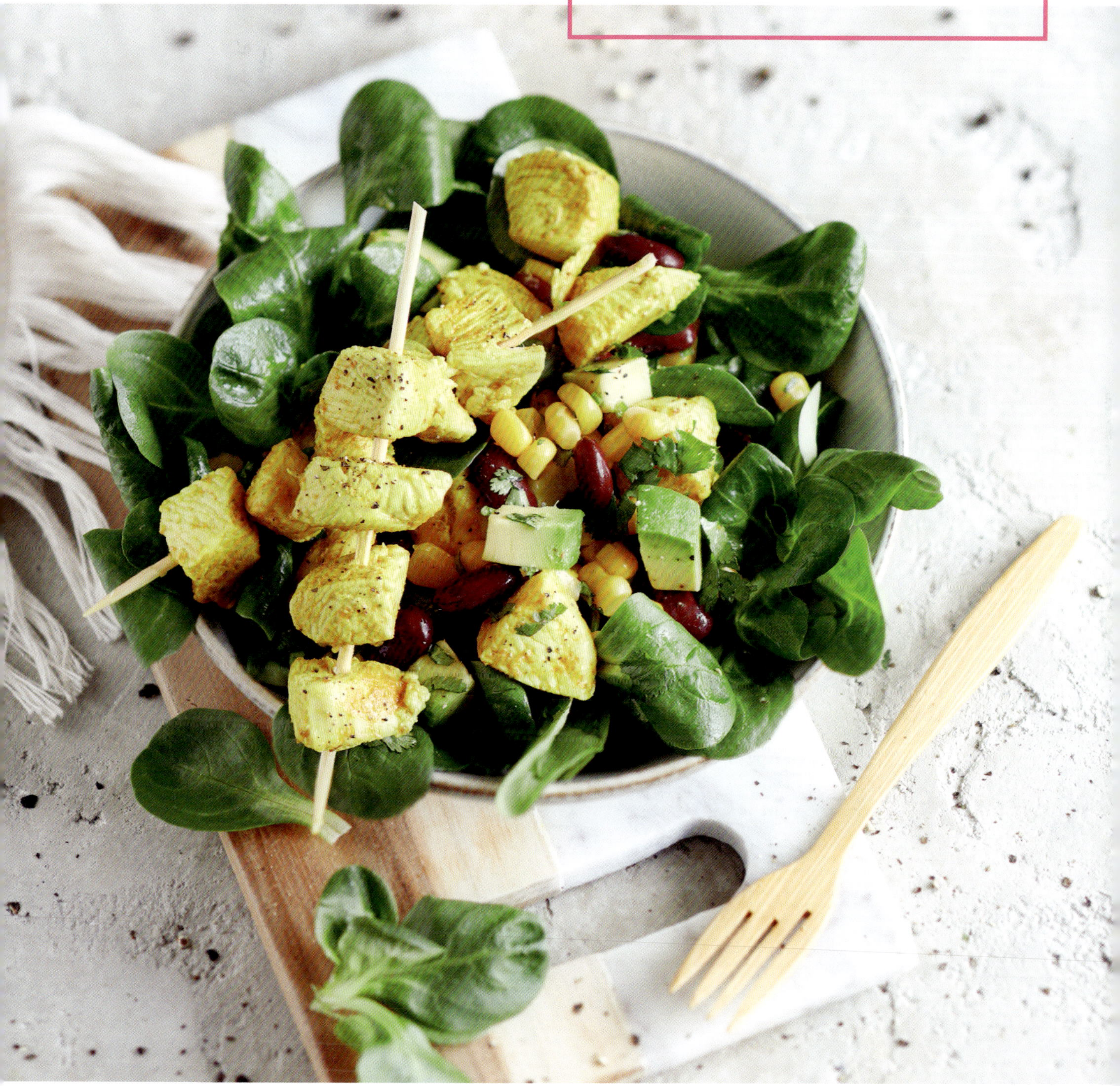

20 MIN

WRAPS
MIT RUCOLAPESTO

ZUTATEN

FÜR 4 PORTIONEN

Für das Rucolapesto

1 Knoblauchzehe

140g Rucola

60g Sonnenblumenkerne

abgeriebene Schale und Saft von 1 Bio-Zitrone

80ml Olivenöl

Salz, Pfeffer

Zum Servieren

je 1 gelbe und rote Paprika

4 Tortilla-Wraps (am besten Vollkorn-Wraps)

100g Räucherlachs

ZUBEREITUNG

Für das Pesto die Knoblauchzehe schälen. Den Rucola waschen und trocken schütteln. 2 Handvoll beiseitelegen und den Rest grob zerkleinern. Zusammen mit den weiteren Zutaten in einer Küchenmaschine oder mit einem Stabmixer zu einer sämigen Paste verarbeiten. Bei Bedarf etwas mehr Olivenöl zufügen.

Für die Füllung die Paprikaschoten waschen, halbieren und Samen sowie weiße Trennwände entfernen. In Streifen schneiden. Die Wraps mit dem Pesto bestreichen und mit dem Räucherlachs belegen. Rucola und Paprika darüber verteilen. Den Wrap aufrollen und zum Servieren schräg halbieren.

PRO PORTION: 464 KCAL · 14 G EIWEIß · 31 G FETT · 30 G KOHLENHYDRATE

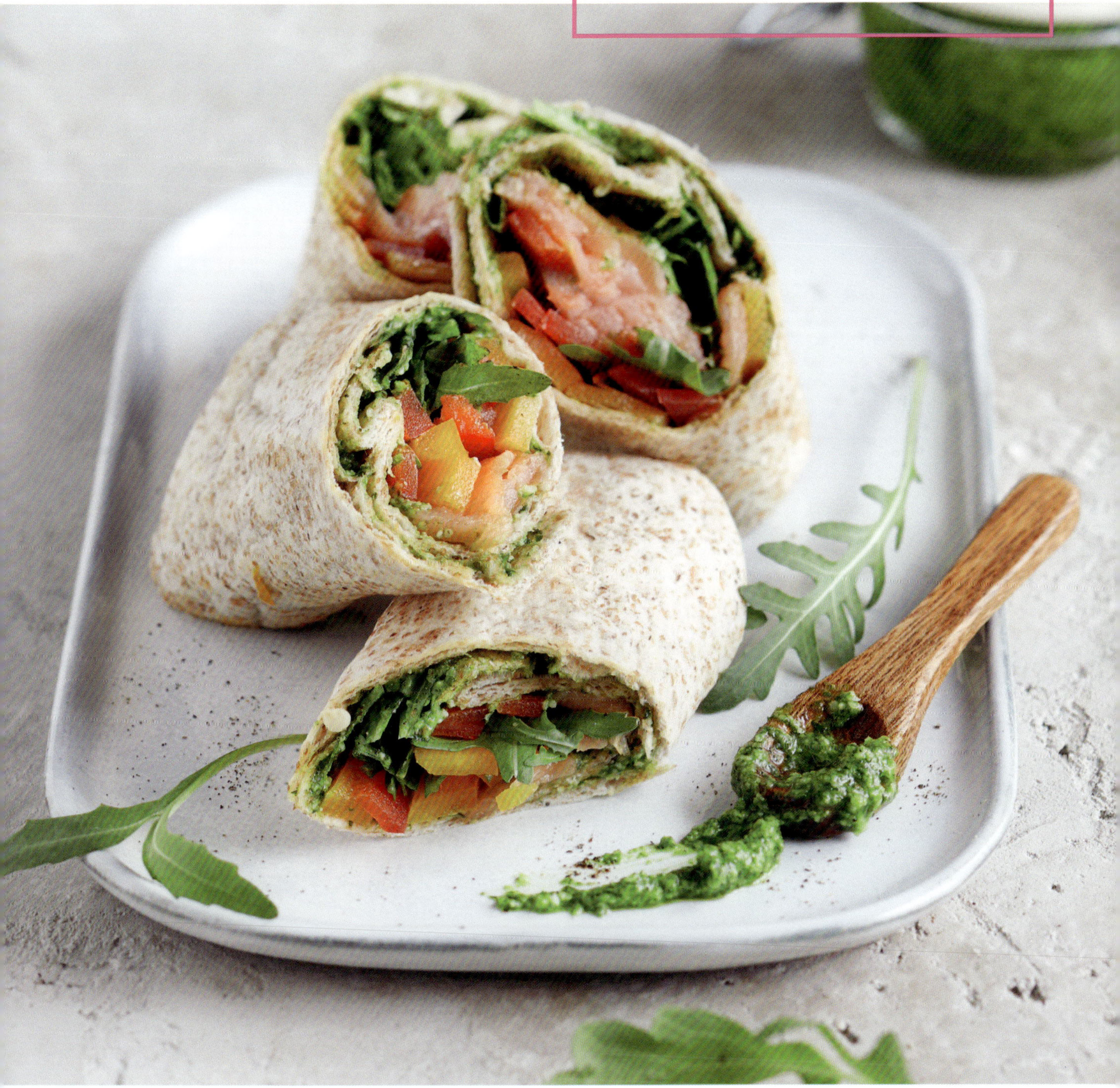

45 MIN VEGGIE

VEGANER GEMÜSEREIS MIT SESAM-TOFU

ZUTATEN

FÜR 4 PORTIONEN

200g Basmatireis
1 Brokkoli
1 Zwiebel
1 Stück Ingwer (2cm)
1 kleine rote Chilischote
Saft von 1 Limette
1 Chicorée
40g Cashewkerne
400g Tofu
4EL heller und dunkler Sesam
4EL Kokosöl
½EL gemahlene Kurkuma
½TL gemahlener Koriander
40g Rosinen
Salz, Pfeffer
½ Bund Koriandergrün

ZUBEREITUNG

Den Reis in 500ml leicht gesalzenem Wasser aufkochen und zugedeckt 15 Minuten köcheln lassen, dabei gelegentlich umrühren. Vom Herd nehmen und 10 Minuten quellen lassen. Inzwischen den Brokkoli waschen, in Röschen teilen und in Salzwasser 5 Minuten bissfest garen. In ein Sieb abgießen und kalt abschrecken.

Zwiebel und Ingwer schälen und fein hacken. Die Chilischote halbieren, Samen und weiße Trennwände entfernen. Die Chilischote waschen und fein hacken. Die Limette halbieren und auspressen. Den Chicorée putzen, waschen und in Streifen schneiden. Die Cashewkerne grob hacken. Den Tofu in Würfel schneiden und im Sesam wälzen.

In einem Topf 2EL Öl erhitzen und Zwiebel, Ingwer und Chili darin anschwitzen. Kurkuma und Koriander zufügen. Den Reis zugeben und kurz anbraten. Brokkoli, Chicorée und Rosinen zufügen und 3–4 Minuten mitbraten.

In einer Pfanne das restliche Öl erhitzen und die Tofuwürfel rundum 3–4 Minuten anbraten. Den Gemüsereis mit Limettensaft, Salz und Pfeffer abschmecken. Den Koriander waschen, trocken schütteln, fein hacken und unter den Reis mischen. Zusammen mit dem Sesam-Tofu anrichten.

PRO PORTION: 390 KCAL · 15 G EIWEIß · 24 G FETT · 27 G KOHLENHYDRATE

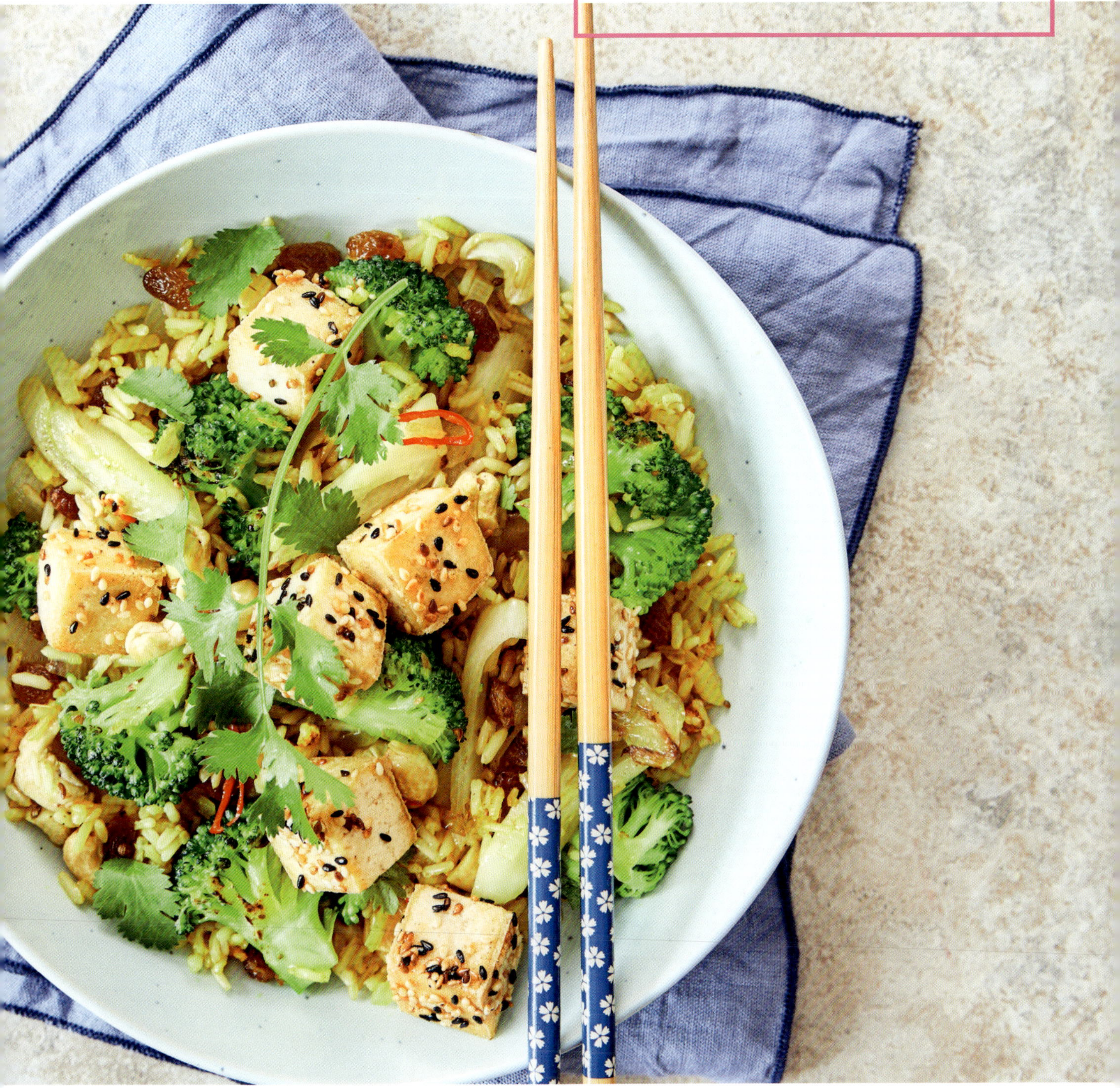

30 MIN

FEURIGE CEVICHE MIT AVOCADO

ZUTATEN

FÜR 4 PORTIONEN

2 rote Zwiebeln

2 Knoblauchzehen

½ kleine rote Chilischote

abgeriebene Schale und Saft von 2 Bio-Zitronen

500g weißfleischiges frisches Fischfilet (z.B. Seebarsch, Scholle, Kabeljau)

2 Avocados

Salz, Pfeffer

ZUBEREITUNG

Die Zwiebeln schälen und würfeln. Die Knoblauchzehen schälen und durch die Knoblauchpresse drücken. Die Chilischote waschen, entkernen und fein würfeln. Die Zitronen heiß waschen, mit Küchenpapier trocken reiben und von 1 Zitrone ein paar Zesten (Streifen) abziehen. Danach die Zitronen auspressen.

Das Fischfilet in gleichmäßig schmale Streifen oder Scheibchen schneiden. Die Avocados schälen, halbieren, die Kerne entfernen und das Fruchtfleisch in Scheibchen schneiden.

Auf den Boden einer kleinen Auflaufform etwas Zitronensaft träufeln. Ein paar Zwiebelwürfel einstreuen. Darauf etwas Fischfilet verteilen und mit einem Teil der Avocadoscheibchen belegen. Etwas Zitronensaft aufträufeln, leicht salzen und pfeffern und mit ein paar Zitronenzesten belegen. In dieser Reihenfolge Schichten herstellen, bis alles verbraucht ist. Die Form mit Folie verschließen und die Ceviche mindestens 20 Minuten im Kühlschrank marinieren lassen.

PRO PORTION: 360 KCAL · 26 G EIWEIß · 19 G FETT · 18 G KOHLENHYDRATE

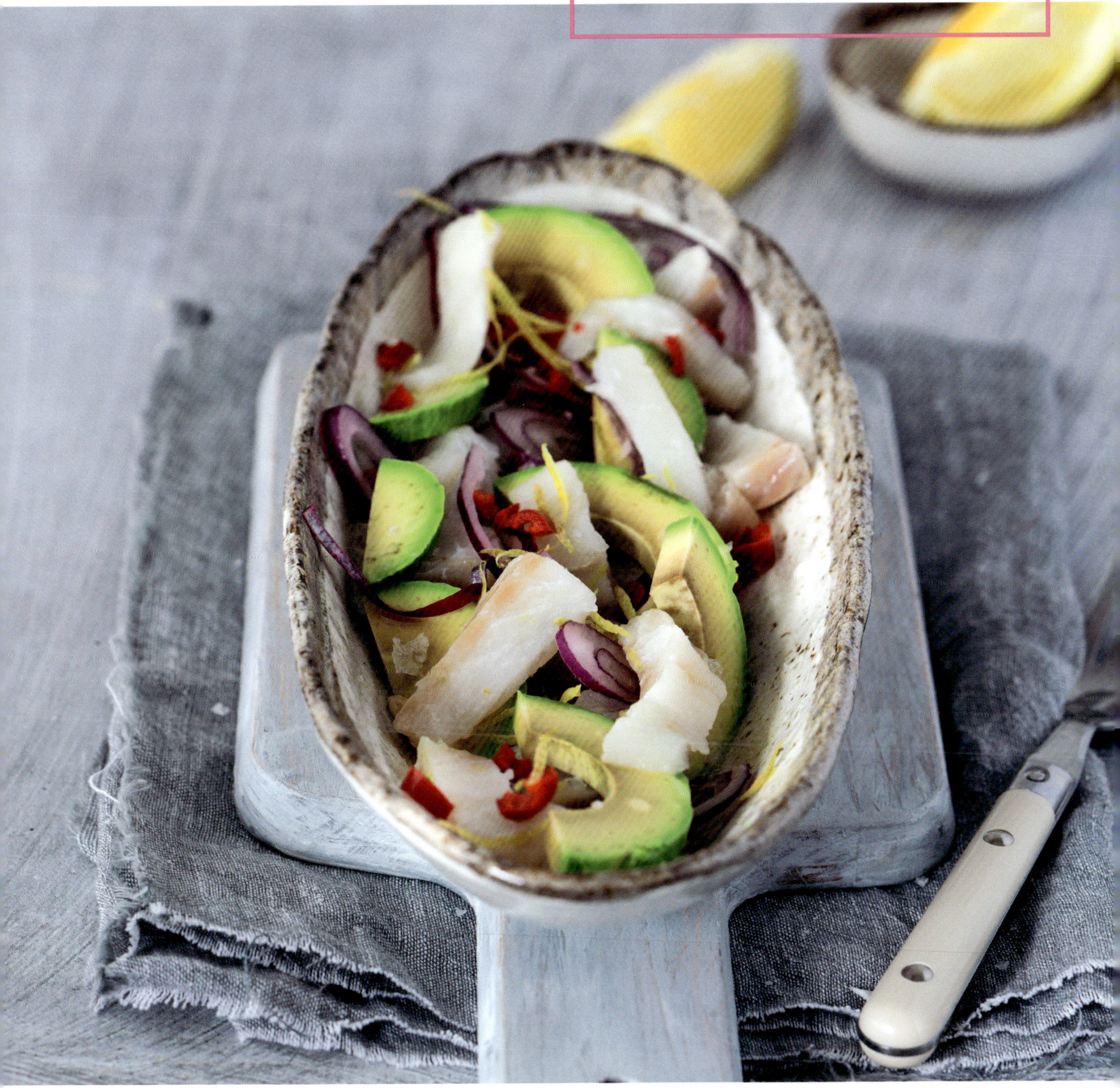

35 MIN · VEGGIE

GRÜNES CURRY MIT SPINAT

ZUTATEN

FÜR 4 PORTIONEN

1 Gemüsezwiebel
1 Stück Ingwer (1–2cm)
1 Stange Lauch
4 Möhren
1EL Olivenöl
200g Kichererbsen (aus dem Glas)
1EL grüne Currypaste
250ml Kokosmilch (light)
250ml Gemüsebrühe
1TL Salz
200g Chinakohl
150g Blattspinat
Salz, Pfeffer
Ahornsirup (nach Belieben)

Zum Servieren

1 Handvoll Petersilienblättchen
4 EL geröstete Erdnusskerne

ZUBEREITUNG

Die Gemüsezwiebel und den Ingwer fein würfeln, den Lauch und die Möhren in feine Ringe schneiden. Das Olivenöl in einem großen Kochtopf erhitzen und die Zwiebelwürfel darin glasig dünsten. Lauch, Möhren, Kichererbsen, Ingwer und Currypaste hinzugeben und kurz mitdünsten. Mit Kokosmilch und Gemüsebrühe aufgießen, Salz hinzufügen und das Curry zum Kochen bringen. Bei mittlerer Hitze im geschlossenen Topf rund 10 Minuten kochen lassen, dabei immer wieder umrühren.

Inzwischen den Chinakohl in feine Streifen schneiden und mit dem Spinat in den Topf geben. 3–5 Minuten mitkochen. Die Petersilie fein schneiden, das Gemüsecurry mit Salz, Pfeffer und nach Belieben mit Ahornsirup abschmecken. Zum Servieren mit Petersilie und Erdnusskernen bestreuen.

PRO PORTION: 271 KCAL · 11 G EIWEIß · 11 G FETT · 30 G KOHLENHYDRATE

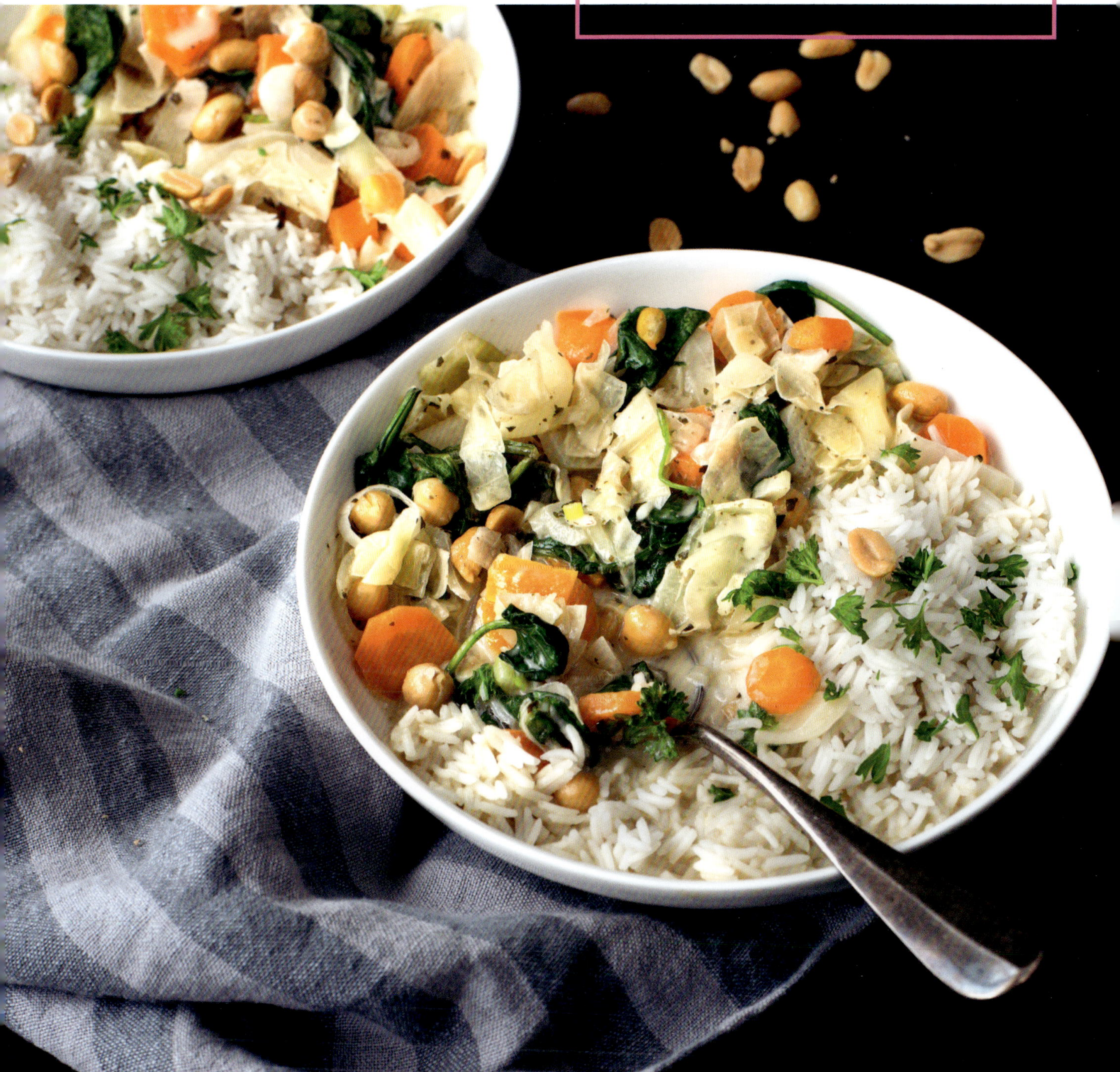

25 MIN VEGGIE

TÜRKISCHER BULGURSALAT

ZUTATEN

FÜR 4 PORTIONEN

300g Bulgur
600ml Gemüsebrühe
1TL Paprikaflocken (Pul Biber)
1 große Zwiebel
2 Frühlingszwiebeln
6EL Olivenöl
1EL ungezuckertes Tomatenmark
½ Bund Petersilie
300g Weißkohl
½ kleiner Romanasalat
4 Tomaten
Salz, Pfeffer
Saft von ½ Zitrone

ZUBEREITUNG

Den Bulgur in einer Schüssel mit kochend heißer Gemüsebrühe begießen. Mit Paprikaflocken würzen und mit einem Tuch abgedeckt etwa 10 Minuten quellen lassen. Die Zwiebel schälen und fein würfeln. Die Frühlingszwiebeln putzen, waschen und klein schneiden. In einer Pfanne 1EL Olivenöl erhitzen, darin die Zwiebelwürfel 1 Minute dünsten und mit Tomatenmark verrühren. Die Pfanne beiseitestellen.

Die Petersilie waschen, trocken schütteln, die Blättchen abzupfen (etwas für die Deko zurückhalten) und fein hacken. Den Weißkohl putzen und auf einem Gemüsehobel in feinste Streifen hobeln. Die Weißkohlstreifen mit etwas Salz 2–3 Minuten kräftig mit den Händen durchkneten.

Den Romanasalat in Blätter zerpflücken, waschen und trocken schleudern. Dann quer in dünne Streifen schneiden. Die Tomaten waschen und je nach Größe in Viertel oder Achtel schneiden.

Den Bulgur mit dem Pfanneninhalt, 2EL Olivenöl, Frühlingszwiebeln und Petersilie locker vermengen. Mit Salz und Pfeffer würzen. Tomaten und Romana-Streifen mit Olivenöl, Zitronensaft, Salz und Pfeffer anmachen. Bulgur mittig anrichten, daneben die Weißkohlstreifen und obenauf die Salatmischung geben. Nach Belieben mit etwas Petersilie dekorieren.

PRO PORTION: 666 KCAL · 15 G EIWEIß · 32 G FETT · 75 G KOHLENHYDRATE

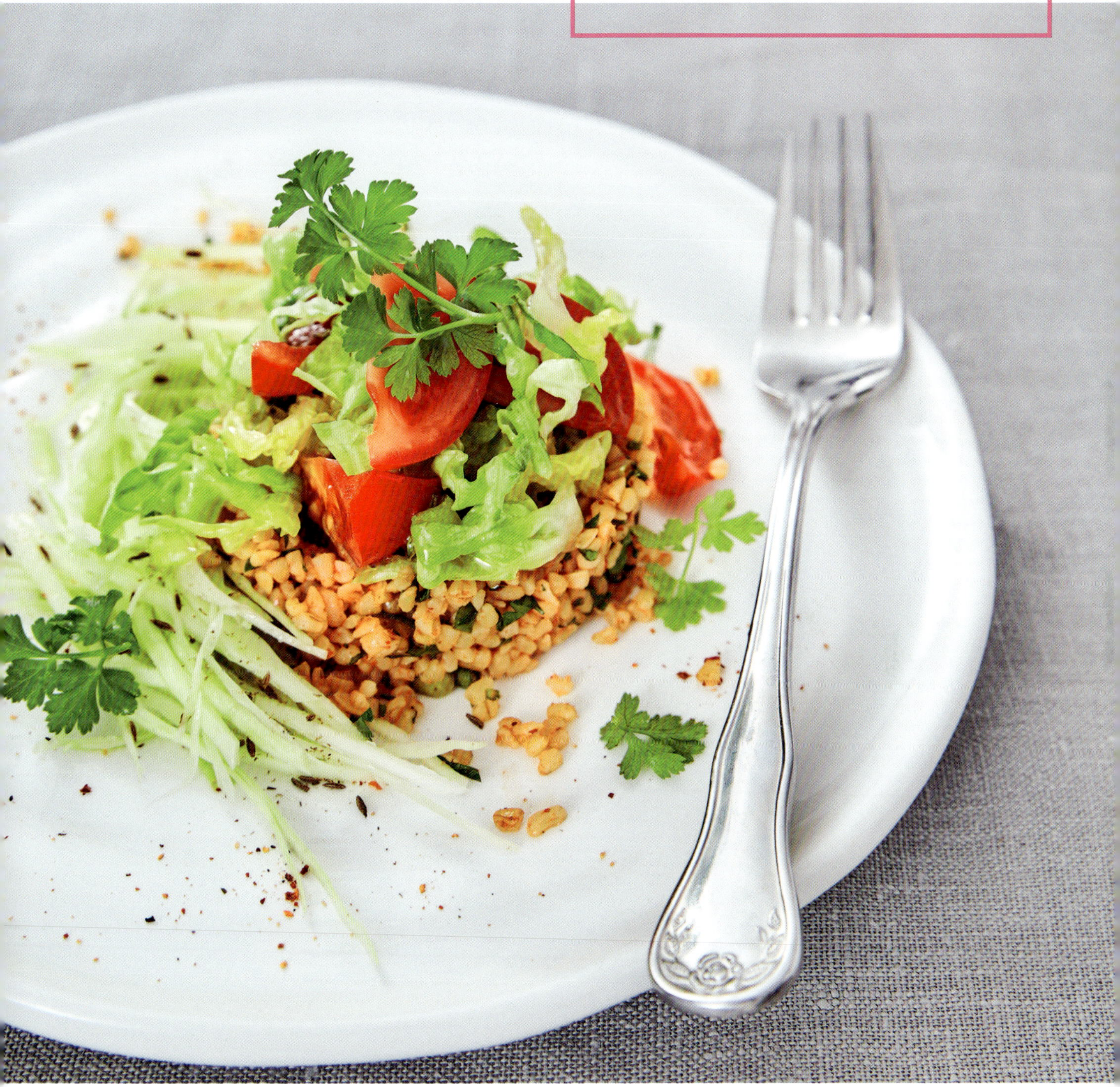

50 MIN

KROSSES HÄHNCHENFILET

ZUTATEN

FÜR 4 PORTIONEN

Für das Püree

200g Knollensellerie

500g mehligkochende Kartoffeln

1 Apfel

100ml Milch

Salz, Pfeffer

1 Prise frisch geriebene Muskatnuss

Für das Hähnchen

4 Hähnchenbrustfilets (je ca. 120g)

Salz, Pfeffer

2 Eier

160g Kürbiskerne

3EL Dinkelmehl (Type 630)

2EL Olivenöl

ZUBEREITUNG

Für das Püree Sellerie, Kartoffeln und Apfel schälen und klein würfeln. Anschließend in einen Topf geben und mit Wasser bedecken. Aufkochen und zugedeckt bei niedriger Hitze 15–20 Minuten köcheln lassen. In ein Sieb abgießen und abtropfen lassen.

Sellerie, Kartoffeln und Apfel zurück in den Topf geben, Milch zufügen und alles mit einem Kartoffelstampfer stampfen. Mit Salz, Pfeffer und Muskatnuss würzen. Nach Belieben mit dem Stabmixer pürieren und anschließend warm halten.

Für das Hähnchen die Filets waschen, trocken tupfen und mit Salz und Pfeffer würzen. Die Eier in einem tiefen Teller verquirlen. Die Kürbiskerne nicht zu grob hacken und auf einem weiteren Teller verteilen. Das Mehl ebenfalls auf einen Teller geben. Die Hähnchenfilets zuerst in Mehl wenden, dann durch die verquirlten Eier ziehen und zuletzt mit den Kürbiskernen panieren.

Öl in einer Pfanne erhitzen und die Filets darin 12–15 Minuten braten. Die Hähnchenfilets mit dem Apfel-Sellerie-Püree anrichten.

PRO PORTION: 635 KCAL · 43 G EIWEIß · 32 G FETT · 40 G KOHLENHYDRATE

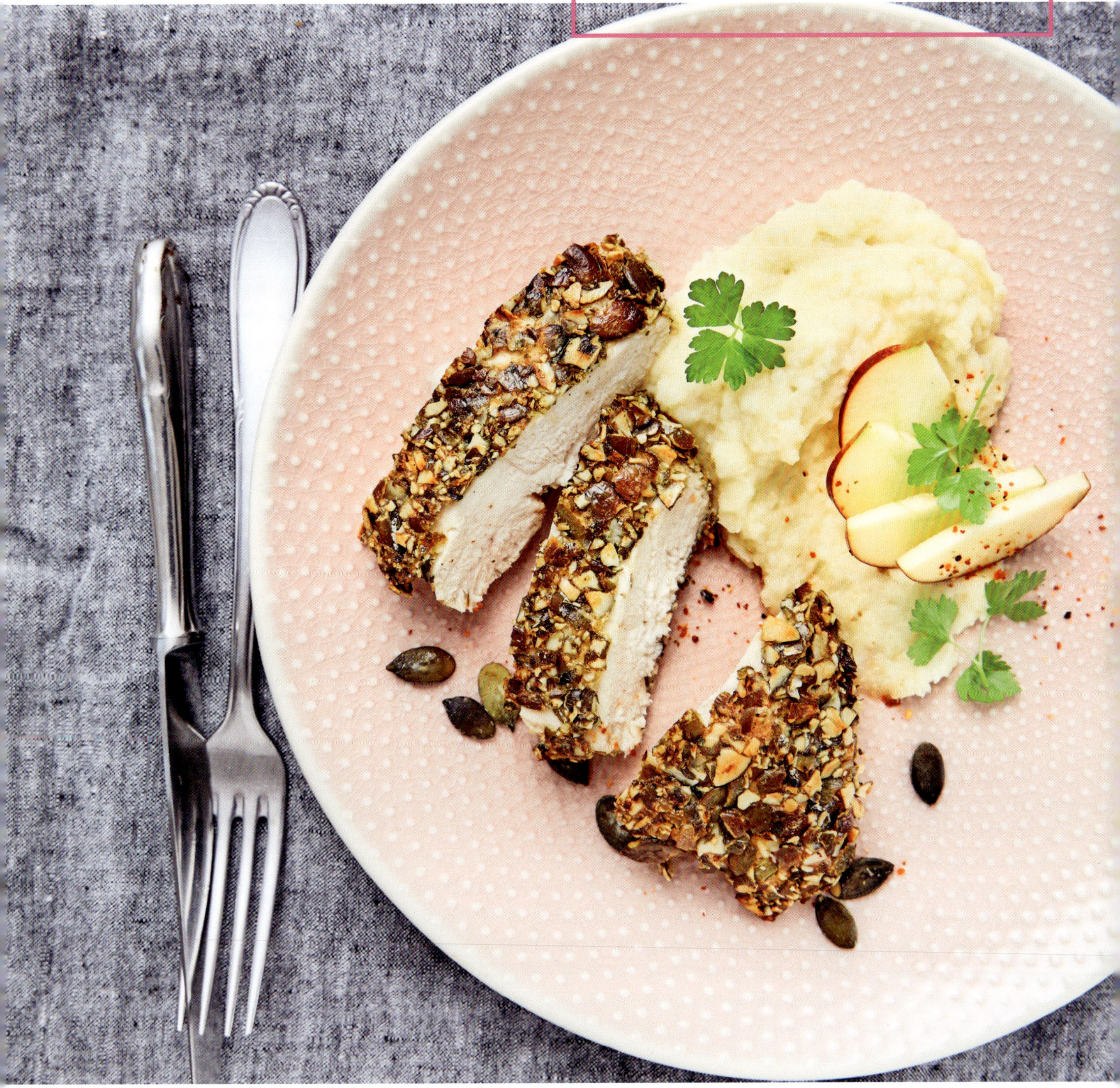

35 MIN

RINDFLEISCH-SPIEẞE MIT BROKKOLISTAMPF

ZUTATEN

FÜR 4 PORTIONEN

4 Rindersteaks (je ca. 150g)
Salz, Pfeffer
4EL Olivenöl

Für den Stampf

200g Brokkoli
250g TK-Erbsen
120ml Buttermilch
4EL Butter
Salz, Pfeffer
1 Prise frisch geriebene Muskatnuss
etwas Petersilie

ZUBEREITUNG

Für die Spieße die Rindersteaks in jeweils gleich große Würfel schneiden und nach Belieben auf Holzspieße stecken.

Für den Stampf den Brokkoli waschen, putzen und in kleine Röschen teilen. Reichlich Salzwasser zum Kochen bringen. Den Brokkoli und die Erbsen etwa 5 Minuten blanchieren, dann abgießen und abtropfen lassen. Nach Belieben etwas gegarten Brokkoli und ein paar Erbsen zum Anrichten beiseitelegen.

Die Buttermilch erhitzen. Über das Gemüse gießen und alles mit dem Stabmixer grob pürieren. Die Butter unterrühren. Mit Salz, Pfeffer und Muskatnuss abschmecken.

Die Fleischspieße mit Salz und Pfeffer würzen. In einer beschichteten Pfanne das Olivenöl erhitzen und die Spieße rundherum 6–8 Minuten anbraten.

Die Petersilie waschen, trocken schütteln und die Blätter fein hacken. Das Fleisch mit dem Brokkoli-Erbsen-Stampf auf einen Teller geben und mit Petersilie bestreuen. Mit zurückgelegten Brokkoliröschen und Erbsen garnieren und sofort servieren.

PRO PORTION: 540 KCAL · 48 G EIWEIß · 29 G FETT · 22 G KOHLENHYDRATE

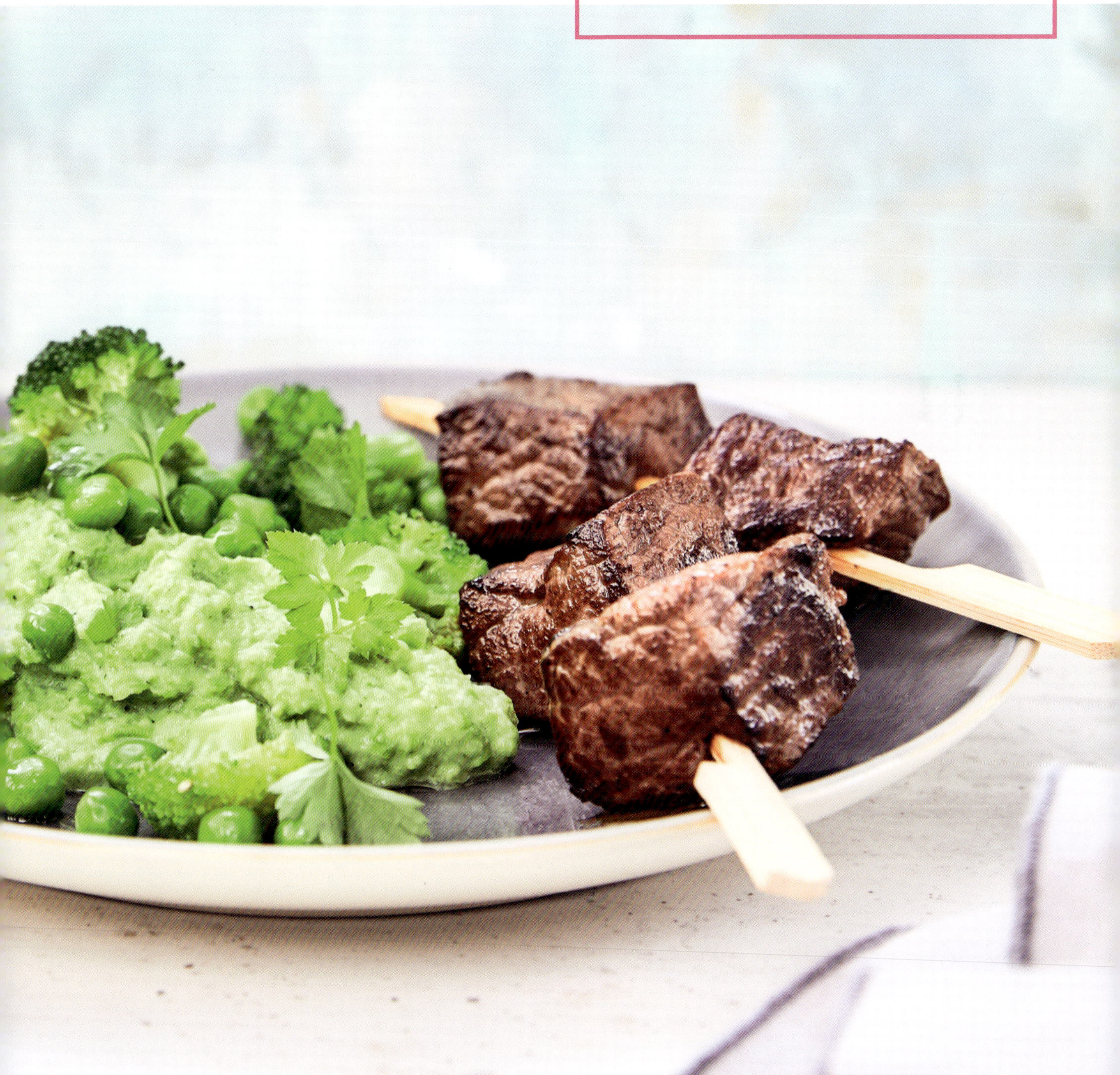

30 MIN

HACKFLEISCH-PFANNE MIT HIRSE

ZUTATEN

FÜR 4 PORTIONEN

200g Hirse
2 Knoblauchzehen
je 1 rote und gelbe Paprika
4 Möhren
3EL Rapsöl
500g Rinderhackfleisch
400ml Gemüsebrühe
Saft von 1 Orange
etwas Petersilie
Salz, Pfeffer

ZUBEREITUNG

Die Hirse in einem Sieb unter fließendem heißem Wasser waschen und abtropfen lassen. Die Knoblauchzehen schälen und fein hacken. Die Paprika waschen, von Samen und weißen Trennwänden befreien und in Streifen schneiden. Die Möhren schälen und klein würfeln.

In einer großen Pfanne das Öl erhitzen und das Hackfleisch krümelig anbraten. Knoblauch und Gemüse zufügen und bei schwacher Hitze 8 Minuten mitbraten, dabei gelegentlich umrühren. Die Hirse dazugeben, die Gemüsebrühe angießen und aufkochen. Bei schwacher Hitze 7–10 Minuten garen, gelegentlich umrühren. Den Orangensaft zufügen. Deckel auflegen und zugedeckt 5 Minuten quellen lassen. Inzwischen die Petersilie waschen, trocken schütteln und klein hacken.

Die Hirse-Hackfleischpfanne mit Salz und Pfeffer abschmecken. Mit Petersilie bestreuen und servieren.

PRO PORTION: 587 KCAL · 33 G EIWEIß · 26 G FETT · 51 G KOHLENHYDRATE

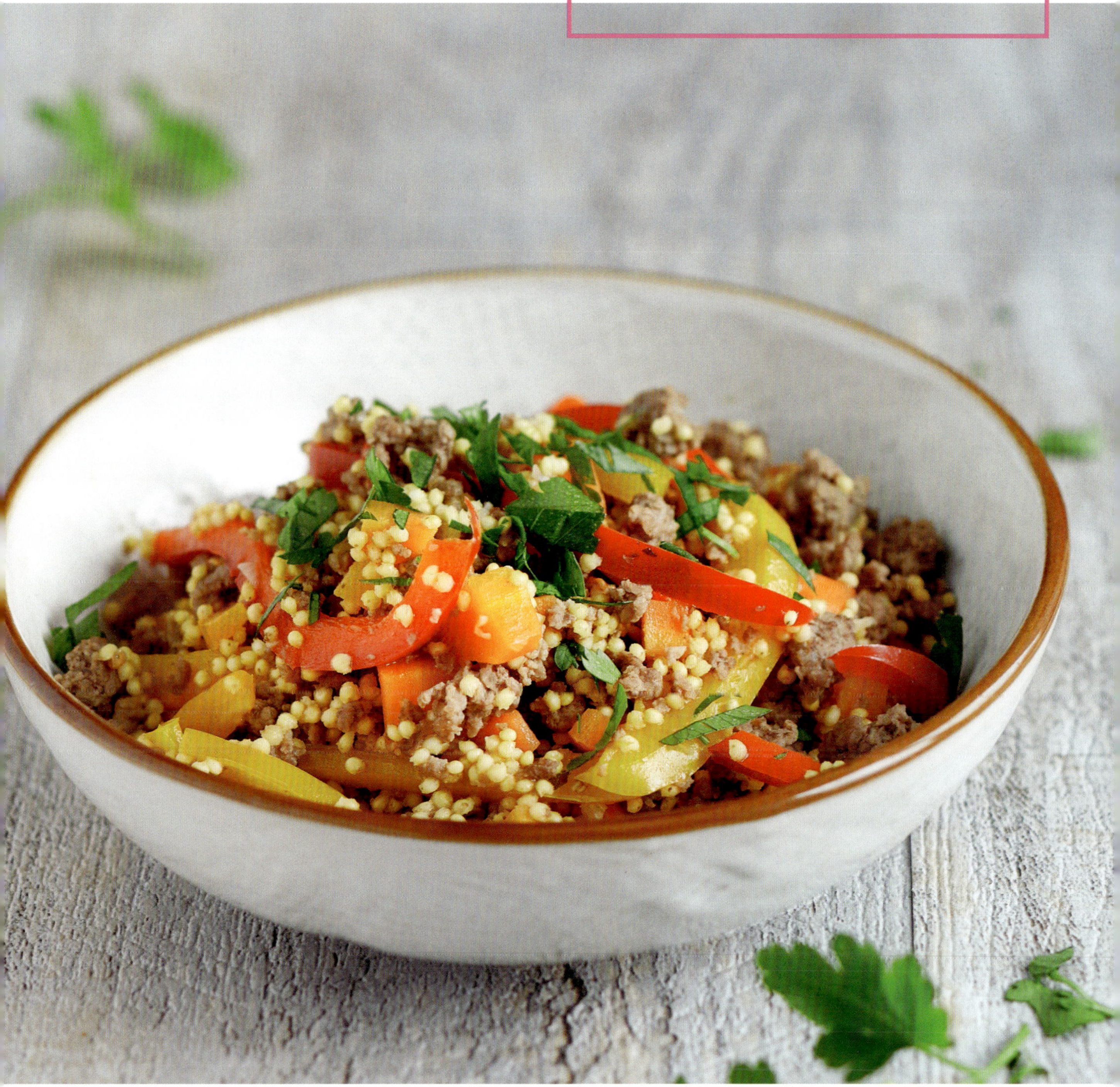

50 MIN VEGGIE

BUNT GEFÜLLTE ZUCCHINI

ZUTATEN

FÜR 4 PORTIONEN

100g bunte Quinoa

4 große Zucchini

1 rote Paprika

60g Mais (aus der Dose)

60g Quäse (Sauermilchkäse; alternativ Harzer Roller)

½ Bund Petersilie

50g Cashewkerne

2EL Olivenöl

Salz, Pfeffer

150ml Gemüsebrühe

ZUBEREITUNG

Quinoa in einem feinen Sieb unter fließendem heißem Wasser gründlich waschen. In 200ml leicht gesalzenem Wasser aufkochen. Bei schwacher Hitze ca. 15 Minuten köcheln lassen. Vom Herd nehmen und zugedeckt 5 Minuten quellen lassen.

Inzwischen die Zucchini waschen, putzen, längs halbieren und aushöhlen. Das Fruchtfleisch klein würfeln. Die Paprika waschen, von Samen und weißen Trennwänden befreien und ebenfalls klein würfeln. Den Mais in einem Sieb abspülen. Den Quäse klein würfeln. Die Petersilie waschen, trocken schütteln und die Blättchen fein hacken. Die Cashewkerne grob hacken.

Den Backofen auf 200 °C (Ober-/Unterhitze) vorheizen. Quinoa mit Zucchinifruchtfleisch, Paprika, Mais, Quäse und Petersilie mischen. Cashewkerne und Olivenöl unterheben. Mit Salz und Pfeffer würzen. Die Zucchinischiffchen salzen und pfeffern. Die Mischung in die Öffnungen füllen.

In eine Auflaufform setzen. Die Gemüsebrühe angießen. Im Backofen auf der mittleren Schiene 25–30 Minuten backen.

PRO PORTION: 311 KCAL · 14 G EIWEIß · 14 G FETT · 29 G KOHLENHYDRATE

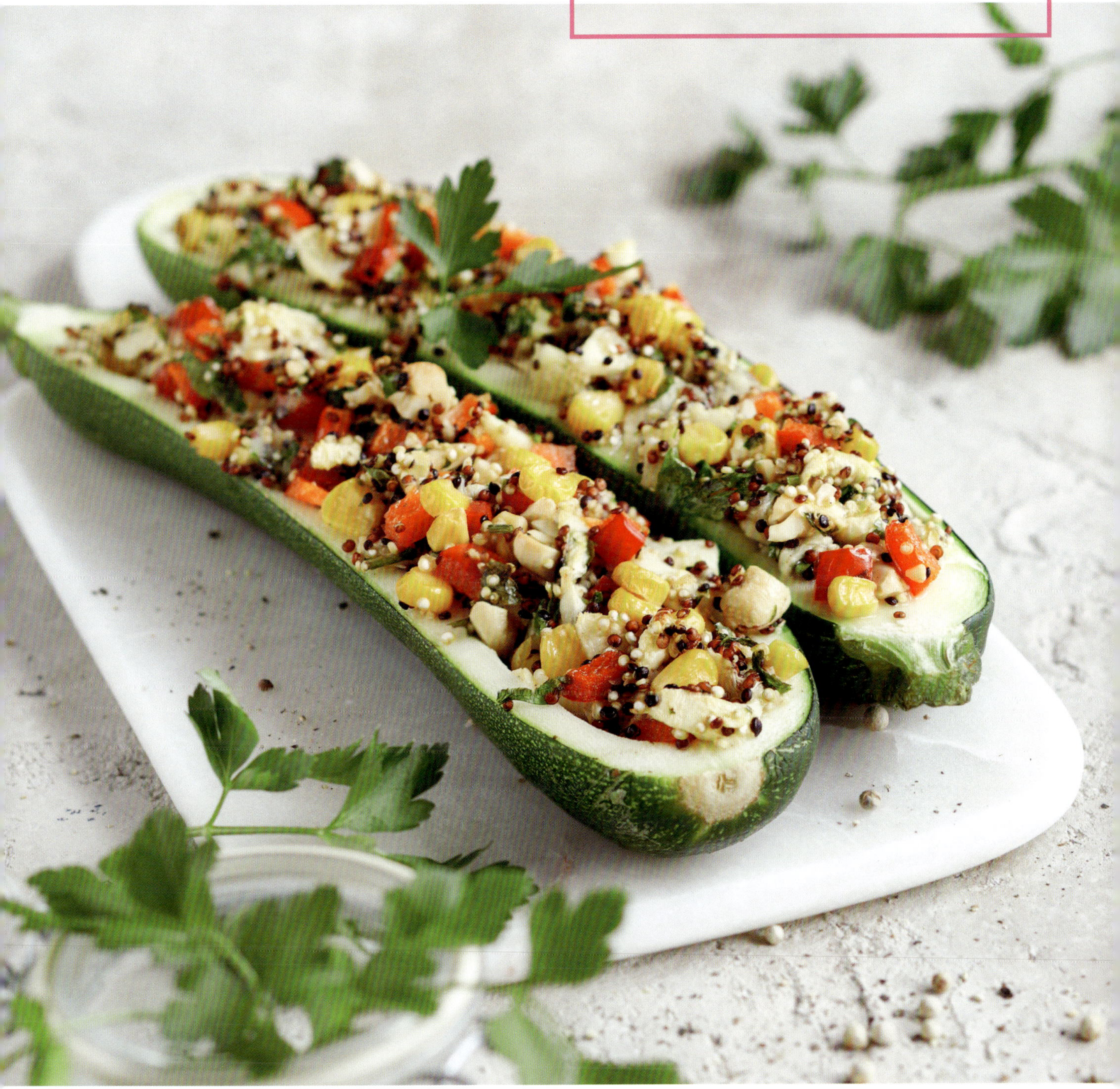

60 MIN

KARIBISCHE REIS-PFANNE MIT HÄHNCHEN

ZUTATEN

FÜR 4 PORTIONEN

Für das Hähnchen

4 Hähnchenbrustfilets (je ca. 125g)

Salz, Pfeffer

1EL Paprikapulver

Für den Reis

250g Naturreis

1 Knoblauchzehe

1 rote Chilischote

1 rote Paprika

½ kleine Ananas

½ Bund Koriandergrün

100g Kidneybohnen (aus der Dose)

1EL Rapsöl

Salz, Pfeffer

⅛TL gemahlener Zimt

Saft von 1 Limette

ZUBEREITUNG

Den Backofen auf 180 °C (Ober-/Unterhitze) vorheizen. Ein Backblech mit Backpapier auslegen.

Den Reis in reichlich Salzwasser ca. 25 Minuten bei schwacher Hitze zugedeckt köcheln lassen. Abgießen und abtropfen lassen.

Das Fleisch trocken tupfen. Mit Salz, Pfeffer und Paprikapulver würzen. Auf das Backpapier legen. Im Ofen auf der mittleren Schiene ca. 20 Minuten garen.

Inzwischen die Knoblauchzehe schälen und fein hacken. Chilischote und Paprika waschen, halbieren, von Samen und weißen Trennwänden befreien und jeweils klein würfeln. Die Ananas schälen, halbieren und den Strunk herausschneiden. Das Fruchtfleisch klein würfeln. Das Koriandergrün waschen, trocken schütteln und die Blättchen grob hacken. Die Kidneybohnen abspülen und abtropfen lassen.

In einer beschichteten Pfanne das Öl erhitzen. Knoblauch, Chili, Ananas und Paprika zugeben und bei mittlerer Hitze ca. 5 Minuten anbraten. Mit Salz, Pfeffer und Zimt würzen. Den Reis und die Kidneybohnen zugeben. Den Limettensaft dazugießen und den Reis unterrühren. Mit Koriandergrün bestreuen.

Den Gemüsereis mit dem Hähnchenfilet servieren.

PRO PORTION: 361 KCAL · 33 G EIWEIß · 7 G FETT · 39 G KOHLENHYDRATE

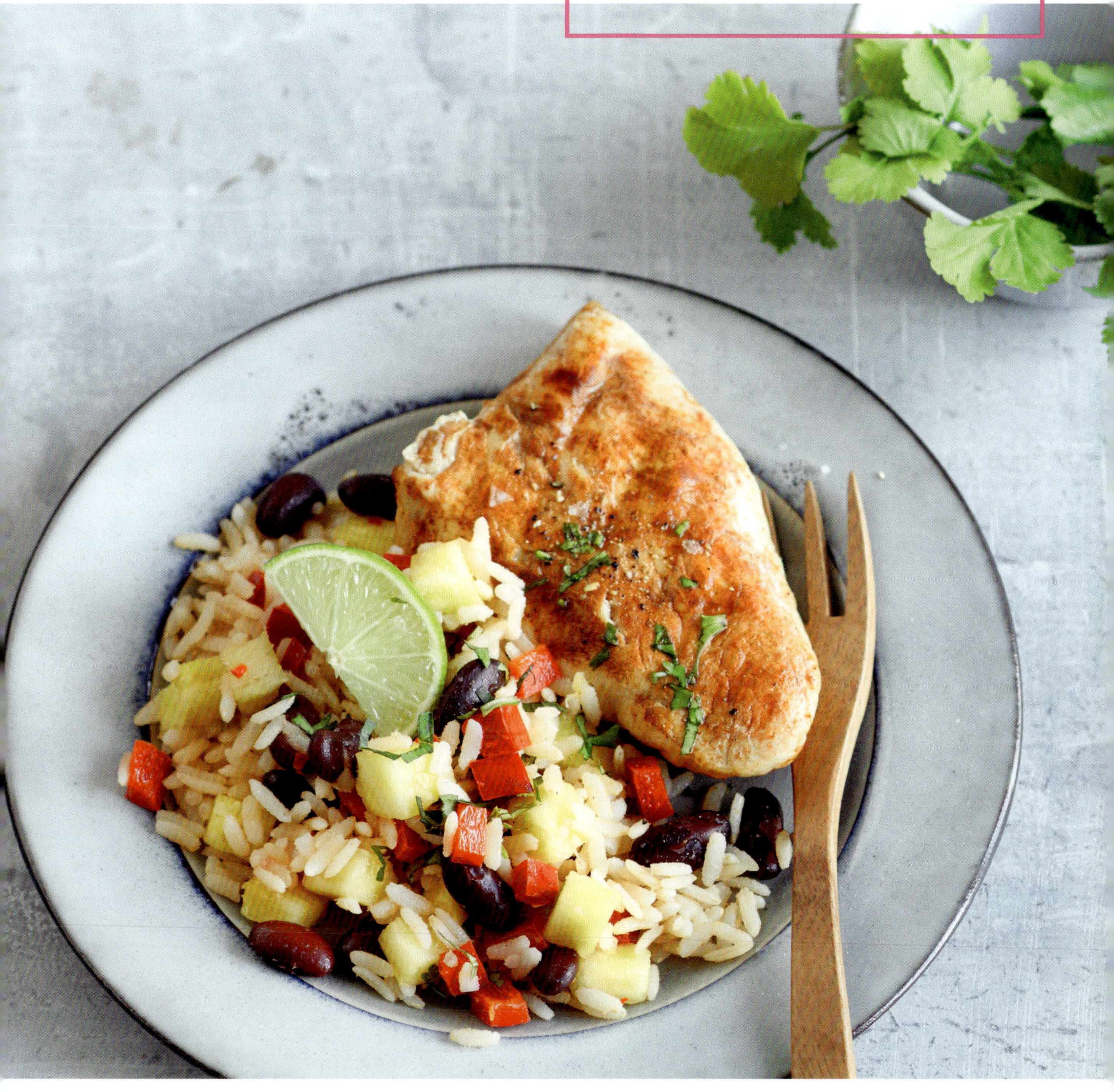

60 MIN VEGGIE

KÜRBIS-LASAGNE MIT MOZZARELLA

ZUTATEN

FÜR 4 PORTIONEN

500g Hokkaido-Kürbis

3 große Tomaten

500g Skyr

100ml Milch

150g Bergkäse

50g Parmesan

Salz, Pfeffer

1 Prise frisch geriebene Muskatnuss

etwas Fett (für die Form)

12–13 Lasagneblätter

125g Mozzarella

frische Kräuter (nach Belieben)

ZUBEREITUNG

Den Kürbis putzen, waschen und von den Kernen befreien. Das Fruchtfleisch in dünne Spalten schneiden. Die Tomaten waschen, halbieren und jeweils den Stielansatz entfernen. Anschließend klein würfeln.

Skyr und Milch verquirlen. Bergkäse und Parmesan reiben und unterrühren. Die Masse anschließend mit Salz, Pfeffer und Muskatnuss abschmecken.

Den Backofen auf 220 °C (Ober-/Unterhitze) vorheizen, eine Auflaufform ausfetten. Eine Schicht Nudelblätter in die Form legen, ein Drittel der Kürbisspalten und Tomaten darauf verteilen und etwas Käsemasse darübergießen. Zwei weitere Lagen einschichten, am Ende mit Nudelblättern und Käsemasse abschließen. Den Mozzarella abtropfen lassen, klein zupfen und zuletzt auf der Lasagne verteilen.

Die Lasagne im Ofen auf der mittleren Schiene etwa 45 Minuten backen. Bei Bedarf mit Alufolie abdecken, damit der Käse nicht zu stark bräunt. Aus dem Ofen nehmen und kurz abkühlen lassen. Nach Belieben mit frischen Kräutern garnieren und servieren.

PRO PORTION: 553 KCAL · 43 G EIWEIß · 20 G FETT · 50 G KOHLENHYDRATE

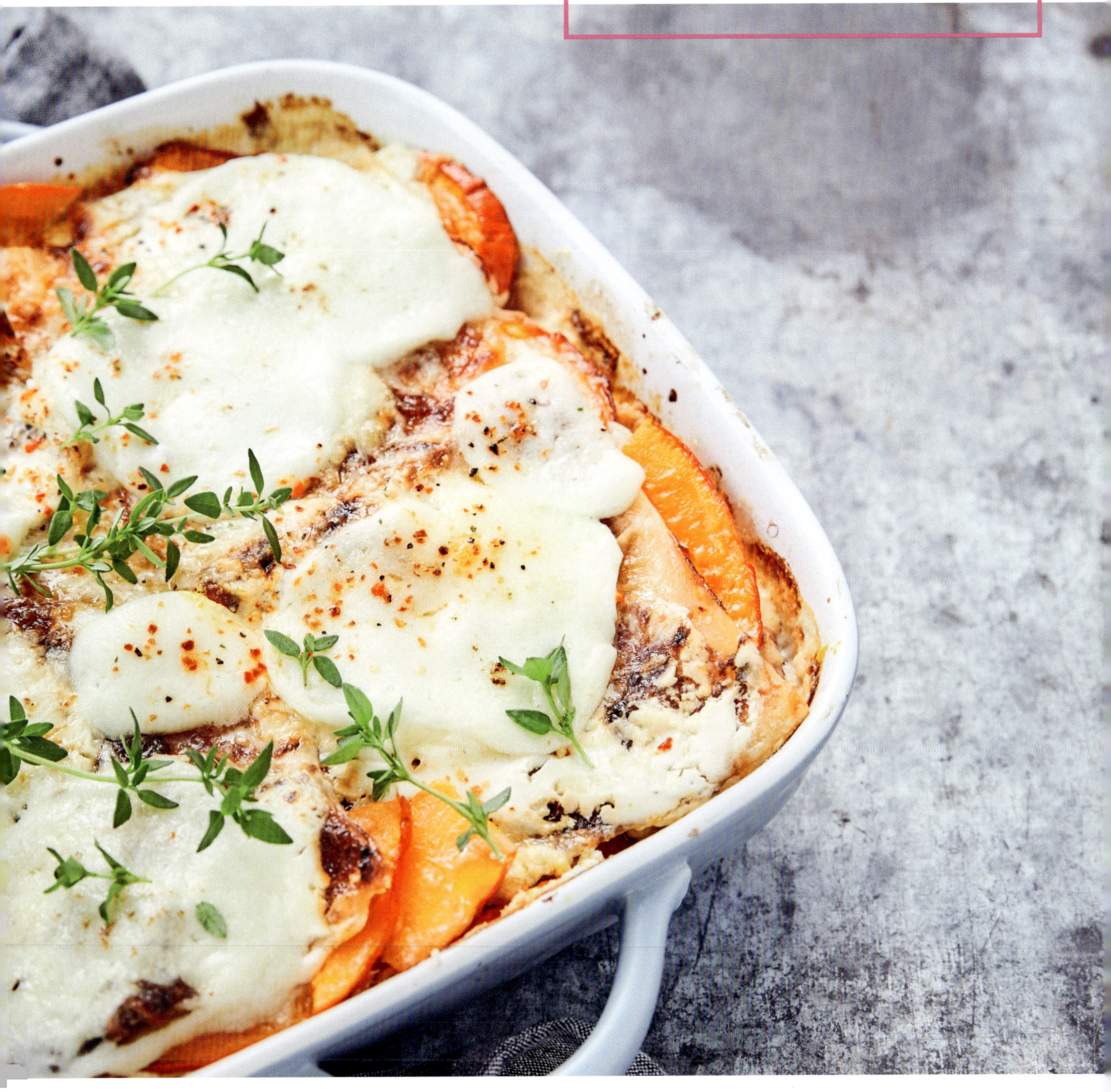

55 MIN VEGGIE

GEFÜLLTE PAPRIKA MIT BULGUR-TOMATEN-MIX

ZUTATEN

FÜR 4 PORTIONEN

80g Bulgur
etwas Fett (für die Form)
4 große gelbe Paprika
600g Tomaten
300g Mozzarella
2EL gehackte Petersilie
1TL Garam Masala
Salz, Pfeffer

ZUBEREITUNG

Den Backofen auf 200 °C (Ober-/Unterhitze) vorheizen, eine Auflaufform einfetten. Den Bulgur in eine Schüssel geben, salzen und mit kochend heißem Wasser übergießen, sodass er vollständig bedeckt ist. 5–10 Minuten quellen lassen.

Die Paprika waschen, jeweils einen schönen Deckel abschneiden und aus der Frucht die Trennwände entfernen. Die Tomaten waschen, halbieren, den Stielansatz entfernen und das Fruchtfleisch würfeln. Den Mozzarella abtropfen lassen und zerrupfen.

Den Bulgur mit den Tomatenwürfeln, der gehackten Petersilie und dem Mozzarella mischen. Anschließend mit Garam Masala, Salz und Pfeffer würzen.

Die Paprika in die Auflaufform setzen und mit der Bulgurmasse füllen. Auf der mittleren Schiene 40–45 Minuten backen.

PRO PORTION: 333 KCAL · 21 G EIWEIß · 8 G FETT · 44 G KOHLENHYDRATE

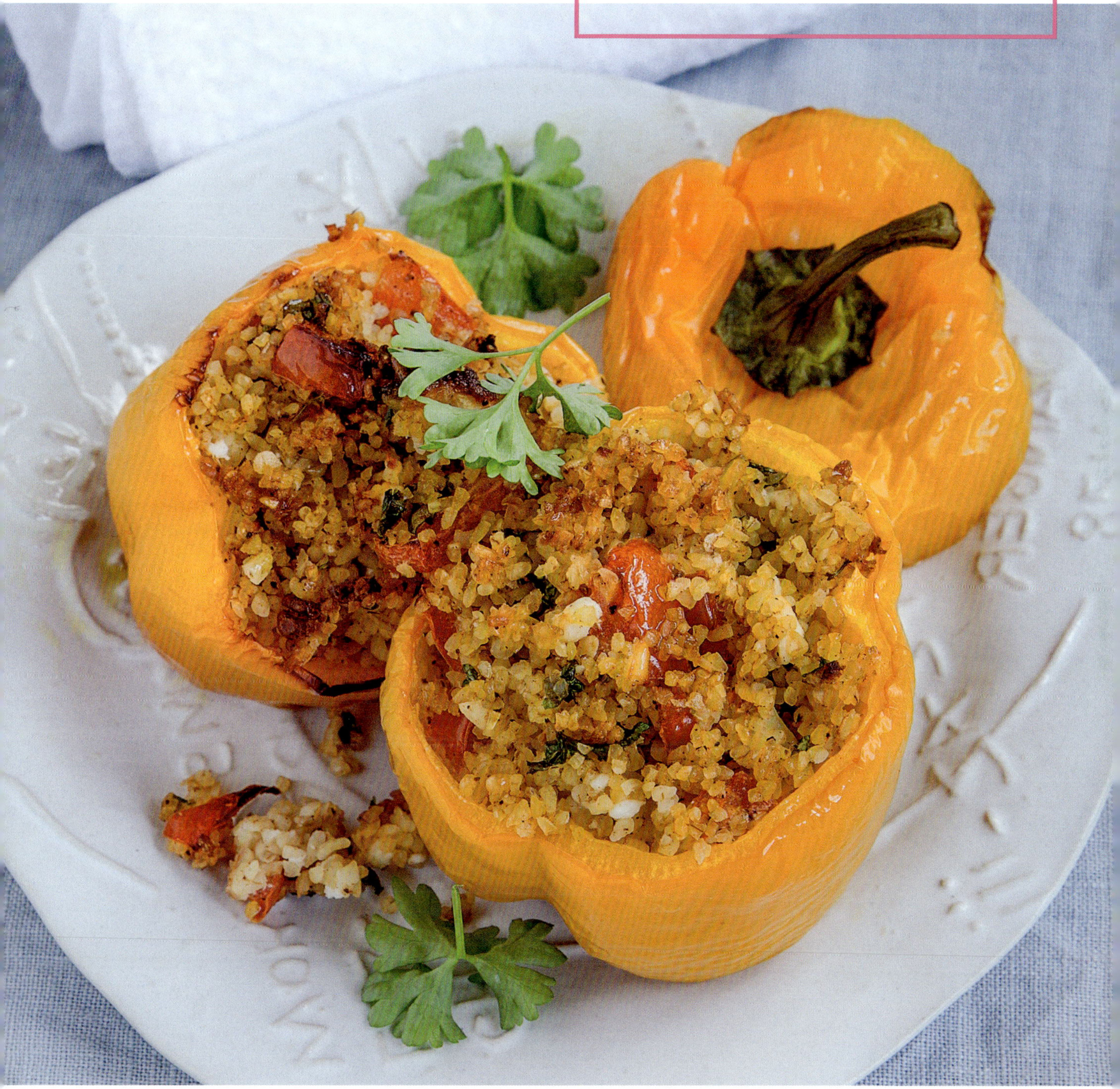

40 MIN

SÜßKARTOFFEL-PUTEN-EINTOPF

ZUTATEN

FÜR 4 PORTIONEN

2 Zwiebeln
4 Selleriestangen
4 Möhren
2 Süßkartoffeln
450g Putenfleisch
2EL Rapsöl
3TL Paprikapulver
3EL ungezuckertes Tomatenmark
Salz, Pfeffer

Zum Servieren

200g Crème fraîche

ZUBEREITUNG

Die Zwiebeln schälen und fein hacken. Die Selleriestangen putzen, ggf. harte Fäden abziehen und klein würfeln. Die Sellerieblätter waschen, klein hacken und beiseitelegen. Möhren und Süßkartoffeln schälen und in ca. 1cm große Würfel schneiden. Das Putenfleisch klein würfeln.

In einem großen Topf Öl erhitzen und das Putenfleisch darin anbraten. Das Paprikapulver zugeben und kurz miterhitzen. Das Fleisch herausnehmen. Bei Bedarf noch etwas Öl zufügen und nun das Gemüse anbraten. Tomatenmark und Fleisch dazugeben. Mit 500ml heißem Wasser aufgießen, bei schwacher Hitze 20 Minuten köcheln lassen und mit Salz und Pfeffer würzen.

Den Eintopf auf Teller verteilen und mit je 50g Crème fraîche servieren. Zum Schluss mit Selleriegrün bestreuen.

PRO PORTION: 456 KCAL · 35 G EIWEIß · 11 G FETT · 52 G KOHLENHYDRATE

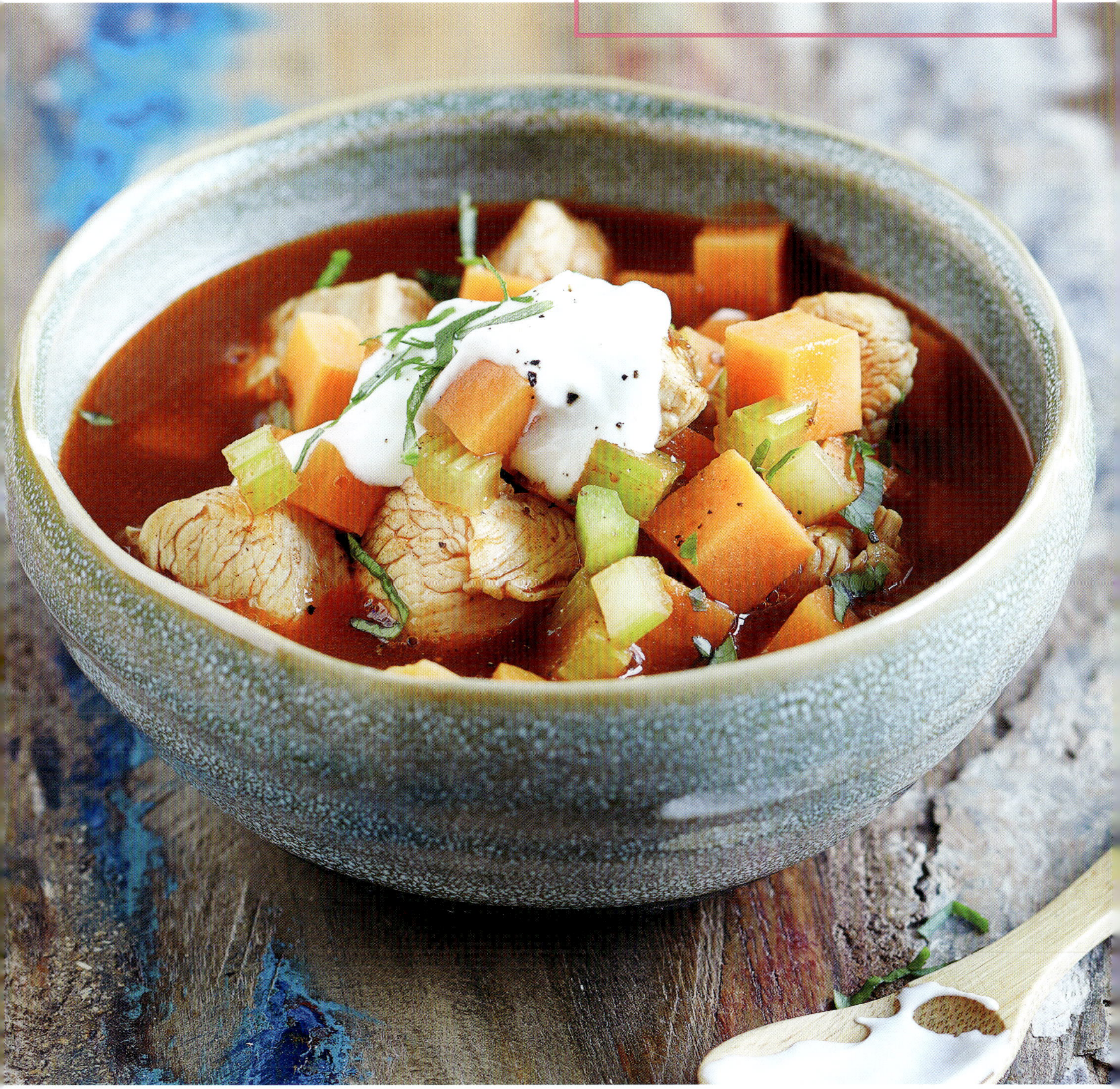

10 MIN VEGGIE

SCHARFER KICHER-ERBSEN-JOGHURT

ZUTATEN

FÜR 4 PORTIONEN

500g Naturjoghurt (1,5% Fett)

Salz, Pfeffer

2 rote Paprika

200g Kichererbsen (aus dem Glas)

Chiliflocken (nach Belieben)

ZUBEREITUNG

Den Joghurt mit Salz und Pfeffer würzen. Die Paprika waschen, halbieren, von Samen und weißen Trennwänden befreien und in Streifen schneiden. Die Kichererbsen abspülen und abtropfen lassen. Anschließend in 4 kleine Schälchen füllen, mit dem Joghurt begießen und mit Chiliflocken garnieren. Zusammen mit den Paprikasticks servieren.

PRO PORTION: 204 KCAL · 13 G EIWEIß · 4 G FETT · 27 G KOHLENHYDRATE

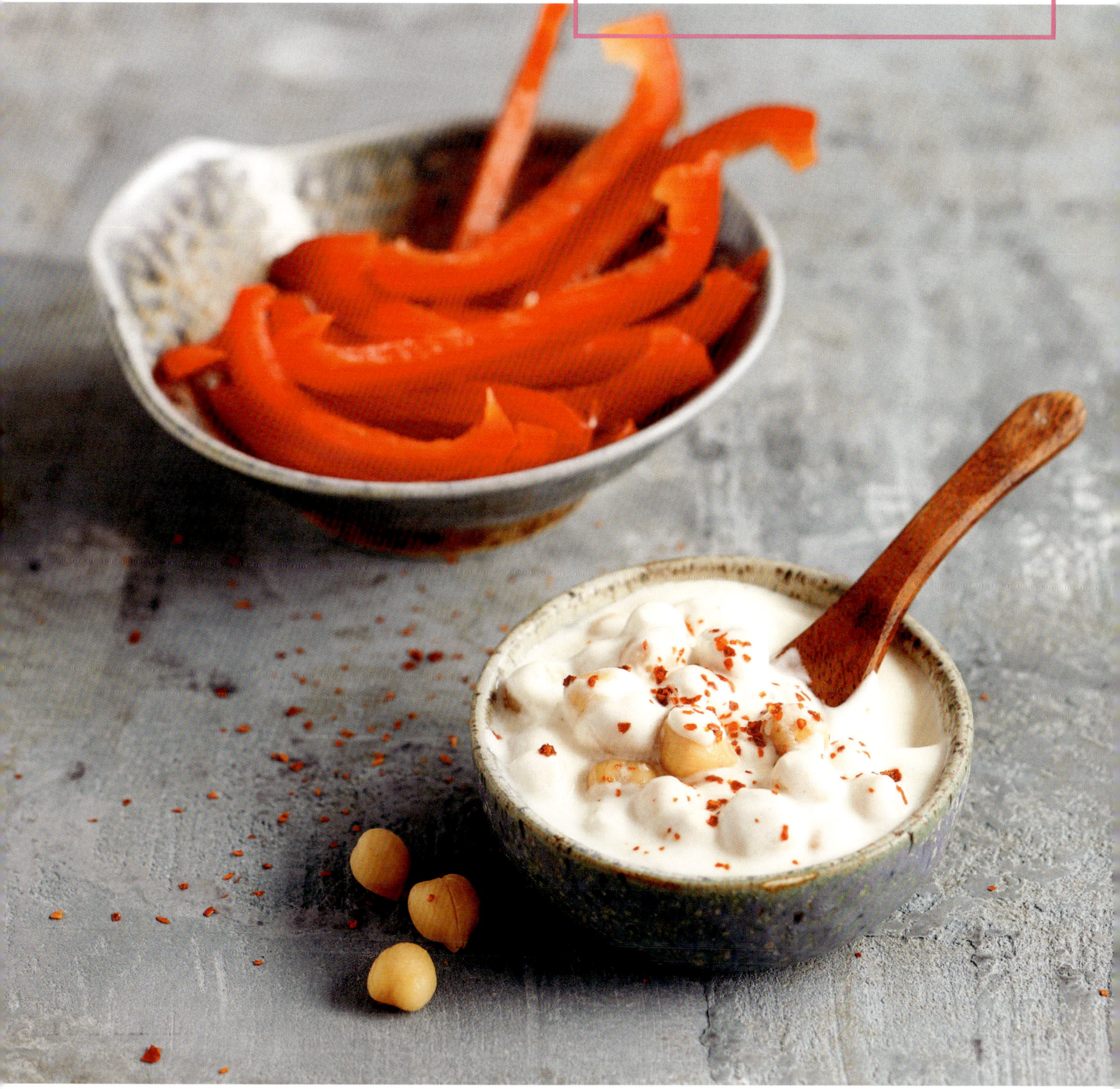

2,5 STD | VEGGIE

PROTEIN-SCHOKO-BARS

ZUTATEN

FÜR 16 RIEGEL

100g Mandeln
250g Datteln (ohne Stein)
50g Sojaflocken
60ml Kokosöl
30g Whey-Pulver (Schoko-Aroma)
2EL Kakao-Nibs

ZUBEREITUNG

Mandeln und Datteln grob hacken. Die Hälfte der Mandeln mit Sojaflocken und Datteln im Blitzhacker zerkleinern. Das Kokosöl zufügen und alles zu einem Püree verarbeiten.

In eine Schüssel geben. Die restlichen Zutaten und die übrigen Mandeln dazugeben und alles zu einer gleichmäßigen Masse verkneten. Eine Platte mit Backpapier auslegen und darauf die Masse gleichmäßig ca. 2cm dick verstreichen. Im Kühlschrank in ca. 2 Stunden fest werden lassen. Mit einem scharfen Messer in 16 Riegel schneiden. Zum Aufbewahren luftdicht verpacken und in den Kühlschrank legen.

PRO RIEGEL: 138 KCAL · 5 G EIWEIß · 8 G FETT · 11 G KOHLENHYDRATE

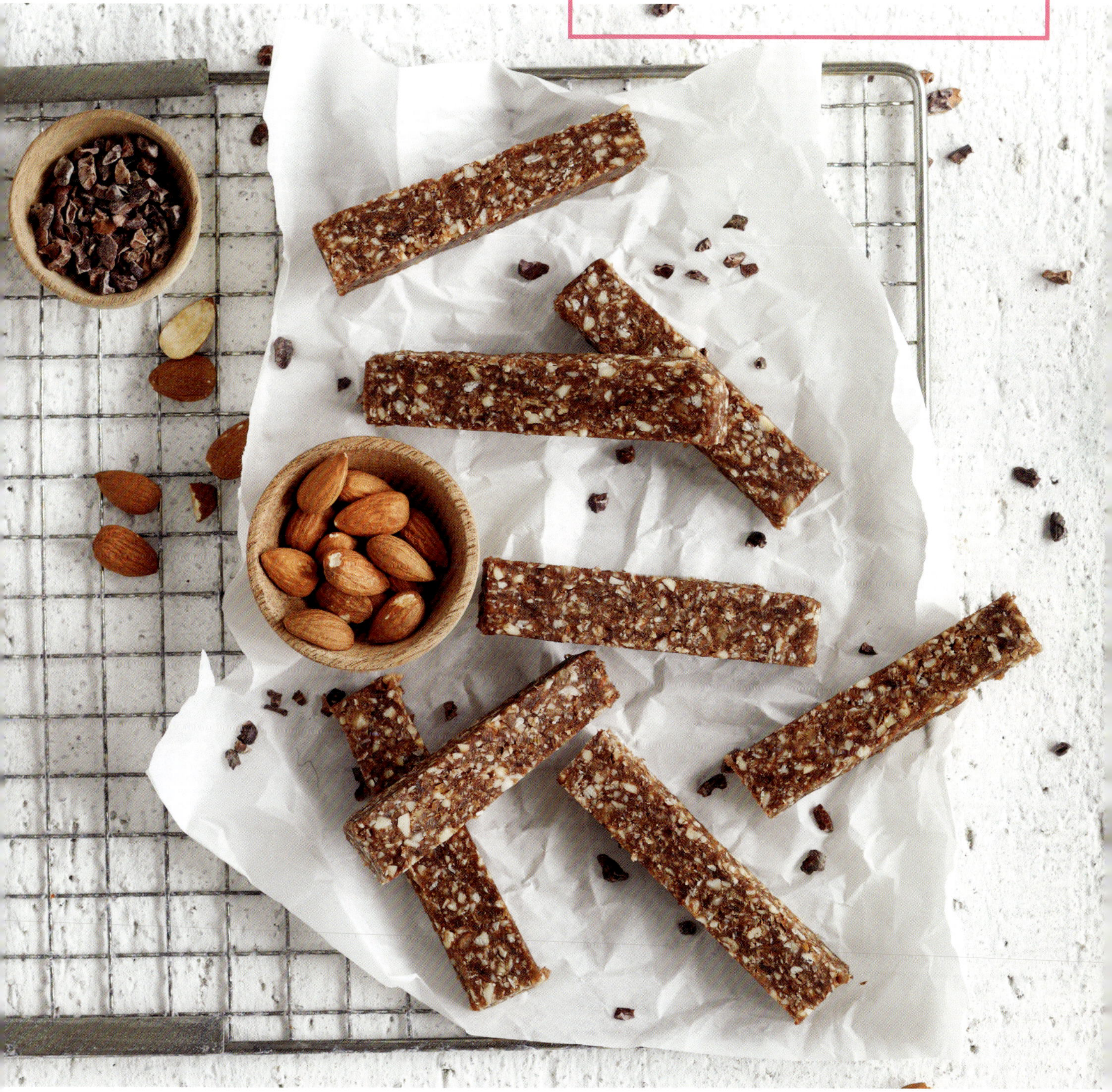

15 MIN VEGGIE

CREME „ALOHA" MIT ANANAS

ZUTATEN

FÜR 4 PORTIONEN

200g Magerquark

500g Skyr

abgeriebene Schale und Saft von 1 Bio-Limette

½ Ananas

40g Kokoschips

ZUBEREITUNG

Magerquark und Skyr verrühren. Die Limette heiß abwaschen, abtrocknen und etwas von der Schale abreiben. Den Saft auspressen. Limettensaft und -abrieb unter die Quarkmischung rühren. Die Creme auf Gläser oder Schüsseln verteilen.

Die Ananas vom Strunk befreien, schälen und klein würfeln. Die Ananaswürfel auf der Creme verteilen, mit Kokoschips bestreuen und mit Limettenzesten und -stückchen verzieren.

PRO PORTION: 208 KCAL · 21 G EIWEIß · 8 G FETT · 1 G KOHLENHYDRATE

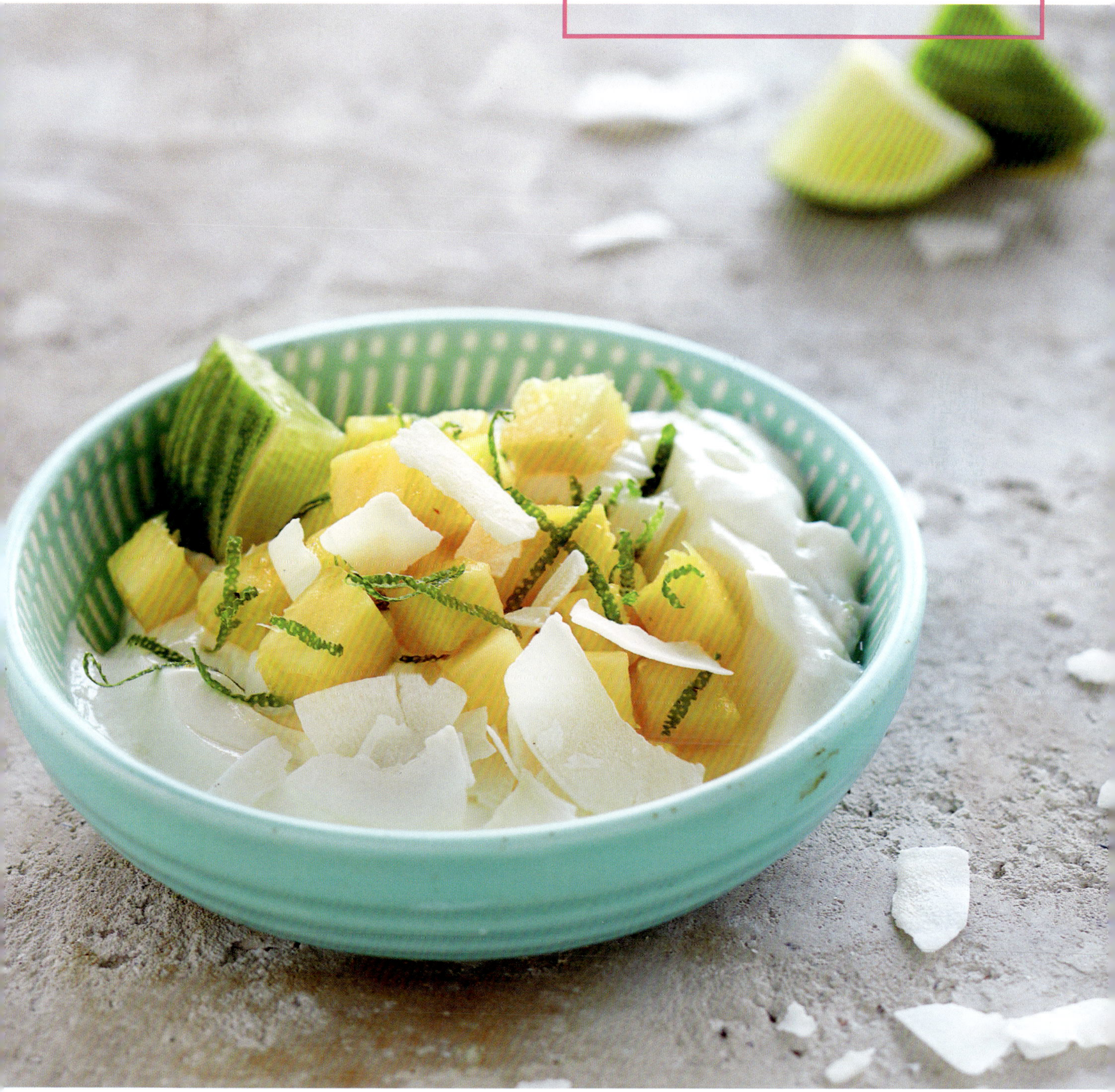

5 STD VEGGIE

NICE CREAM MIT BANANE UND TAHIN

ZUTATEN

FÜR 4 PORTIONEN

4 reife Bananen

100g Naturjoghurt

2TL Sesampaste (Tahin; alternativ Mandelmus)

4EL Kakao-Nibs

Zitronenmelisse oder Minze (nach Belieben)

ZUBEREITUNG

Die Bananen schälen, in Scheiben schneiden, luftdicht verpackt in einen Plastikbeutel geben und für mindestens 5 Stunden in das Tiefkühlfach des Kühlschranks legen.

Die Bananen etwas antauen lassen und mit Naturjoghurt und Tahin in einem Standmixer oder mit dem Stabmixer cremig pürieren. Nice Cream mit den Kakao-Nibs bestreuen, nach Belieben mit Zitronenmelisse oder Minze garnieren und sofort servieren.

PRO PORTION: 165 KCAL · 27 G EIWEIß · 3 G FETT · 27 G KOHLENHYDRATE

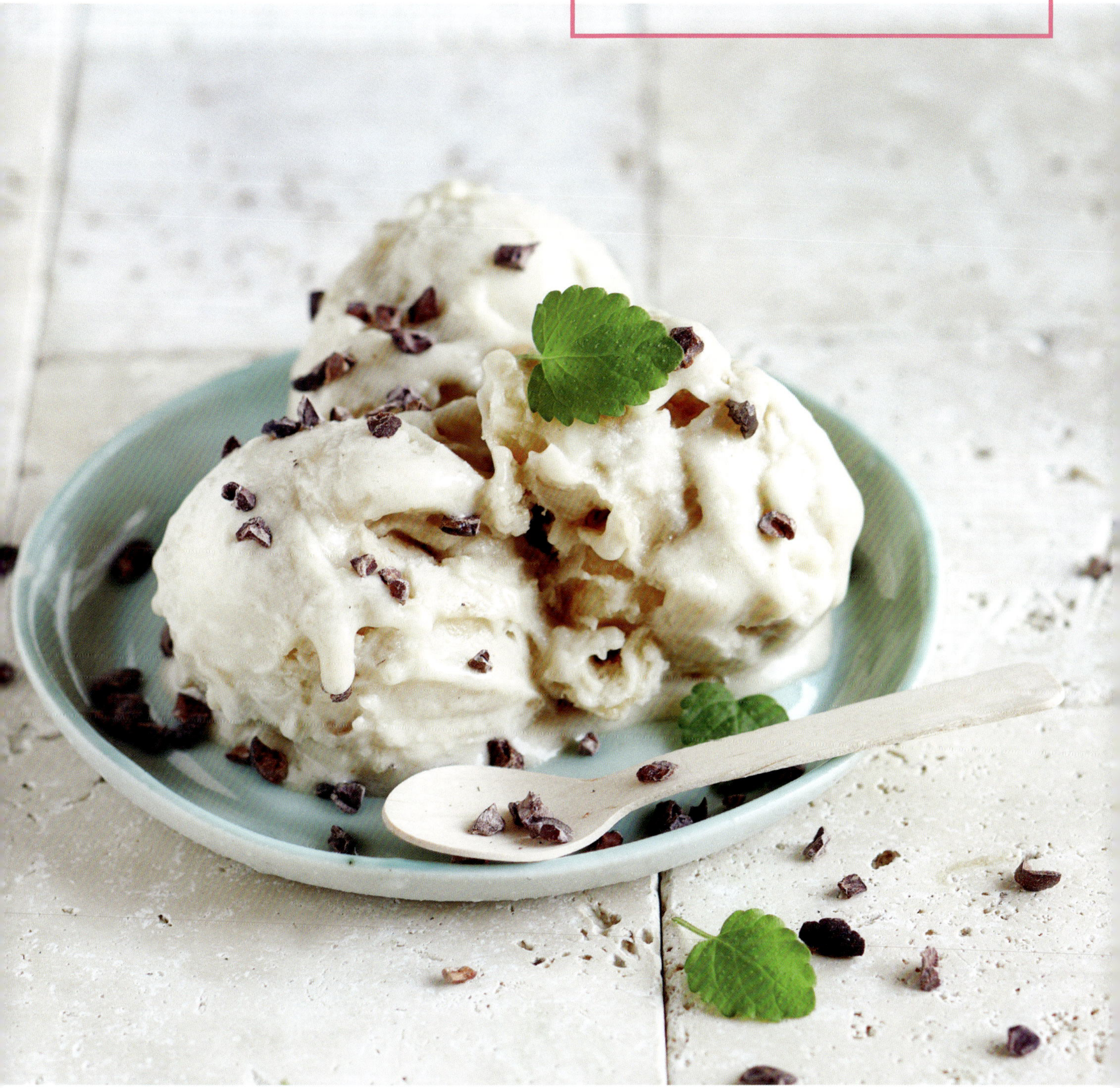

30 MIN VEGGIE

BUNTER TRAILMIX

ZUTATEN

FÜR 4 PORTIONEN

4EL Kokosöl

100g geschälte Mandeln

100g geschälte Erdnusskerne

50g Kokoschips

1TL Salz

50g getrocknete Mini-Feigen

50g Bananenchips

25g getrocknete Cranberrys

25g getrocknete Physalis

25g getrocknete Sauerkirschen

ZUBEREITUNG

Den Backofen auf 120 °C (Ober-/Unterhitze) vorheizen. Kokosöl in einer beschichteten Pfanne schmelzen, Mandeln, Erdnüsse und Kokoschips zugeben, 1TL Salz darüberstreuen und alles unter ständigem Rühren erhitzen, bis es richtig heiß ist. Die Mandeln, Erdnüsse und Kokoschips auf ein mit Backpapier ausgelegtes Blech geben. Im heißen Ofen auf der mittleren Schiene 20–25 Minuten trocknen lassen, sie sollten lediglich leicht bräunen. Anschließend herausnehmen und abkühlen lassen.

Inzwischen die Mini-Feigen vierteln, die Bananenchips eventuell kleiner brechen. Beides mit den getrockneten Früchten und der gerösteten, abgekühlten Nussmischung vermengen. Zum Aufbewahren alles in ein verschließbares Glas füllen.

PRO PORTION: 543 KCAL · 14 G EIWEIß · 46 G FETT · 16 G KOHLENHYDRATE

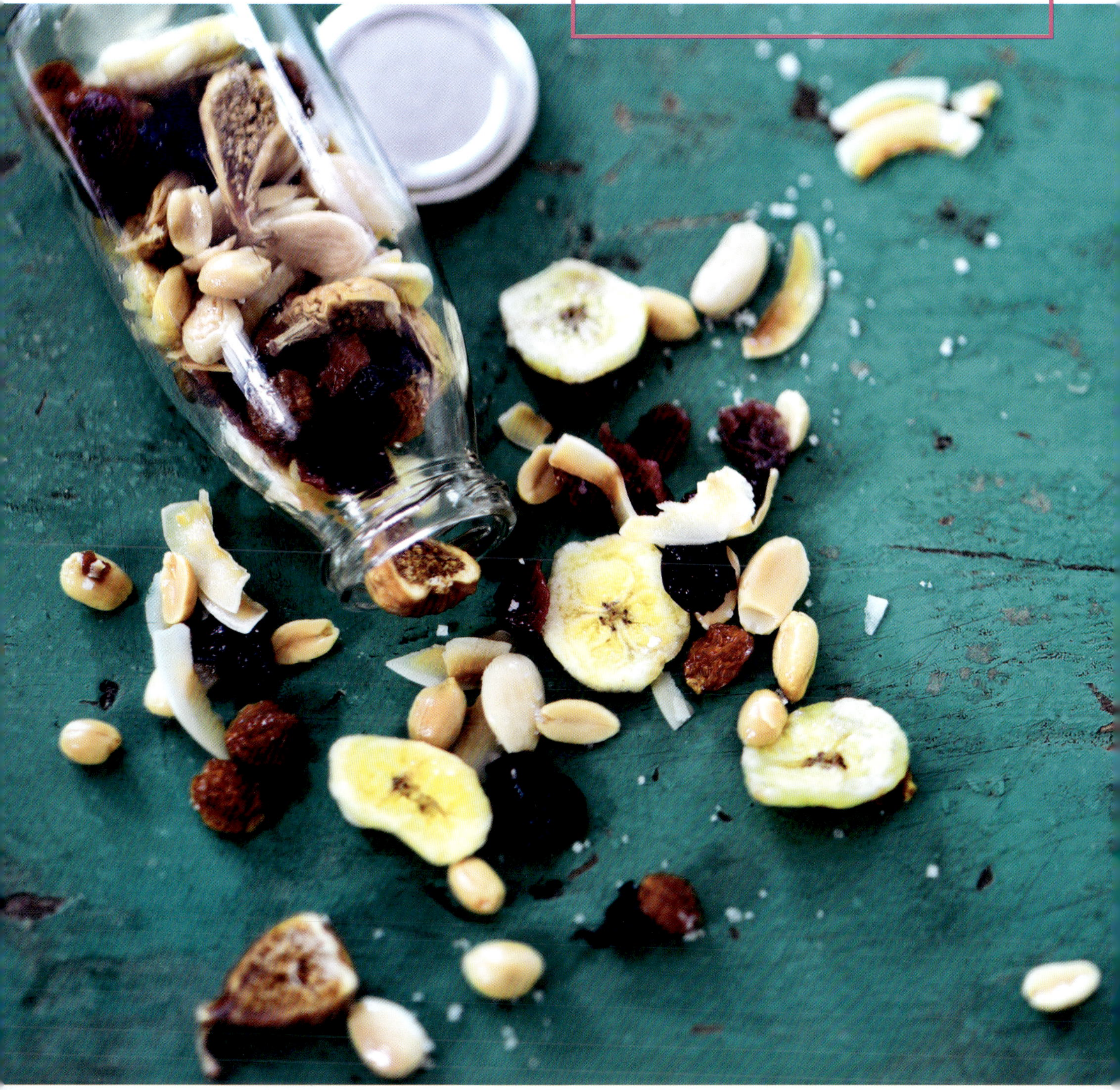

60 MIN VEGGIE

WÜRZIGE CHIA-CRACKER

ZUTATEN

FÜR 18 CRACKER

60g Chiasamen

50g Sesamsamen

1 kleine rote Zwiebel

1TL Olivenöl

100g gemischte Kerne (Pinien-, Sonnenblumen- und Kürbiskerne)

1EL gehackte Kräuter

½TL Salz

frische Kräuter nach Wahl (z.B. Basilikum, Dill, Kerbel, Petersilie)

ZUBEREITUNG

Den Backofen auf 175 °C (Ober-/Unterhitze) vorheizen und ein Backblech mit Backpapier auslegen.

Die Chia- und Sesamsamen in einer Pfanne ohne Fett goldbraun anrösten. Die Zwiebel schälen, fein hacken und in einer Pfanne in Olivenöl knusprig anbraten. Sesam, Chiasamen und Zwiebel zusammen mit 180ml Wasser sowie allen anderen Zutaten außer den frischen Kräutern in eine Schüssel geben. 20 Minuten quellen lassen, bis die gesamte Flüssigkeit aufgenommen wurde. Den Teig so dünn wie möglich auf das Backblech streichen und die frischen Kräuter flach in den Teig drücken.

Den Teig in den Ofen schieben und auf der mittleren Schiene 15 Minuten backen (je dicker der Teig, desto länger die Backzeit). Die Cracker anschließend mit einem scharfen Messer in 18 Rechtecke schneiden. Behutsam wenden und sofort für weitere 20–35 Minuten (je nach Teigdicke) goldbraun und knusprig backen. Die Cracker aus dem Backofen nehmen und auskühlen lassen.

PRO CRACKER: 68 KCAL · 0,1 G EIWEIß · 6 G FETT · 2 G KOHLENHYDRATE

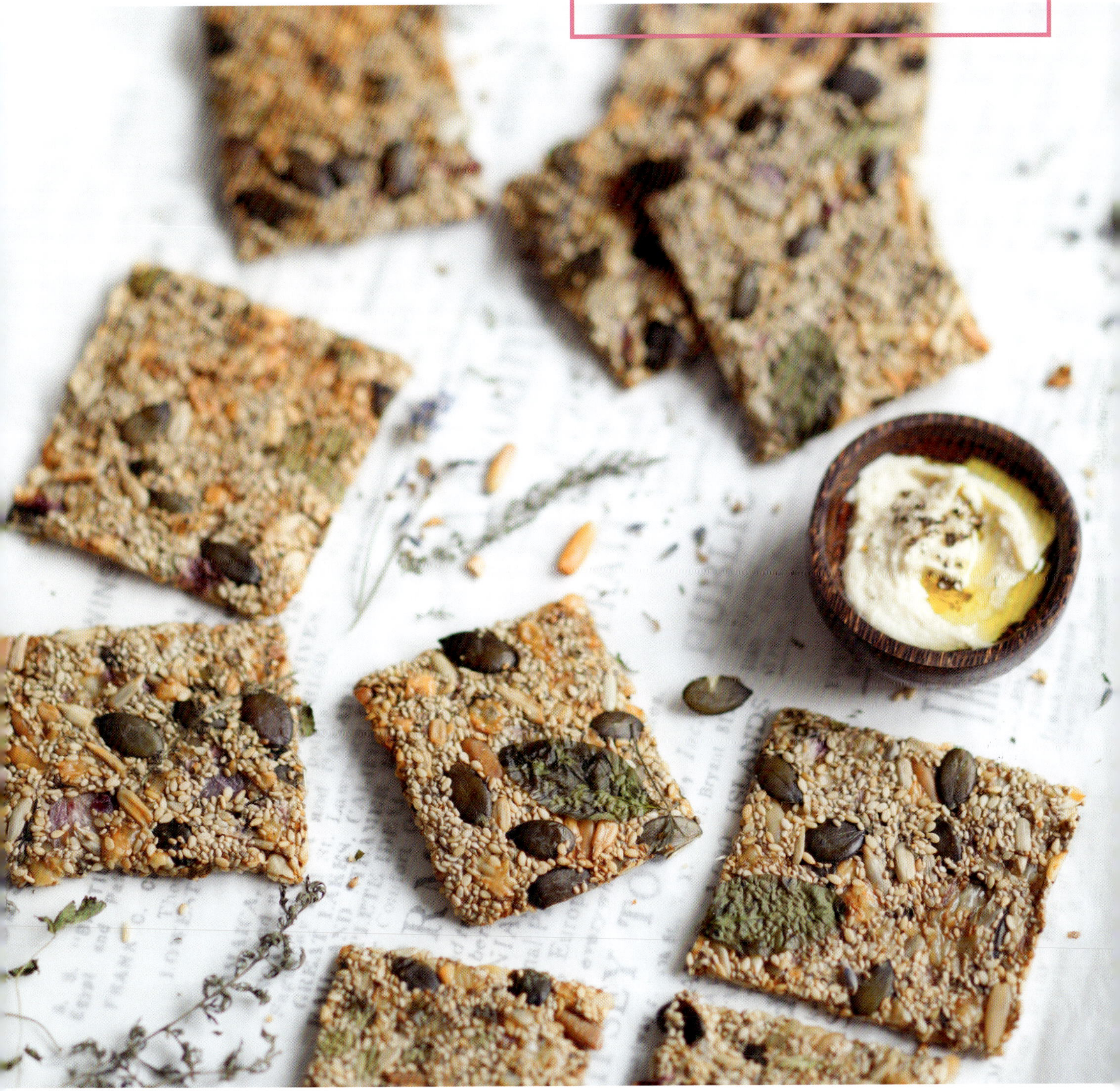

25 MIN VEGGIE

WARMER ZIMT-BANANEN-PORRIDGE

ZUTATEN

FÜR 4 PORTIONEN

400ml Milch

120g Haferflocken

1 Prise Salz

Flavdrops (nach Belieben)

Ahornsirup oder Agavendicksaft (nach Belieben)

2 Bananen

1TL gemahlener Zimt

1EL Honig

2EL Zitronensaft

ZUBEREITUNG

Die Milch mit 125–180ml Wasser (je nachdem, wie fest der Porridge werden soll) in einen Topf geben und zum Kochen bringen. Haferflocken einrühren, unter Rühren einmal aufkochen lassen, dann die Hitze reduzieren.

Bei kleiner Hitze zugedeckt 10 Minuten ganz leicht köcheln bzw. ausquellen lassen. Dabei ab und zu umrühren, damit nichts am Topfboden ansetzt. Zuletzt mit Salz abschmecken.

Den warmen Porridge in Schälchen geben, nach Wunsch mit Flavdrops, Ahornsirup oder Agavendicksaft süßen und gut durchrühren.

Die Banane einmal quer auseinanderschneiden und anschließend die Hälften längs halbieren. In eine beschichtete Pfanne legen, mit Zimt bestäuben und mit etwas Honig bzw. Sirup oder Dicksaft begießen. Den Zitronensaft darüberträufeln und die Bananen 2–3 Minuten braten, bis sie leicht karamellisiert sind. Dabei ein- bis zweimal wenden und eventuell noch etwas Zitronensaft zugeben. Die heißen Bananen mit der Garflüssigkeit auf den Porridge geben.

PRO PORTION: 424 KCAL · 10 G EIWEIß · 7 G FETT · 78 G KOHLENHYDRATE

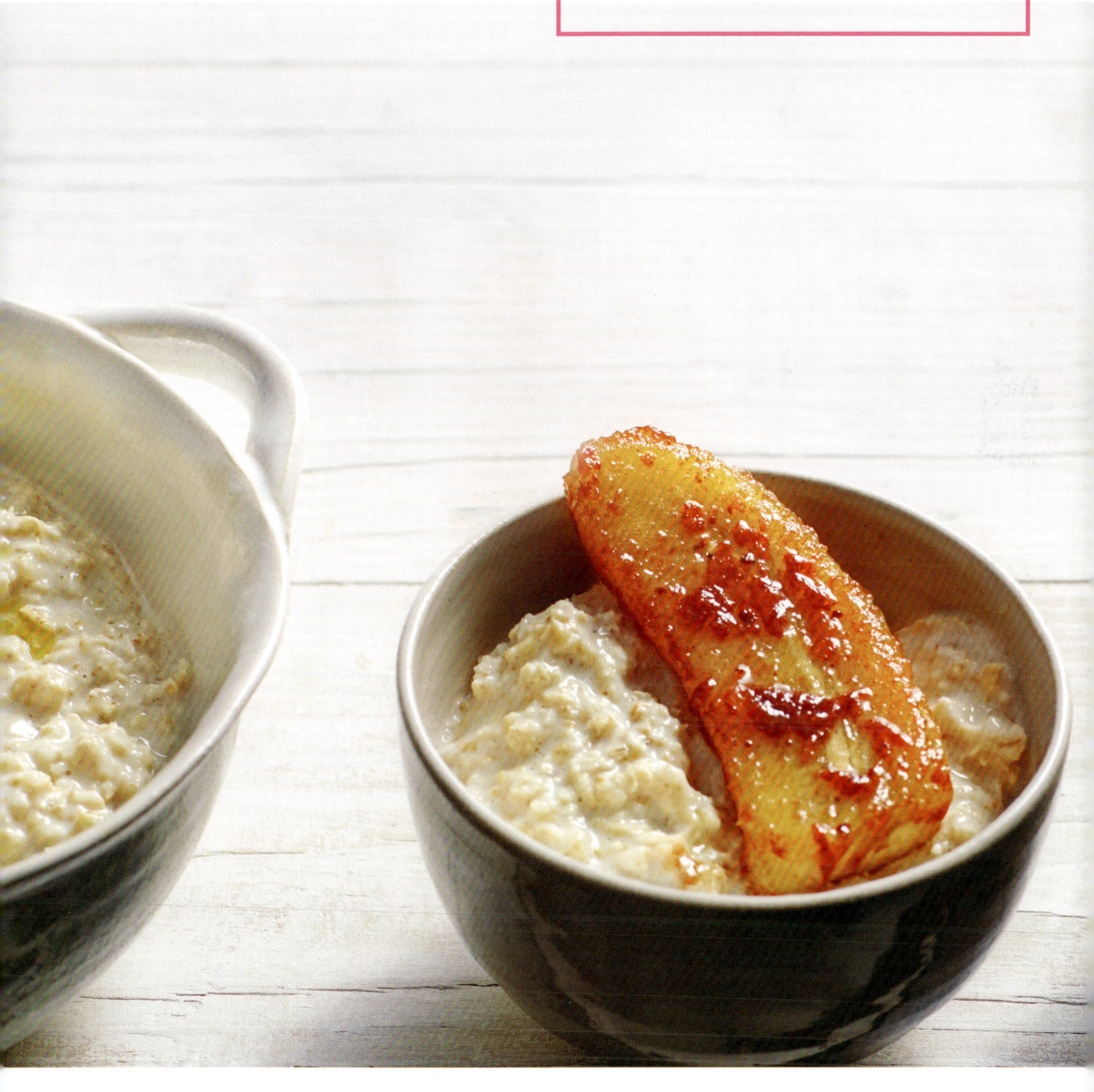

45 MIN VEGGIE

MANGO-SPICE-BARS

ZUTATEN

FÜR 8 RIEGEL

- 50g getrocknete Mango
- 50g geröstete, ungesalzene Erdnusskerne
- 40g Cashewkerne
- 25g Kokosraspel
- 80g Rosinen
- 150g Drei-Korn-Flocken
- 2EL Kokosöl
- 100g Honig
- 3EL Cashewmus
- 4EL Mango-Honig-Mark (Dessertsauce aus dem Bioladen)
- ½TL gemahlener Ingwer
- 1–2 Prisen Salz
- etwas Fett (für die Form)

ZUBEREITUNG

Die Mangostücke, Erdnüsse und Cashewkerne möglichst klein hacken. Alles mit den Kokosraspeln, Rosinen und Drei-Korn-Flocken mischen. Das Kokosöl mit Honig in einem Topf schmelzen. Cashewmus zugeben und rühren, bis sich alles glatt verbindet. Gemeinsam mit dem Mango-Honig-Mark, Ingwer und Salz unter die Flockenmischung rühren und gut vermischen. 10 Minuten ruhen lassen.

Inzwischen den Backofen auf 180 °C (Ober-/Unterhitze) vorheizen. Eine Kastenform (30cm) mit Kokosöl einfetten und mit Backpapier möglichst faltenfrei auslegen. Die Masse in die Form geben. Gleichmäßig verteilen, glatt streichen und dabei gut festdrücken. Im heißen Ofen auf der mittleren Schiene 30–35 Minuten backen, bis die Ränder schön gebräunt sind.

Herausnehmen und abkühlen lassen. Dann quer in 8 gleichmäßig große Riegel schneiden. Am besten einen Tag gut durchziehen lassen und in einem luftdicht verschließbaren Gefäß aufbewahren.

PRO RIEGEL: 208 KCAL · 4 G EIWEIß · 9 G FETT · 25 G KOHLENHYDRATE

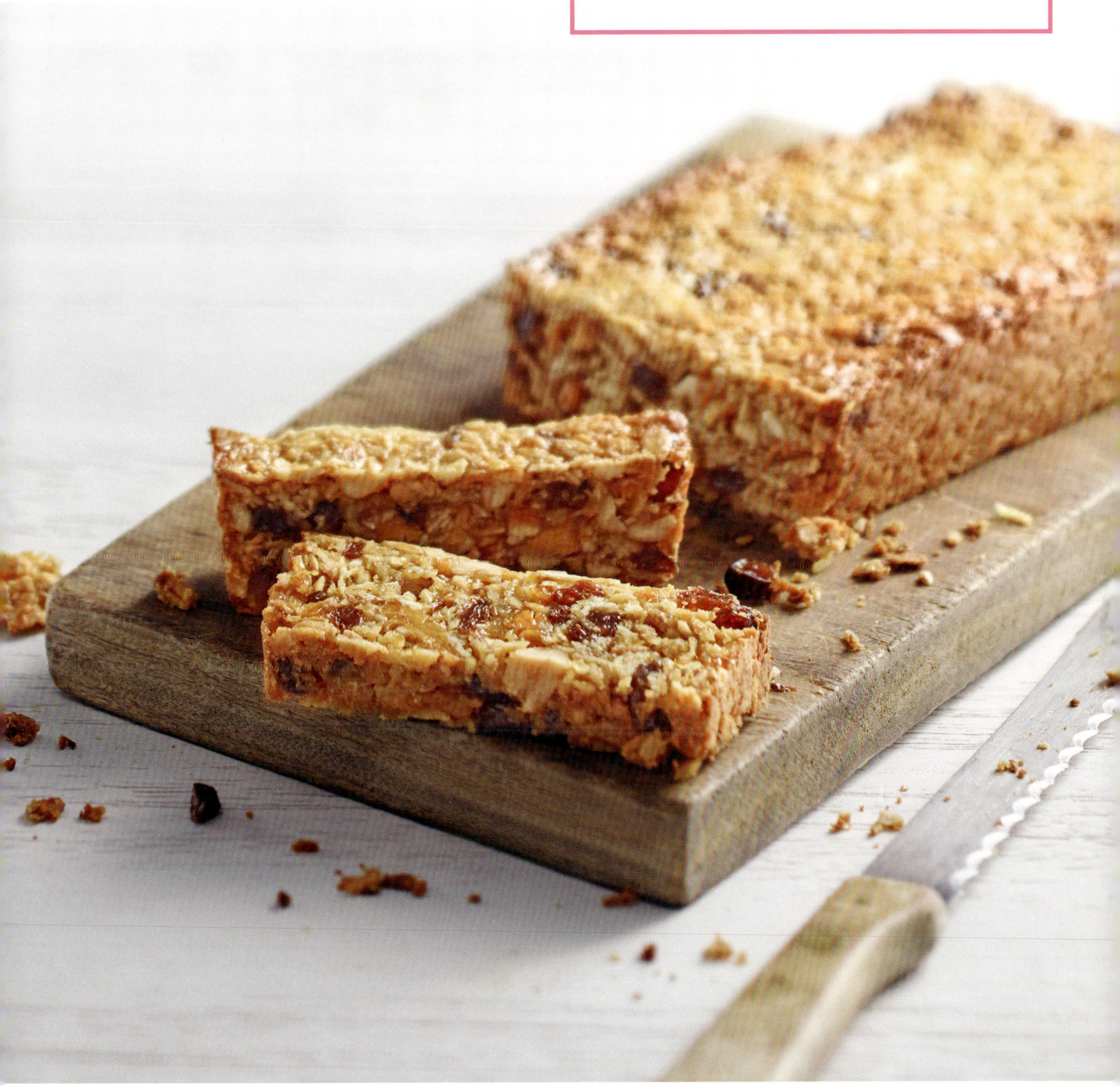

25 MIN VEGGIE

ZUCCHINI-HAFER-KEKSE

ZUTATEN

FÜR 12 KEKSE

100g Zucchini

70g Rohrzucker

100ml Rapsöl

1 Ei

1TL gemahlene Vanille

½TL Natron

1 Prise Salz

100g Dinkelmehl (Type 630)

40g Walnusskerne

80g zarte Haferflocken

40g Gojibeeren

ZUBEREITUNG

Den Backofen auf 195 °C (Ober-/Unterhitze) vorheizen. Ein Backblech mit Backpapier auslegen. Die Zucchini schälen, fein raspeln und die Flüssigkeit gut ausdrücken.

In einer Schüssel Zucker und Öl vermengen. Das Ei unterrühren. Vanille, Natron, Salz und Dinkelmehl hinzufügen und alles verrühren. Die Walnusskerne grob hacken und mit den Haferflocken und Gojibeeren unter den Teig heben.

Je 1 gehäuften EL des Teiges auf dem Backpapier verteilen. Im Backofen auf der mittleren Schiene in 12–14 Minuten goldbraun backen. Auf einem Kuchengitter abkühlen lassen.

PRO KEKS: 194 KCAL · 3 G EIWEIß · 11 G FETT · 8 G KOHLENHYDRATE

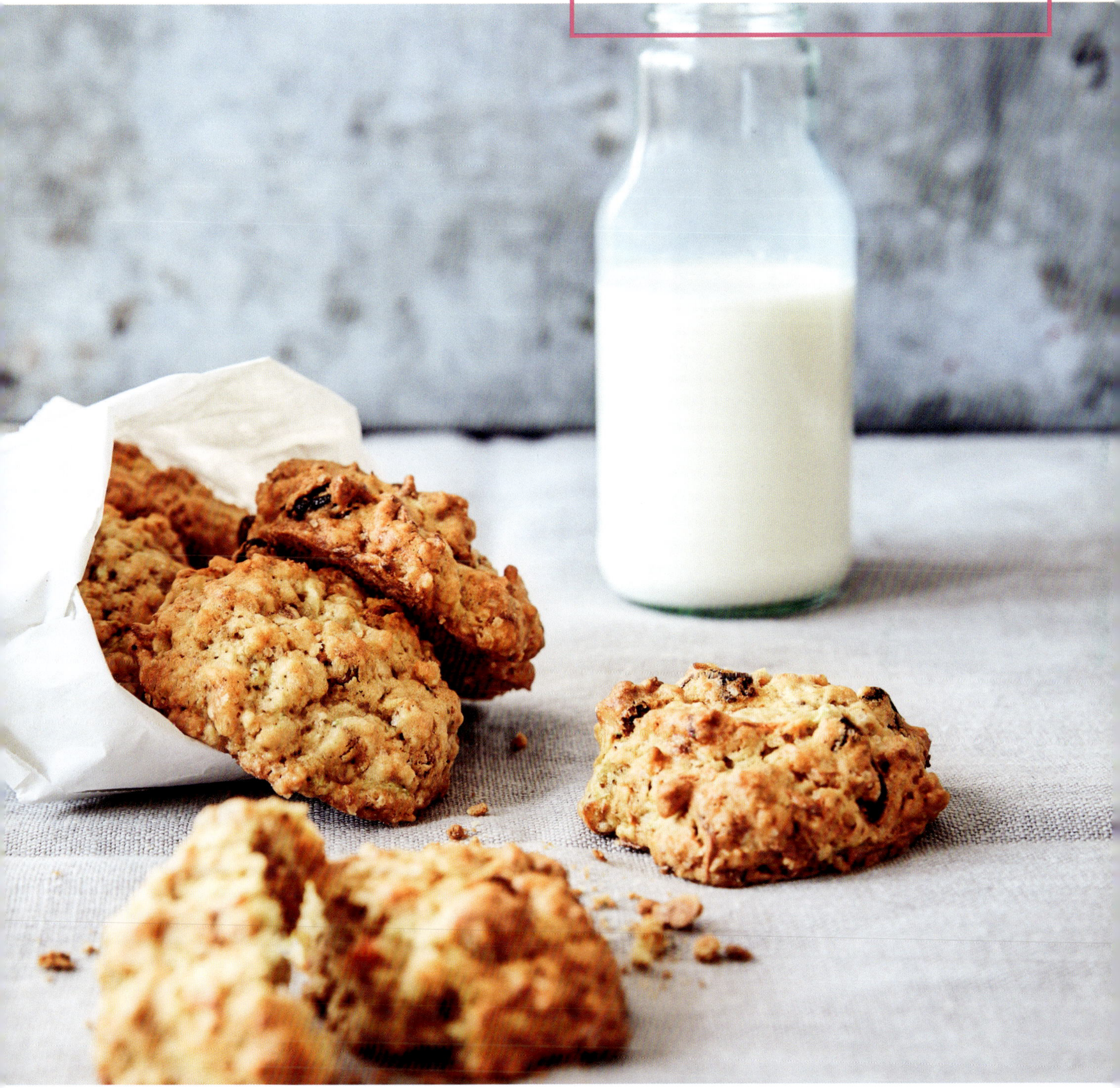

1,5 STD VEGGIE

GEMÜSE-CHIPS

ZUTATEN

FÜR 4 PORTIONEN

600g Gemüse, z.B. Rote Beten, Süßkartoffeln, Möhren, Pastinaken, Grünkohl

4–6EL Olivenöl

Sesamsamen

Rosmarin

Salz, Pfeffer

ZUBEREITUNG

Das Gemüse gut waschen und trocken tupfen. Mit einem Gemüsehobel in feine Scheiben schneiden. Bei dem Grünkohl den dicken, harten Strunk entfernen. Das Gemüse mit Olivenöl, Salz und Pfeffer marinieren.

Nach Geschmack Sesam oder gehackten Rosmarin untermischen. Den Backofen auf 140 °C (Ober-/Unterhitze) vorheizen.

Die Gemüsescheiben auf einem mit Backpapier ausgelegten Blech verteilen und im heißen Backofen 30–60 Minuten trocknen. Die Backzeit variiert je nach Gemüsesorte und der Stärke der Scheiben. Die Backofentür mithilfe eines Küchentuchs einen kleinen Spalt offen lassen, damit die Feuchtigkeit entweichen kann. Das Gemüse nach der Hälfte der Zeit wenden. Die Chips sollten möglichst luftdicht aufbewahrt werden.

PRO PORTION: 237 KCAL · 4 G EIWEIß · 11 G FETT · 28 G KOHLENHYDRATE

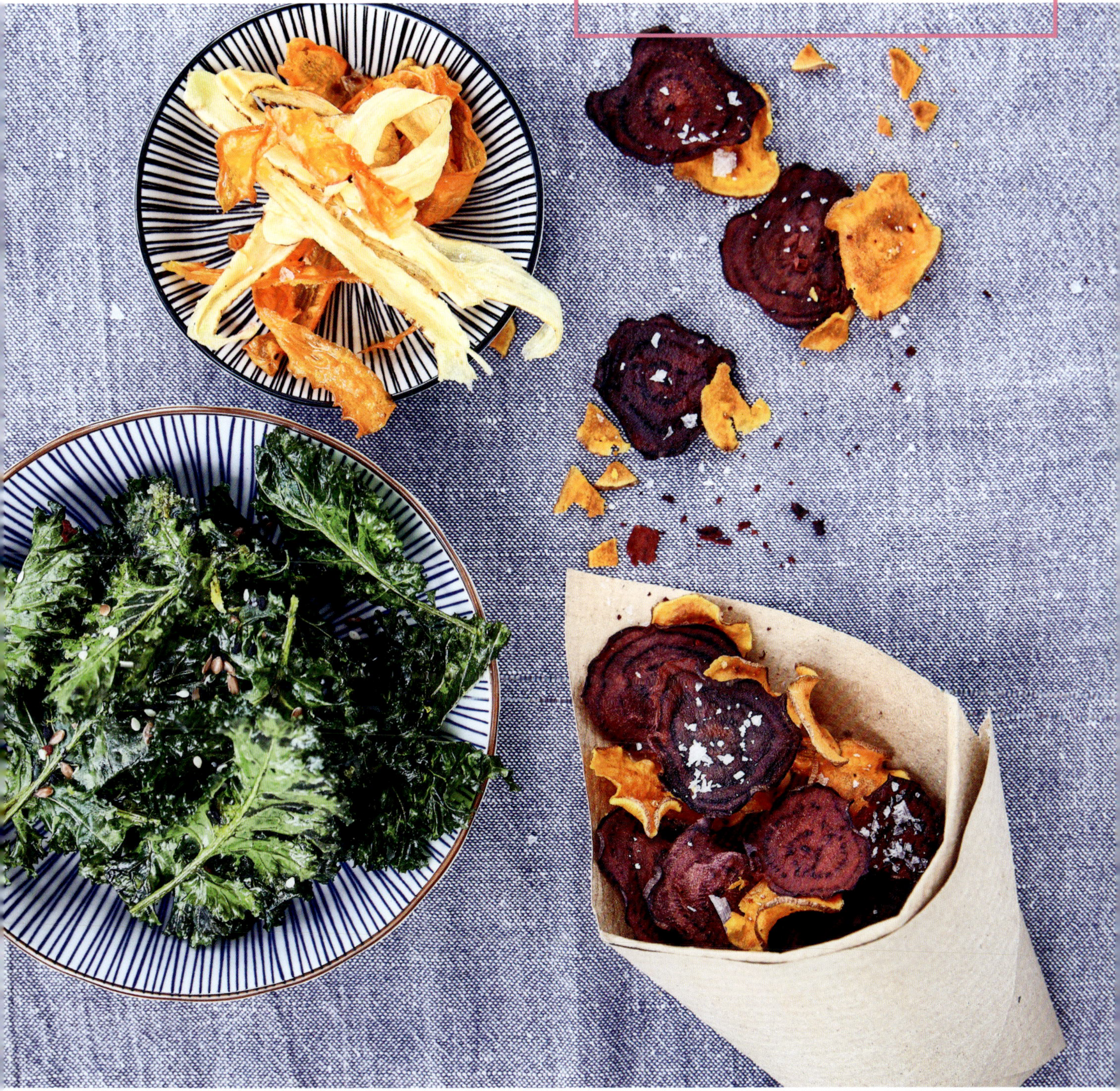

15 MIN VEGGIE

KIRSCH-POWERBALLS

ZUTATEN

FÜR 20 POWERBALLS

80g blanchierte Mandeln

40g Cashewkerne

120g getrocknete Kirschen

60g Datteln

abgeriebene Schale und Saft von ½ Bio-Limette

1 Vanilleschote

1 Prise Salz

Kakao-Nibs (zum Wälzen)

ZUBEREITUNG

Die Mandeln mit den Cashewkernen in einem Zerkleinerer fein hacken. Die Kirschen und die Datteln dazugeben, alles miteinander vermischen und nochmals zerkleinern. Schale der Limette abreiben, den Saft auspressen. Saft und Abrieb sowie das ausgeschabte Mark der Vanilleschote und Salz zugeben. Alles so lange miteinander vermengen, bis eine zähe Masse entsteht.

Die Kirschmasse zu einer Rolle formen und in 20 gleich große Stücke schneiden, diese anschließend zu Kugeln formen. Die Kakao-Nibs fein hacken und die Powerballs darin rundum wälzen.

PRO POWERBALL: 65 KCAL · 2 G EIWEIß · 3 G FETT · 6 G KOHLENHYDRATE

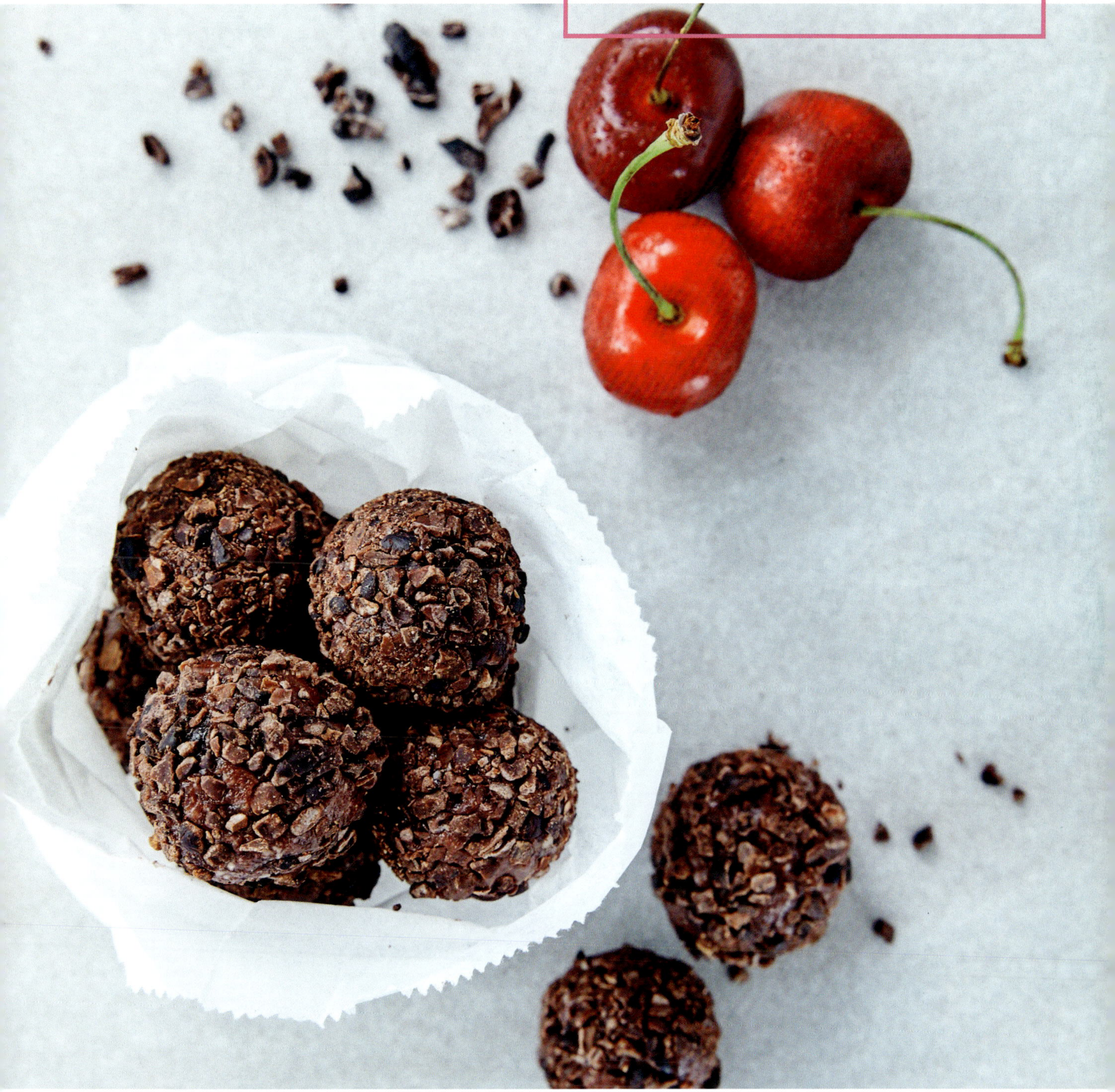

10 MIN VEGGIE

CURRY-POPCORN

ZUTATEN

FÜR 4 PORTIONEN

Für das Popcorn

2EL Kokosöl

150g Popcornmais

Für die Marinade

2EL Kakaobutter (alternativ Kokosöl)

2EL Honig

1TL Meersalz

1EL Madras-Currypulver

ZUBEREITUNG

Für das Popcorn das Kokosöl in einen breiten Topf geben, sodass der Boden gleichmäßig bedeckt ist, und erhitzen. Den Mais zugeben und mit einem Deckel verschließen. Bei mittlerer Hitze 4–5 Minuten aufpoppen lassen. Zwischendurch den Topf hin- und herrütteln, dabei den Deckel geschlossen lassen. Sind keine Geräusche mehr zu hören, den Topf vom Herd nehmen.

Anschließend die Kakaobutter erwärmen und das Currypulver und den Honig unterrühren. Damit das Popcorn marinieren und mit etwas Meersalz bestreuen.

PRO PORTION: 287 KCAL · 2 G EIWEIß · 19 G FETT · 23 G KOHLENHYDRATE

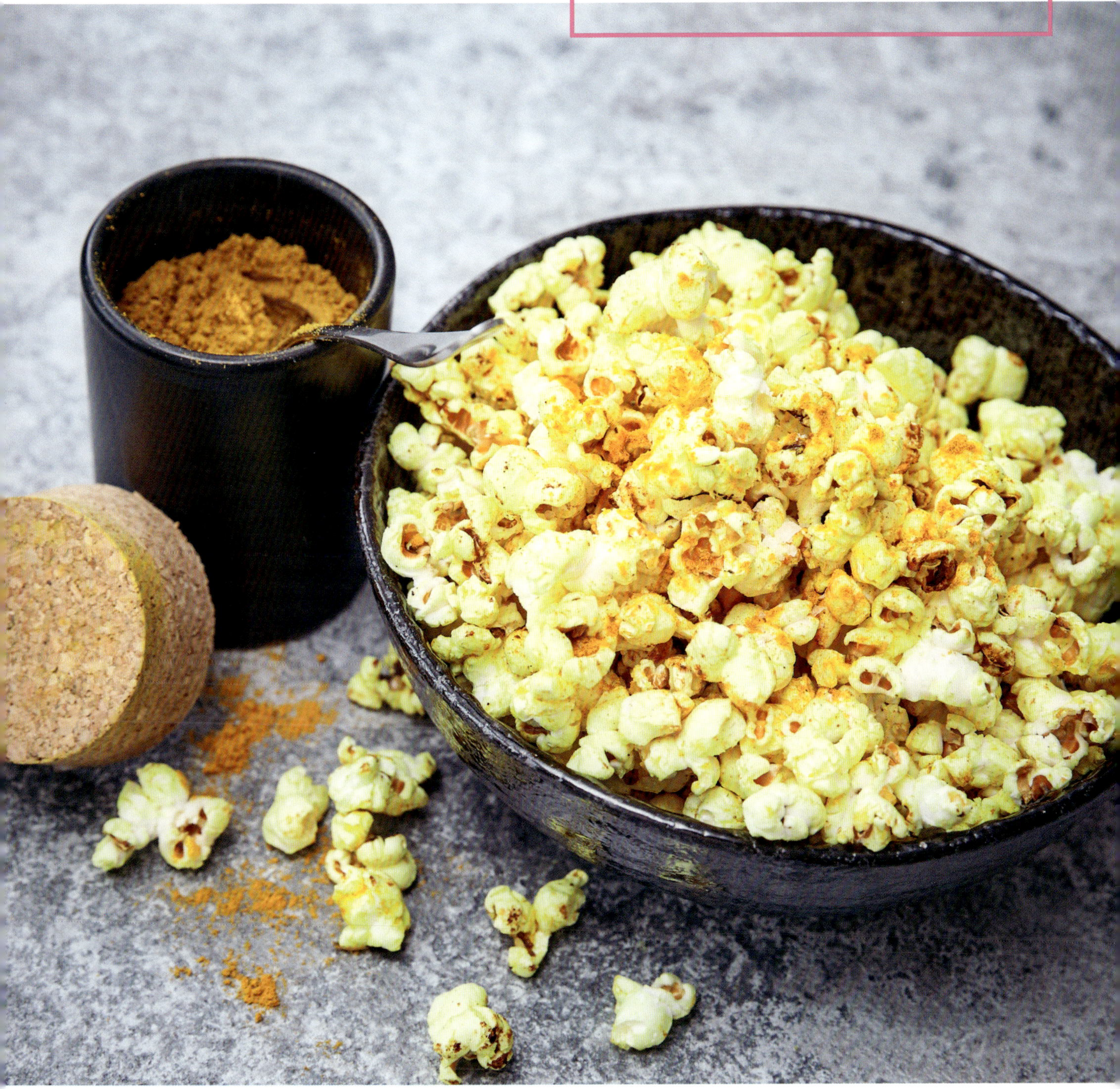

WOCHENPLÄNE

WOCHE 1

TAG	FRÜHSTÜCK	MITTAG	ABEND
1	Rührei-Muffins (Seite 26)	Buchweizensalat auf griechische Art (Seite 62)	Rindfleisch-Spieße mit Brokkoli-stampf (Seite 78)
2	Orangen-Overnight-Oats (Seite 30)	Kürbisstreifen mit Chili-Kakao-Aroma (Seite 58)	Karibische Reispfanne mit Hähnchen (Seite 84)
3	Gefüllte Avocado mit scharfer Salsa (Seite 22)	Linsenpasta mit Hähnchenstreifen (Seite 60)	Türkischer Bulgursalat (Seite 74)
4	Mango-Protein-Smoothie mit Linsen (Seite 20)	Wraps mit Rucolapesto (Seite 66)	Veganer Gemüsereis mit Sesam-Tofu (Seite 68)
5	Putenbrust-Power-Semmel (Seite 32)	Kürbis-Spinat-Dal (Seite 52)	Süßkartoffel-Puten-Eintopf (Seite 90)
6	Hafer-Pancakes mit Joghurt (Seite 38)	Gurken-Kartoffelsalat (Seite 46)	Feurige Ceviche mit Avocado (Seite 70)
7	Stramme Forelle mit Kresse und Ei (Seite 42)	Kartoffelsuppe mit Haferflocken (Seite 54)	Bunt gefüllte Zucchini (Seite 82)

WOCHE 2

TAG	FRÜHSTÜCK	MITTAG	ABEND
1	Rote-Bete-Smoothie mit Ingwer (Seite 40)	Ofengemüse mit Avocadocreme (Seite 50)	Grünes Curry mit Spinat (Seite 72)
2	Sportler-Frühstücksbrei (Seite 28)	Kabeljau mit Fenchel und Oliven (Seite 44)	Türkischer Bulgursalat (Seite 74)
3	Vollkornbrot mit Möhren-Aufstrich (Seite 34)	Buchweizensalat auf griechische Art (Seite 62)	Kürbis-Lasagne mit Mozzarella (Seite 86)
4	Müsli locker-flockig (Seite 24)	Spinat-Spaghetti-Nester (Seite 56)	Krosses Hähnchenfilet (Seite 76)
5	Mango-Protein-Smoothie mit Linsen (Seite 20)	Curry-Huhn mit Bohnen-Mais-Salat (Seite 64)	Gefüllte Paprika mit Bulgur-Tomaten-Mix (Seite 88)
6	Gefüllte Avocado mit scharfer Salsa (Seite 22)	Kürbis-Spinat-Dal (Seite 52)	Hackfleisch-Pfanne mit Hirse (Seite 80)
7	Granola-Crunch mit Quark (Seite 36)	Kräuter-Tabouleh mit Hackbällchen (Seite 48)	Veganer Gemüsereis mit Sesam-Tofu (Seite 68)

WOCHE 3

TAG	FRÜHSTÜCK	MITTAG	ABEND
1	Putenbrust-Power-Semmel (Seite 32)	Kartoffelsuppe mit Haferflocken (Seite 54)	Bunt gefüllte Zucchini (Seite 82)
2	Orangen-Overnight-Oats (Seite 30)	Wraps mit Rucolapesto (Seite 66)	Rindfleisch-Spieße mit Brokkolistampf (Seite 78)
3	Rührei-Muffins (Seite 26)	Gurken-Kartoffelsalat (Seite 46)	Süßkartoffel-Puten-Eintopf (Seite 90)
4	Rote-Bete-Smoothie mit Ingwer (Seite 40)	Linsenpasta mit Hähnchenstreifen (Seite 60)	Kürbis-Lasagne mit Mozzarella (Seite 86)
5	Sportler-Frühstücksbrei (Seite 28)	Spinat-Spaghetti-Nester (Seite 56)	Feurige Ceviche mit Avocado (Seite 70)
6	Vollkornbrot mit Möhren-Aufstrich (Seite 34)	Kürbisstreifen mit Chili-Kakao-Aroma (Seite 58)	Krosses Hähnchenfilet (Seite 76)
7	Hafer-Pancakes mit Joghurt (Seite 38)	Curry-Huhn mit Bohnen-Mais-Salat (Seite 64)	Grünes Curry mit Spinat (Seite 72)

WOCHE 4

TAG	FRÜHSTÜCK	MITTAG	ABEND
1	Müsli locker-flockig (Seite 24)	Wraps mit Rucolapesto (Seite 66)	Karibische Reis-Pfanne mit Hähnchen (Seite 84)
2	Gefüllte Avocado mit scharfer Salsa (Seite 22)	Kabeljau mit Fenchel und Oliven (Seite 44)	Bunt gefüllte Zucchini (Seite 82)
3	Putenbrust-Power-Semmel (Seite 32)	Ofengemüse mit Avocadocreme (Seite 50)	Türkischer Bulgursalat (Seite 74)
4	Granola-Crunch mit Quark (Seite 36)	Kartoffelsuppe mit Haferflocken (Seite 54)	Hackfleisch-Pfanne mit Hirse (Seite 80)
5	Mango-Protein-Smoothie mit Linsen (Seite 20)	Kürbis-Spinat-Dal (Seite 52)	Rindfleisch-Spieße mit Brokkolistampf (Seite 78)
6	Stramme Forelle mit Kresse und Ei (Seite 42)	Buchweizensalat auf griechische Art (Seite 62)	Veganer Gemüsereis mit Sesam-Tofu (Seite 68)
7	Orangen-Overnight-Oats (Seite 30)	Kräuter-Tabouleh mit Hackbällchen (Seite 48)	Gefüllte Paprika mit Bulgur-Tomaten-Mix (Seite 88)

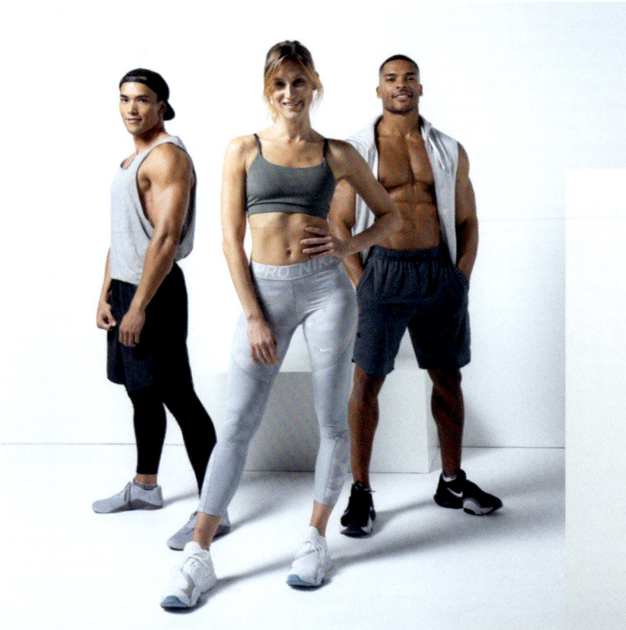

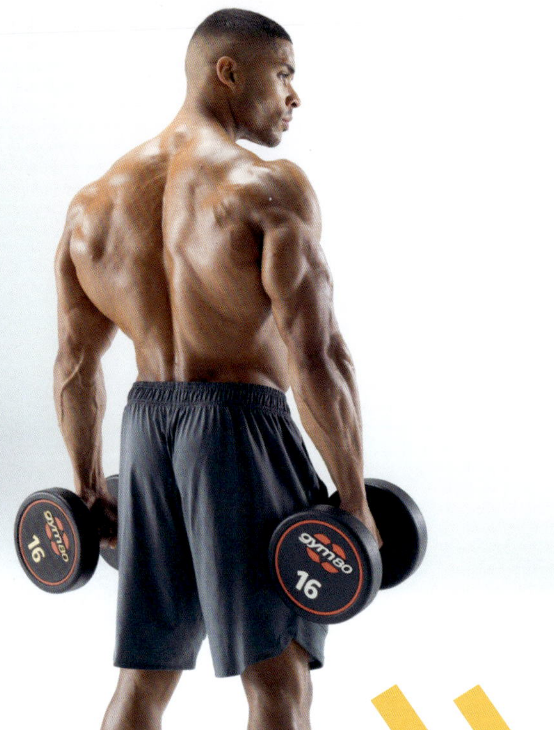

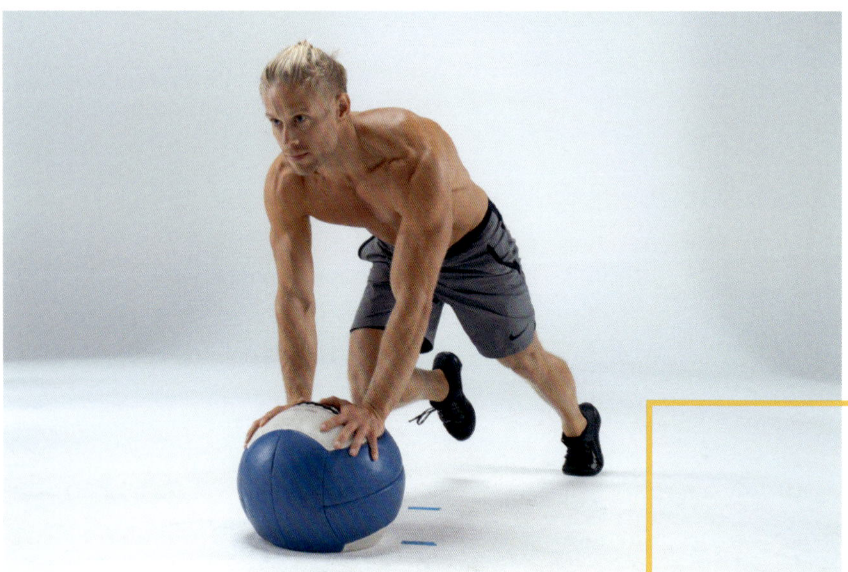

It never gets easier, you just get better.

#TRAINING

DEIN WORKOUT –
BODYWEIGHT
& GERÄTE

»LET'S GET STARTED!

Du hast dein Ziel vor Augen und dir fest vorgenommen, richtig loszulegen? Herzlichen Glückwunsch, jetzt kann es nämlich richtig losgehen! Aber bevor du dich planlos in dein Training und deine Ernährungsumstellung stürzt, gibt es hier ein paar Schritte, die dir deinen Start erleichtern.

PLANE REALISTISCH

Überlege zuerst, wie viele Trainingstage du problemlos in deine Woche einbauen kannst. Denn wenn du dir zu viel für den Anfang vornimmst, kann das schnell überfordernd und im Anschluss demotivierend wirken. Dein Training sollte sich im besten Fall zu einer Tätigkeit für dich entwickeln, die dir wirklich Spaß macht. Starte anfangs also vielleicht mit 2 Tagen in der Woche. Steigern kannst du jederzeit.

PROBETRAINING IM GYM

Mache einen Termin für ein Probetraining aus. Hier lernst du in aller Ruhe die Geräte kennen, kannst schon einmal herausfinden, welche Übungen dir Spaß machen, und testen, welche Gewichte die richtigen für dich sind.

REST DAY IST PFLICHT

Auch wenn du vielleicht top-motiviert und voller Tatendrang sein solltest: Plane einen festen Rest Day ein. Denn dein Körper braucht die Regeneration. Training mit (über-)strapazierten Muskeln ist nicht effizient und kann sogar Verletzungen hervorrufen. Also: lieber einen Gang runterfahren. Tu dir bewusst etwas Gutes: Sauna, Entspannungsbad, Massage ...

RUN THE WORLD

Oft gibt es Tage, an denen du von Uni oder Arbeit wahnsinnig gestresst bist. Gönne dir in dem Fall eine lockere Cardio-Einheit, z.B. eine kleine Runde gemütliches Joggen. Du bekommst den Kopf frei, kannst abschalten und danach so richtig entspannen.

MOTIVIERE DICH

Vielleicht mit einem coolen Spruch oder einem Bild, das du dir ausdrucken und an den Kühlschrank oder Spiegel hängen kannst?

SO IS(S)T'S RICHTIG

Gehe nicht mit Hunger einkaufen. Das führt nur dazu, dass Dinge und Produkte in deinem Einkaufswagen landen, die du eigentlich gar nicht willst. Nimm dir Zeit für deine Essensplanung für die kommende Woche. Dazu bietet sich z.B. der Sonntagabend an. Überlege dir, was du essen möchtest, und schreibe entsprechend deine Einkaufsliste. Ein Extra-Bonus: So vermeidest du Lebensmittelverschwendung!

LAST BUT NOT LEAST

Fühl dich gut bei allem, was du tust. Dein Training soll dir Spaß machen und nicht deine Stimmung schlecht beeinflussen. Bleibe positiv, auch wenn etwas einmal nicht so klappt, wie du es dir vorstellst. Gönn dir Pausen und bleib dran. Wie du das konkret gestalten kannst, erfährst du in den nächsten 5 Tipps!

BLEIB DRAN!

1

VERTRAG MIT DIR SELBST

Halte deine Ziele und den Zeitraum, in dem du sie erreichen möchtest, schriftlich fest. Setze quasi einen Vertrag auf, drucke ihn aus und unterschreibe ihn. Ein kleiner Trick mit effektiver Wirkung.

2

ZIELE SICHTBAR MACHEN

Visualisiere, was du vorhast. Erstelle dir Listen: Wie ist deine aktuelle Ernährung, was möchtest du daran ändern? Was stört dich an deinem Körper? Was ist dein sportliches Ziel? Schreibe auf, wie oft du welche Übungen schaffst, auch wenn die Wiederholungszahlen am Anfang klein sein mögen. Du wirst sehen, bald werden diese größer. Wenn du deine Fortschritte dokumentierst, wird es für dich sichtbar.

3

NEUE RITUALE FINDEN

Überlege dir zunächst, wie dein aktueller Tagesablauf aussieht, und wie er sich verändern wird, wenn du regelmäßige Trainingseinheiten fest einplanst. Erstelle dir Tages- und Wochenpläne, so werden deine Termine für dich sichtbar. Das hilft dir auch bei der Ernährungsumstellung. Erstelle dir Speisepläne und Einkaufslisten und versuche dich daran zu halten.

4

ZIELE TEILEN

Sprich mit deinen Freunden über deine Challenge. Bitte um aktiven Support. Eventuell schaffst du es ja, ein paar Freunde ebenfalls zu animieren. Zusammen fällt es leichter und macht auch deutlich mehr Spaß!

5

BELOHNE DICH

Setz dir kleine Ziele und belohne dich, wenn du diese erreicht hast. Es müssen keine großen Ziele sein, es reicht, wenn es kleine Dinge sind. Tu dir etwas Gutes, wenn du größere Hürden genommen hast.

#WARMUP

#01 JUMPING JACK

#02 CROSS BODY TOE TOUCHES

#03 WORLD'S GREATEST STRETCH

#04 BRUST- UND OBERARM-STRETCH

#05 OBERSCHENKEL-STRETCH

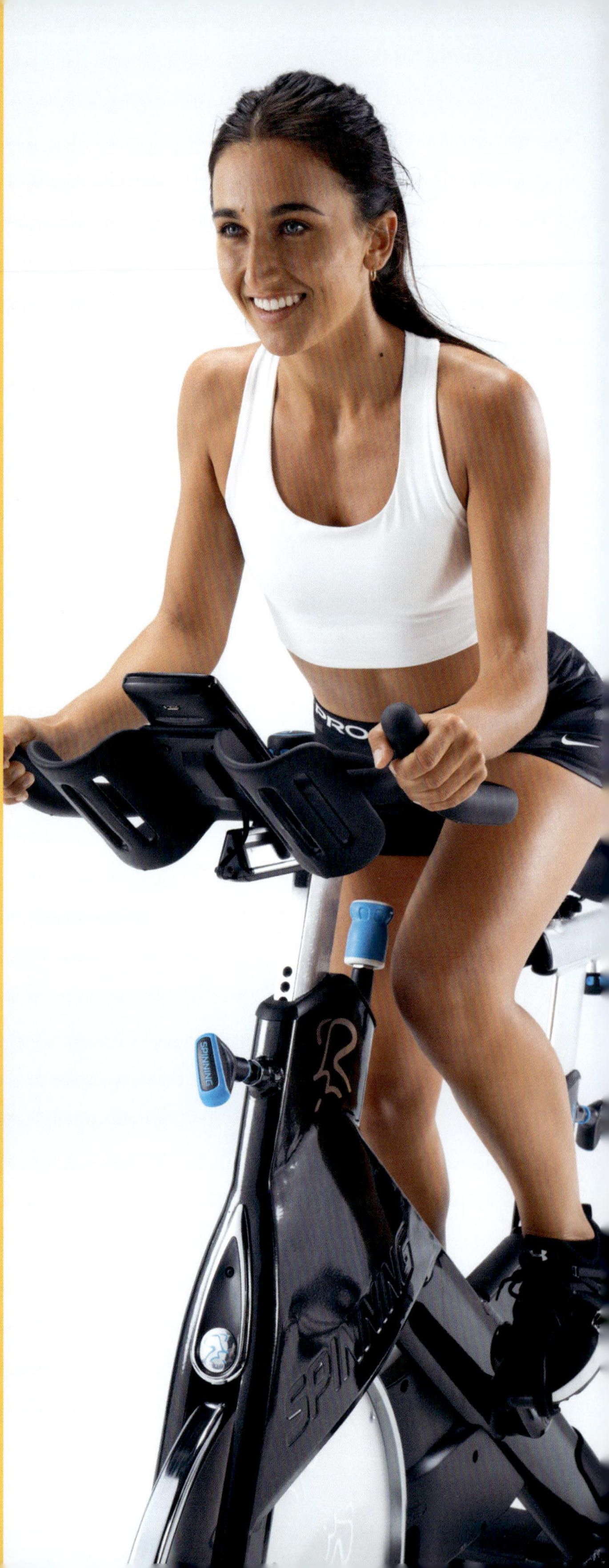

#01

JUMPING JACK

30-45 SEKUNDEN

AUSGANGSPOSITION

» Stehe aufrecht. Die Füße sind etwas mehr als hüftbreit geöffnet.

» Strecke deine Arme seitlich auf Brusthöhe aus. Die Handinnenflächen zeigen nach oben.

» Baue Körperspannung auf.

AUSFÜHRUNG

1 Springe nun leicht federnd mit beiden Beinen nach außen. Gleichzeitig führst du die Arme nach oben und klatschst mit den Händen zusammen.

2 Anschließend springst du mit beiden Beinen wieder nach innen. Die ausgestreckten Arme kehren in die Ausgangsposition zurück.

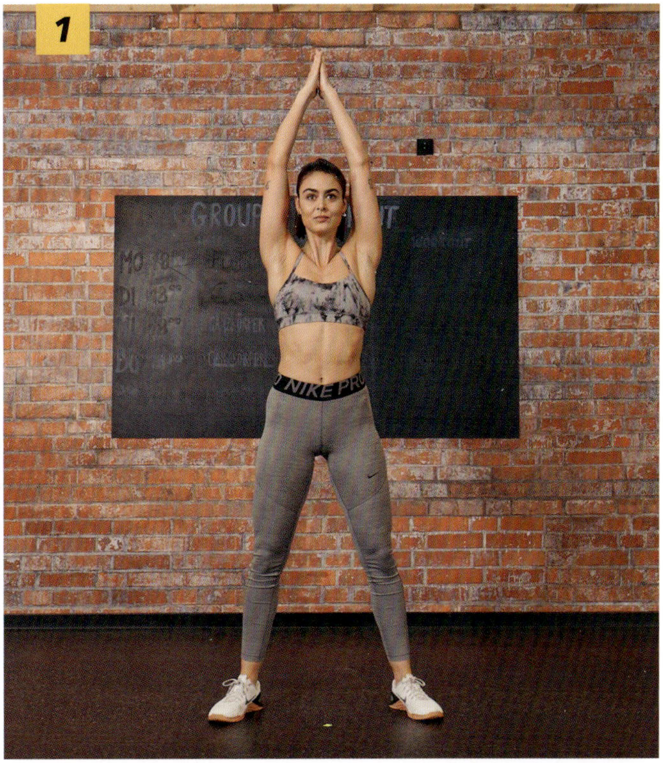

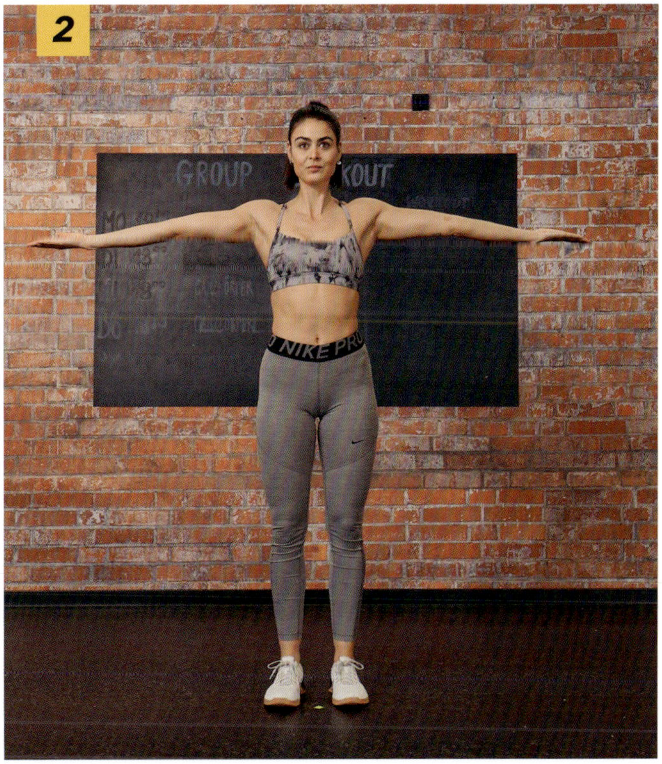

#02

CROSS BODY TOE TOUCHES

12–15 WIEDERHOLUNGEN/SEITE

AUSGANGSPOSITION

» Stehe aufrecht. Die Füße sind etwas mehr als hüftbreit geöffnet.

» Das Becken bleibt während der gesamten Übung stabil, bewegt werden nur Oberkörper, Kopf und Arme.

AUSFÜHRUNG

1 Strecke die Arme so weit wie möglich zu den Seiten aus.

2 Beuge dich mit der linken Hand diagonal nach unten zu deiner rechten Fußspitze. Der rechte Arm zeigt mit ausgestreckten Fingern nach oben Richtung Decke.

3 Gehe langsam wieder zurück in die Ausgangsposition. Nun ist im fließenden Wechsel der andere Arm an der Reihe.

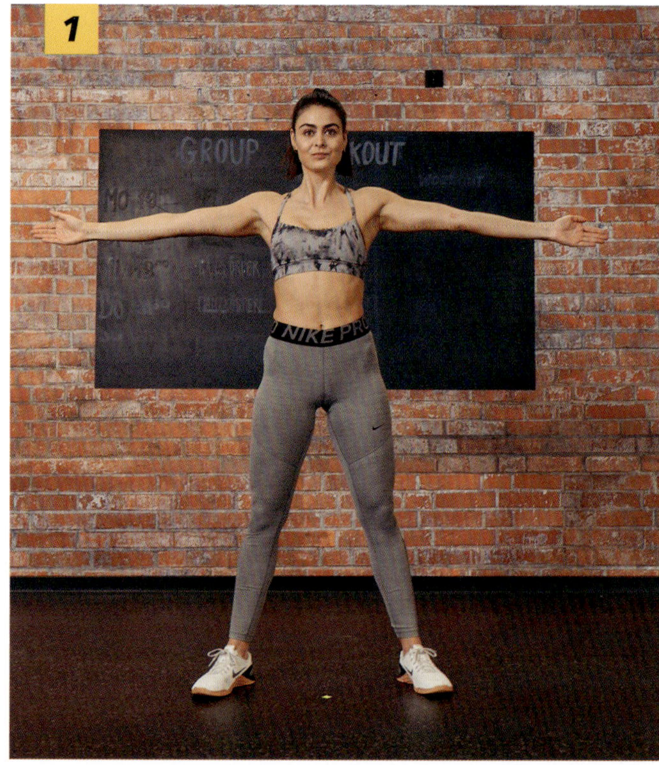

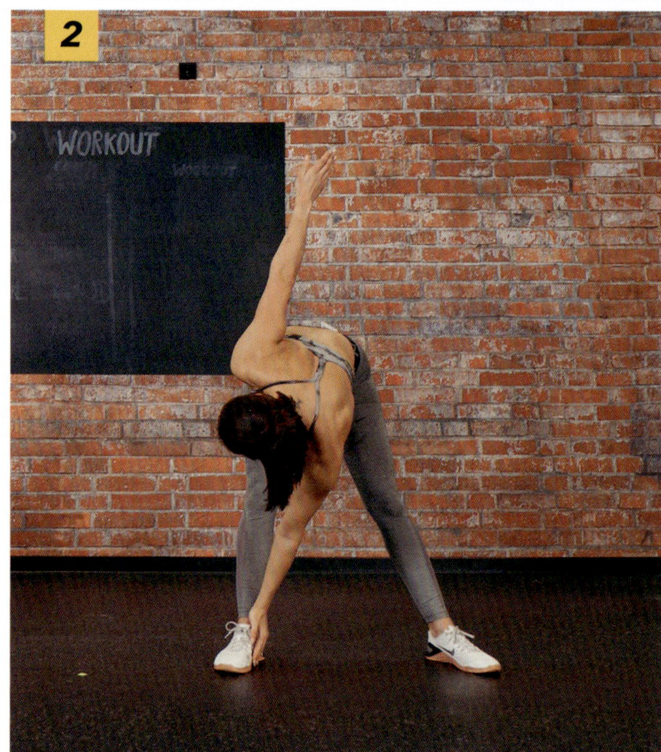

#03

WORLD'S GREATEST STRETCH

4-5 WIEDERHOLUNGEN/SEITE

AUSGANGSPOSITION

» Gehe auf die Knie und stütze dich mit gestreckten Unterarmen ab. Die Hände berühren unterhalb der Schultern den Boden.

» Strecke die Beine aus und stelle die Fußspitzen auf.

AUSFÜHRUNG

1 Mache mit dem linken Bein einen großen Ausfallschritt nach vorne und stütze dich mit den Händen neben dem Fuß ab.

2 Lege den linken Unterarm so weit wie möglich neben dem linken Fuß und der rechten Hand ab. Halte die Position für ein paar Sekunden.

3 Strecke den linken Arm anschließend so weit nach oben, bis die Arme über die Schultern hinweg eine gerade Linie bilden. Halte auch diese Position für ein paar Sekunden. Geh danach kurz zurück in die Unterarm-Position und wiederhole diesen Bewegungsablauf zwei- bis dreimal. Setze anschließend beide Hände wieder neben den linken Fuß und wiederhole die Übung mit der anderen Seite.

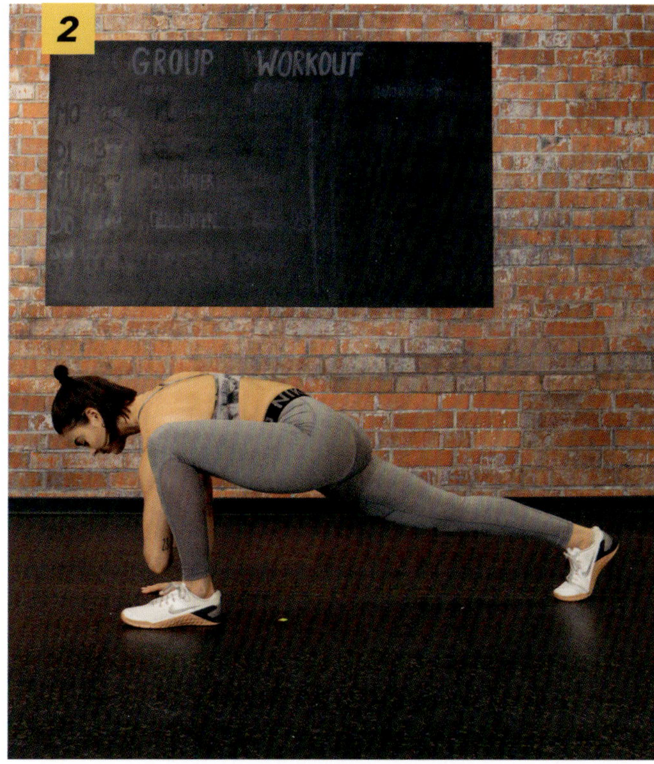

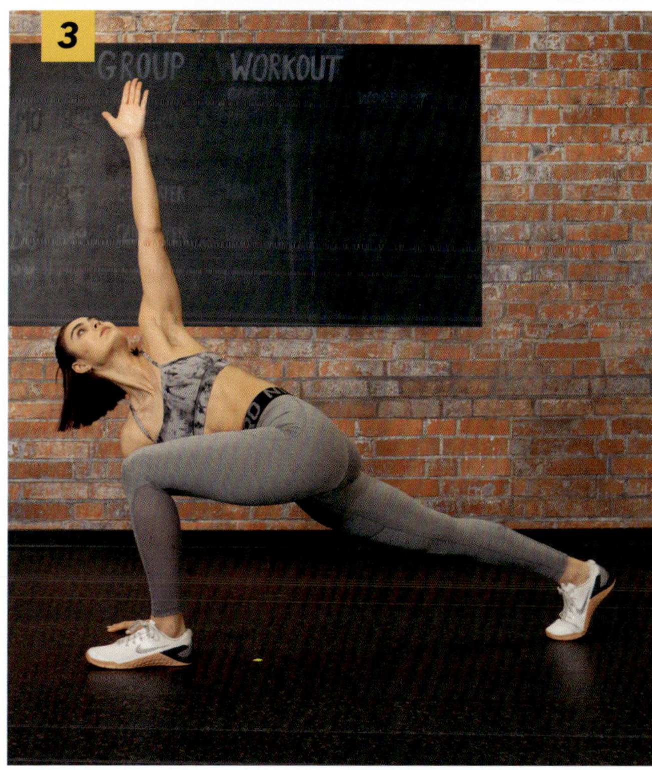

#04

BRUST- UND OBERARM-STRETCH

3X/SEITE, JE 20 SEKUNDEN

AUSGANGSPOSITION

» Stelle dich seitlich an eine Wand.

AUSFÜHRUNG

1 Strecke den rechten Arm auf Brusthöhe an der Wand entlang nach hinten. Drücke dabei die Schulter so gut wie möglich an die Wand.

2 Öffne nun die Brust nach vorne hin.

3 Danach folgt ein Seitenwechsel.

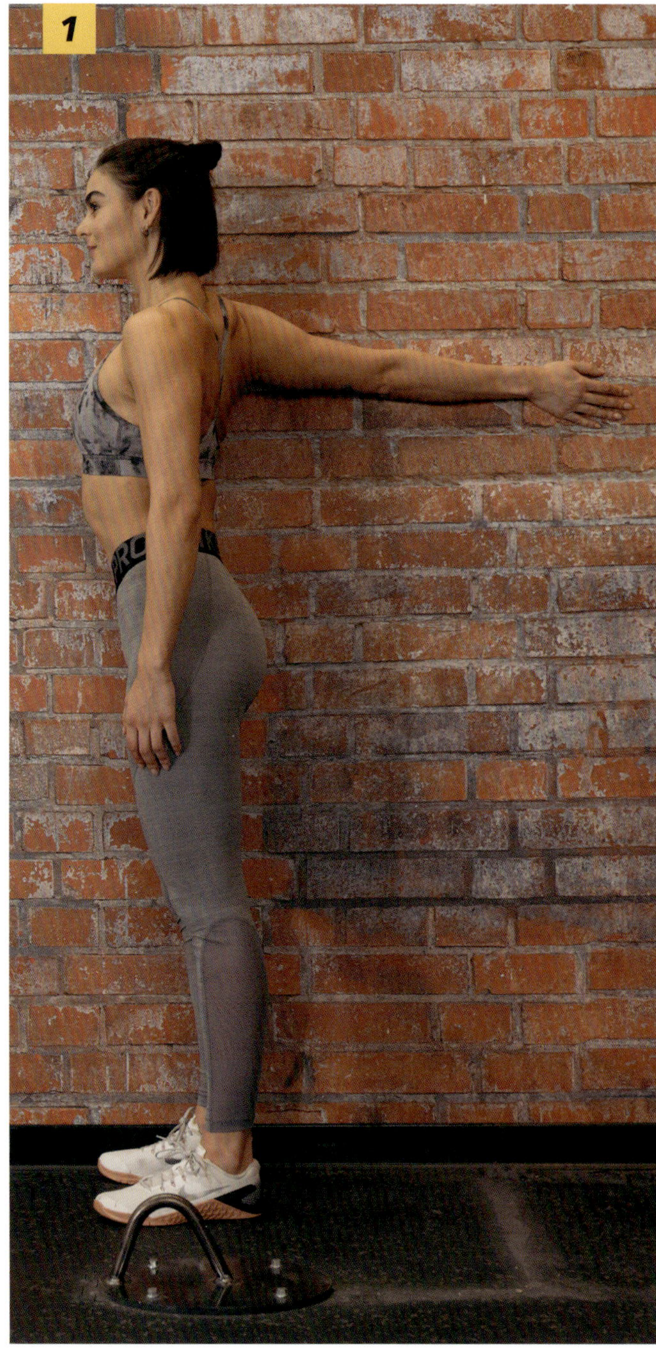

#05

OBERSCHENKEL-STRETCH

3X/SEITE, JE 20 SEKUNDEN

VORDERER OBERSCHENKEL (1)

» Stehe aufrecht. Die Füße sind etwa hüftbreit geöffnet.

» Winkle das linke Bein an und greife mit der linken Hand zum Fuß. Halte ihn knapp unterhalb der Zehen.

» Ziehe den Fuß zum Po und halte das Gleichgewicht.

» Danach folgt ein Seitenwechsel.

HINTERER OBERSCHENKEL (2)

» Stehe aufrecht. Die Füße sind etwa hüftbreit geöffnet.

» Stelle den linken Fuß etwa einen Schritt weiter vorne ab.

» Ziehe nun die Zehen des linken Fußes nach oben.

» Stütze dich dabei mit beiden Händen auf deinem durchgestreckten Bein ab.

» Beuge dein rechtes Knie leicht und bring den Oberkörper nach vorne, während das Bein gestreckt bleibt.

» Danach folgt ein Seitenwechsel.

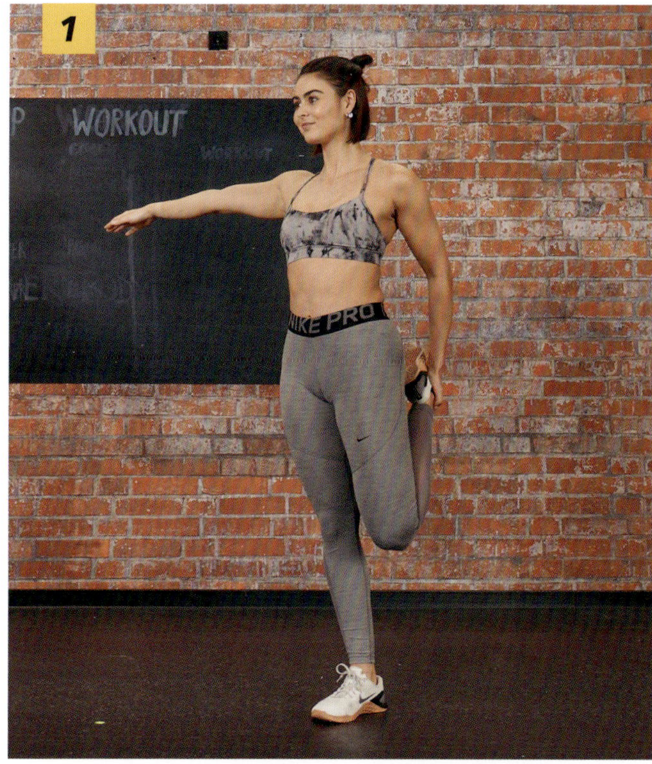

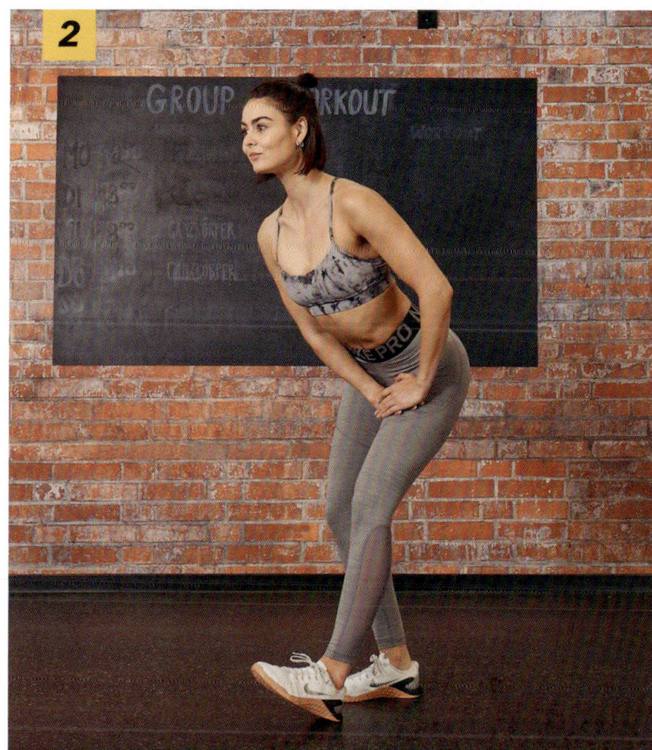

#BODY-WEIGHT

›› BEINE

#01 JUMPING SQUATS

#02 WANDSITZEN

#03 SQUATS MIT SIDEKICK

#04 AUSFALLSCHRITT MIT RUMPFROTATION

#05 WADENHEBEN

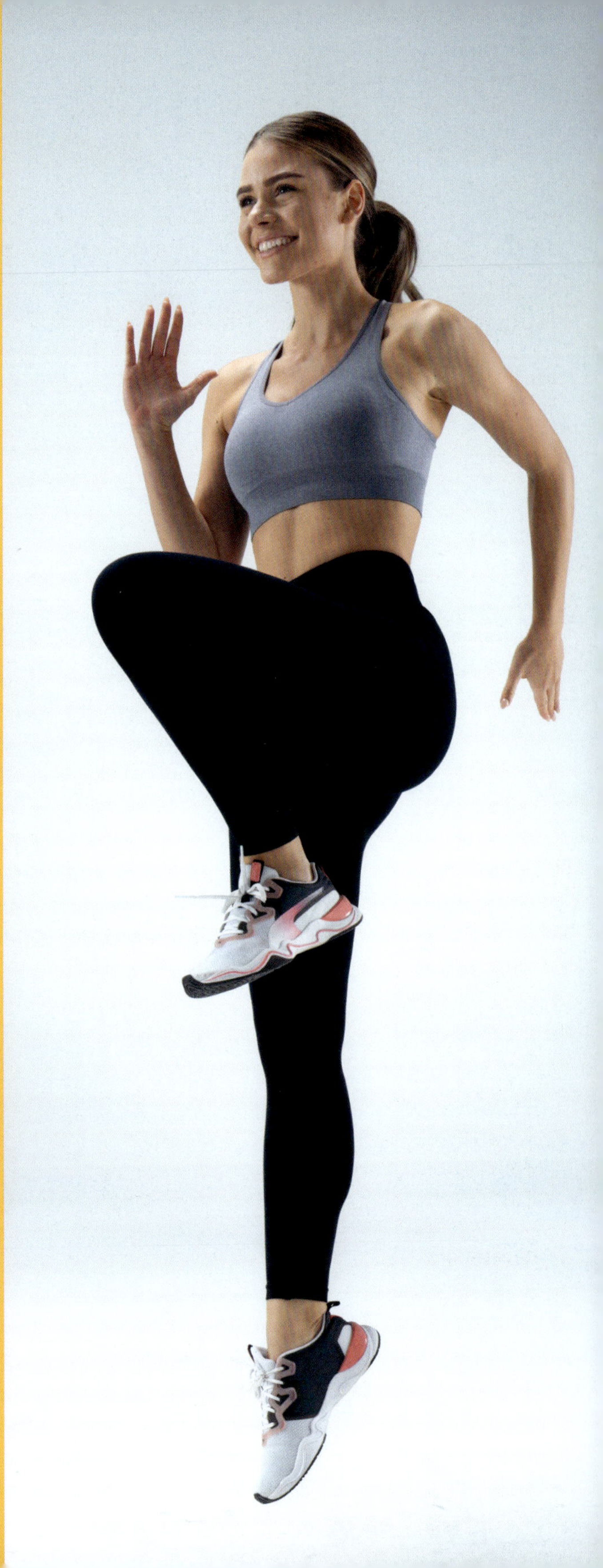

#01

JUMPING SQUATS

15-20 WIEDERHOLUNGEN

AUSGANGSPOSITION

» Stehe aufrecht. Die Füße sind etwas mehr als hüftbreit geöffnet.

» Die Fußspitzen zeigen leicht nach außen.

AUSFÜHRUNG

1 Gehe zuerst tief in die Kniebeuge. Der Po ist von der Höhe her unterhalb der Kniegelenke. Der Schwerpunkt liegt auf den Fersen.

2 Schnelle nun mit voller Körperspannung aus dieser Beuge nach oben. Nimm die Arme zur Unterstützung mit. Dein Schwung ist so enorm, dass du in die Höhe springst.

3 Gehe gleich nach der Landung wieder federnd in die Knie und setze ohne Pause zum nächsten Höhenflug an.

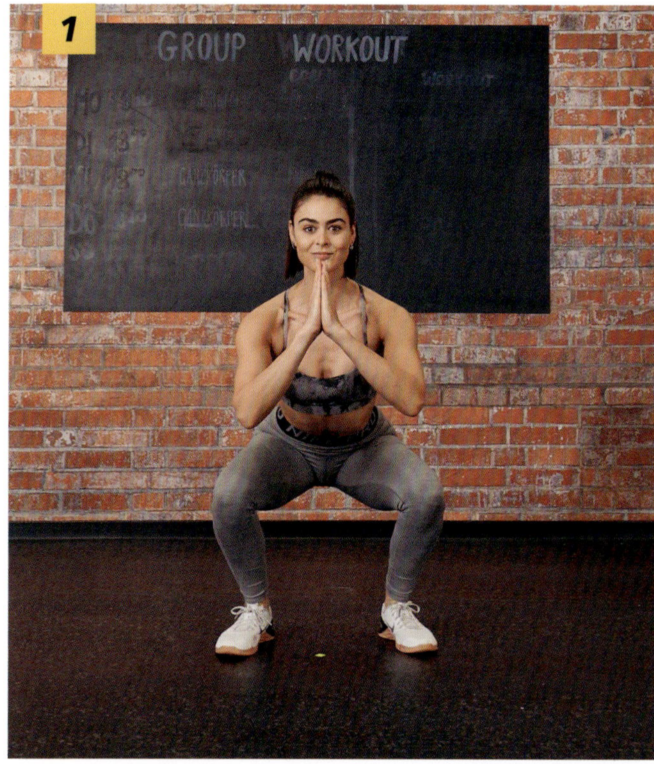

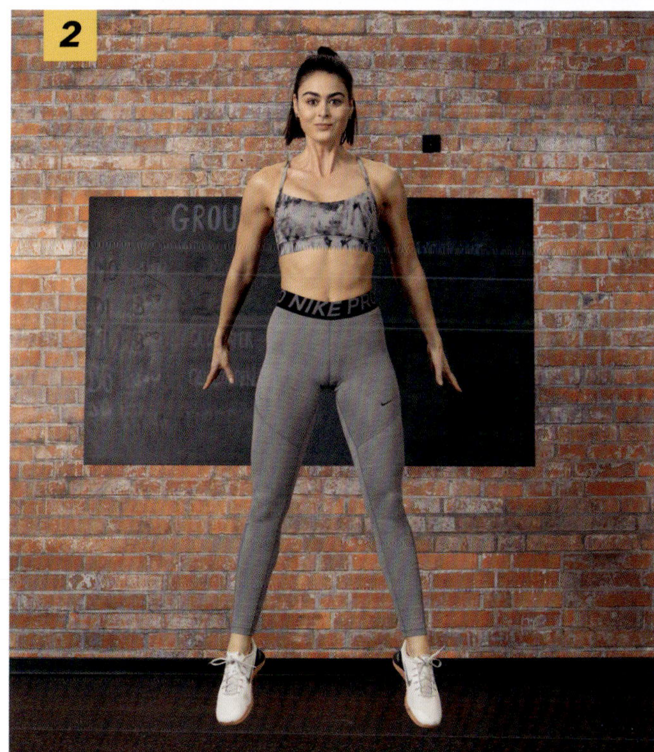

#02

WANDSITZEN

30-45 SEKUNDEN

AUSGANGSPOSITION

» Stelle dich etwa einen Schritt entfernt mit dem Rücken zur Wand.

» Deine Füße sind etwa hüftbreit geöffnet. Die Fußspitzen zeigen leicht nach außen.

AUSFÜHRUNG

1 Lehne dich mit geradem Rücken an die Wand. Die Arme lässt du neben dem Körper hängen.

2 Nun rutschst du an der Wand nach unten, bis du mit deinen Beinen einen 90-Grad-Winkel erreichst. Die Füße bleiben unverändert stehen.

3 Du liegst mit dem ganzen Rücken und viel Druck an der Wand auf. Vermeide ein Hohlkreuz.

4 Versuche zunächst, diese Position etwa 30 Sekunden zu halten. Das kannst du nach und nach steigern.

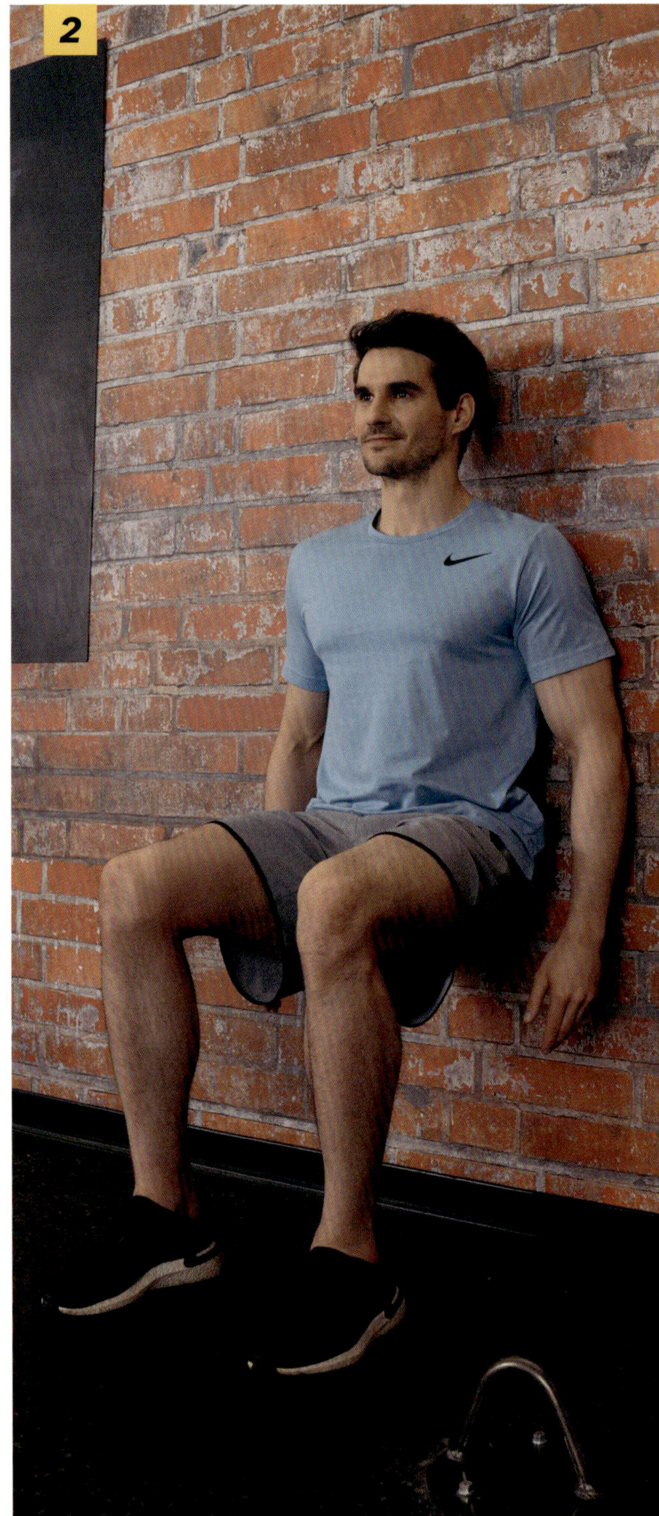

#03

SQUATS MIT SIDEKICK

15–20 WIEDERHOLUNGEN/SEITE

AUSGANGSPOSITION

» Stehe aufrecht. Die Füße sind etwa schulterbreit geöffnet.

AUSFÜHRUNG

1 Zuerst gehst du tief in die Kniebeuge. Der Po ist von der Höhe her unterhalb der Kniegelenke. Der Schwerpunkt liegt auf den Fersen.

2 Während du zurück nach oben kommst, streckst du ein Bein möglich hoch zur Seite aus.

3 Diese Bewegung wiederholst du mit der anderen Seite.

1

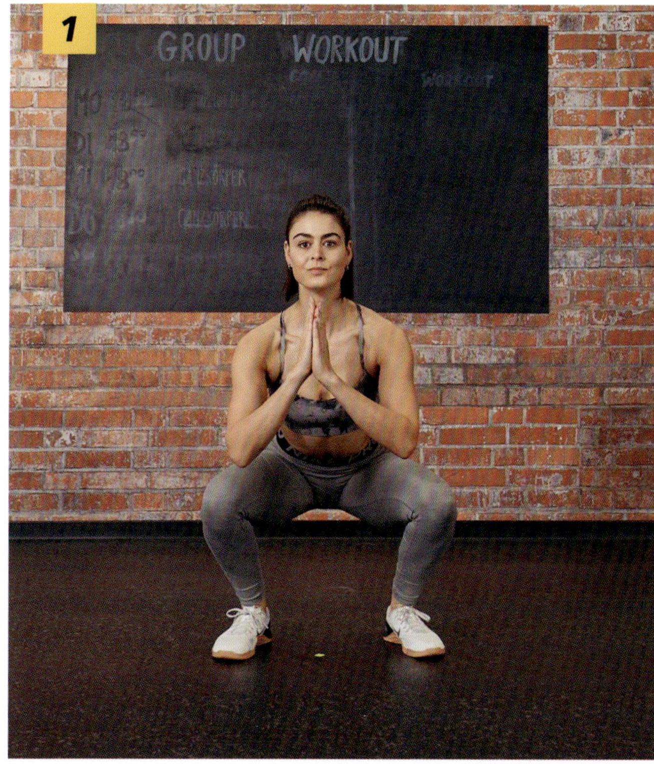

2

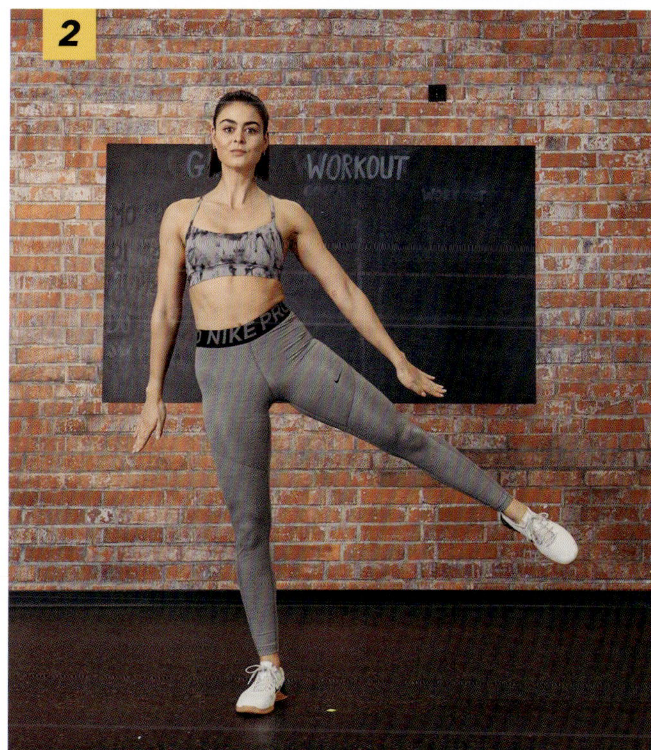

#04

AUSFALLSCHRITT MIT RUMPF-ROTATION

15–20 WIEDERHOLUNGEN/SEITE

AUSGANGSPOSITION

» Stehe aufrecht. Die Füße sind etwa hüftbreit geöffnet.

» Lasse die Arme locker neben dem Körper hängen.

AUSFÜHRUNG

1 Mache nun einen großen Ausfallschritt nach vorne. Nimm die Arme schwungvoll mit.

2 Gehe nach unten, bis dein hinteres Knie fast den Boden berührt. Das vordere Knie sollte nicht über die Zehenspitzen ragen. Die Hände berühren sich vor der Brust.

3 Drehe nun deinen Oberkörper aufrecht zur Seite des vorderen Beins. Die Hüfte drehst du nach vorne.

4 Verweile einen Augenblick in der Balance. Entspanne dann die Hüfte wieder und gehe zurück in die Ausgangsposition.

5 Es geht weiter mit dem anderen Bein.

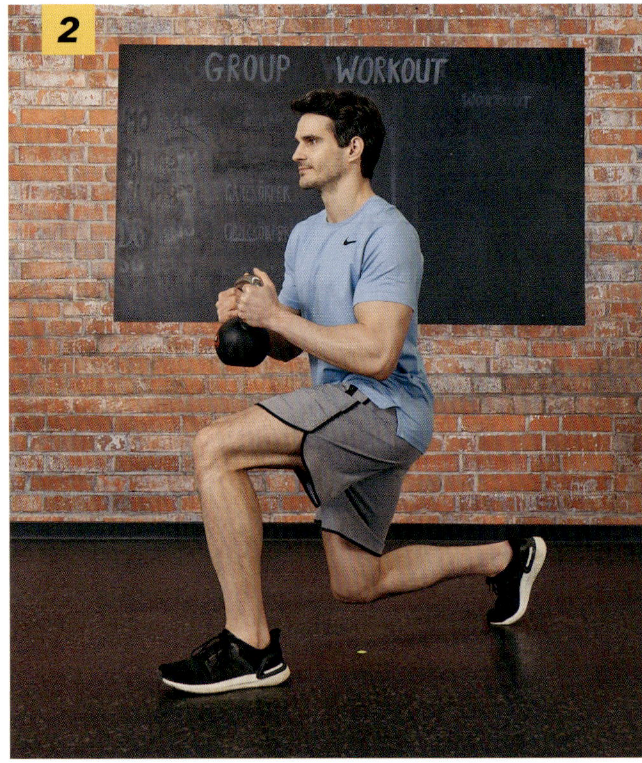

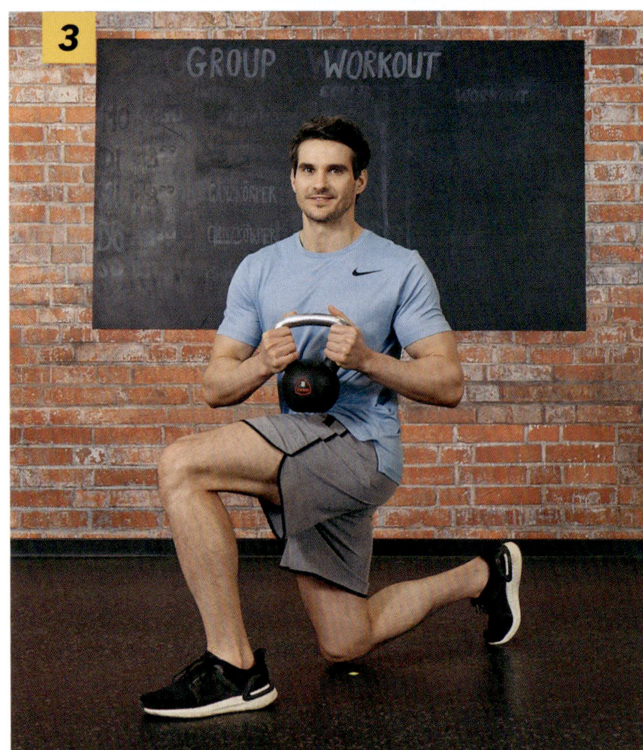

#05

WADENHEBEN

15-20 WIEDERHOLUNGEN

AUSGANGSPOSITION

» Stehe aufrecht. Beine und Füße sind dicht beieinander.

AUSFÜHRUNG

1 Hebe nun die Fersen gleichzeitig an, bis deine Waden maximal gedehnt sind.

2 Versuche, die Balance zu halten. Die Knie sollten leicht gebeugt sein. Die Arme hängen gestreckt nach unten.

3 Halte die Position für eine Weile und senke die Fersen dann langsam wieder ab.

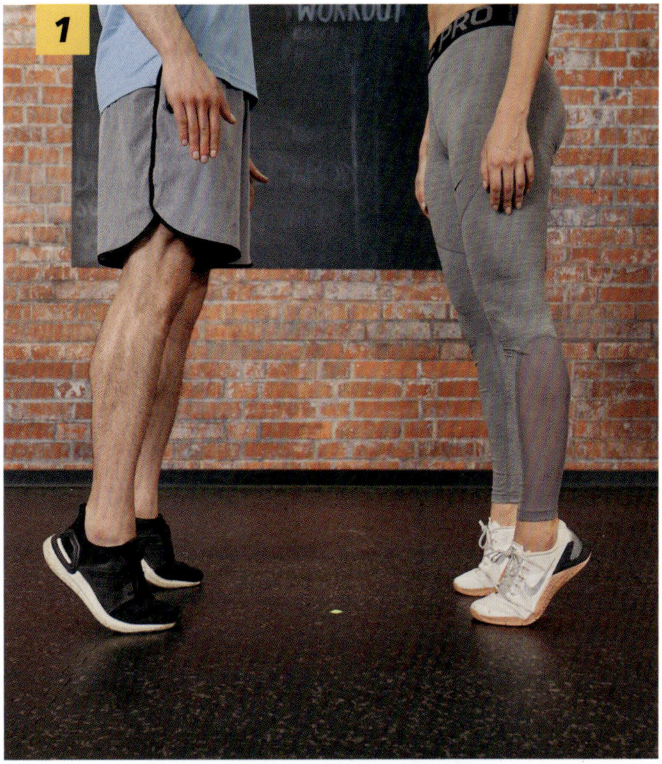

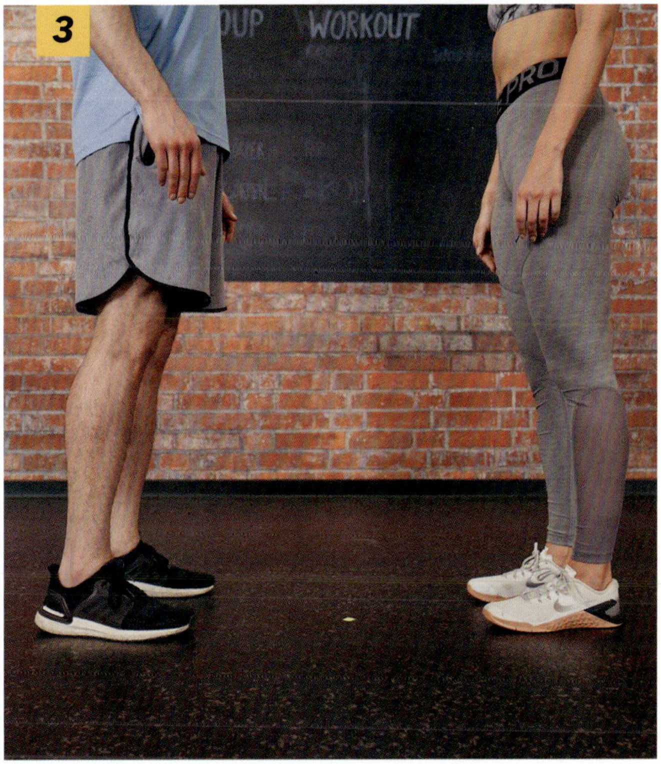

#BODY-WEIGHT

›› PO

#01 BECKENLIFT

#02 FEUERHYDRANTEN-KICK

#03 BEINHEBER

#04 SUMO SQUATS

#05 AUSFALLSCHRITT ZUR SEITE

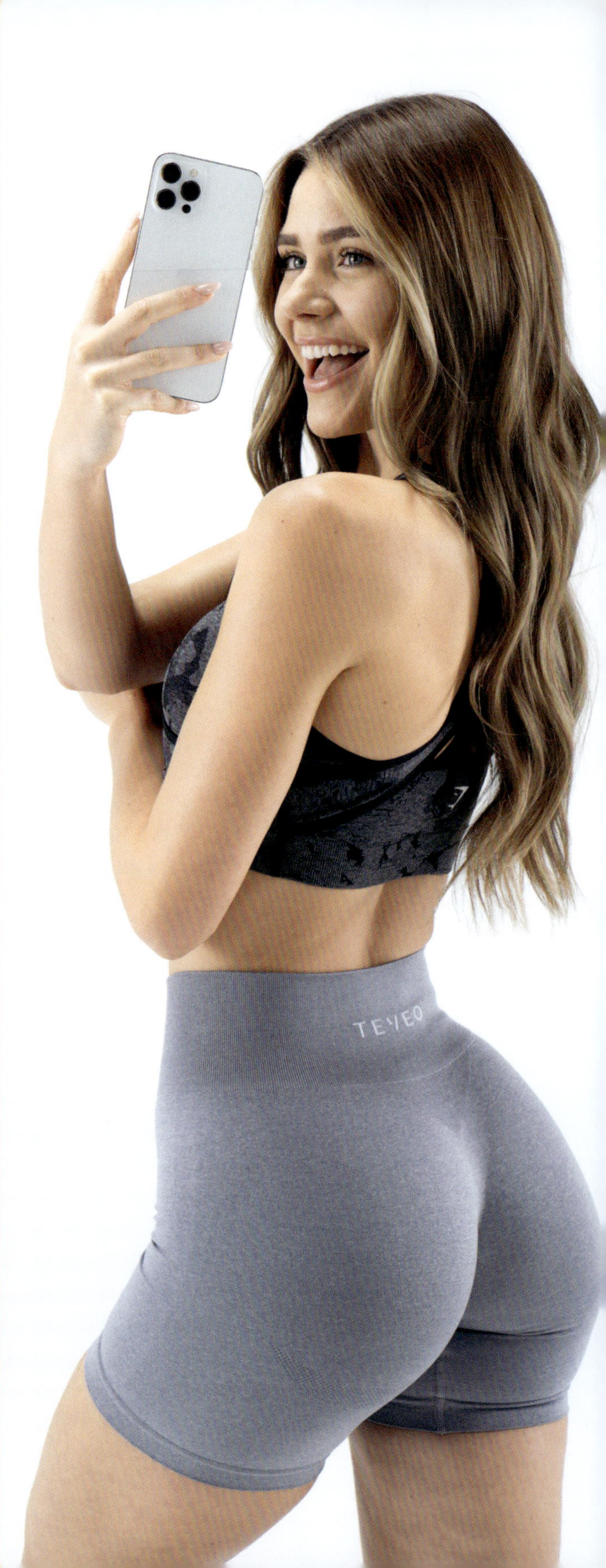

#01

BECKENLIFT

15-20 WIEDERHOLUNGEN

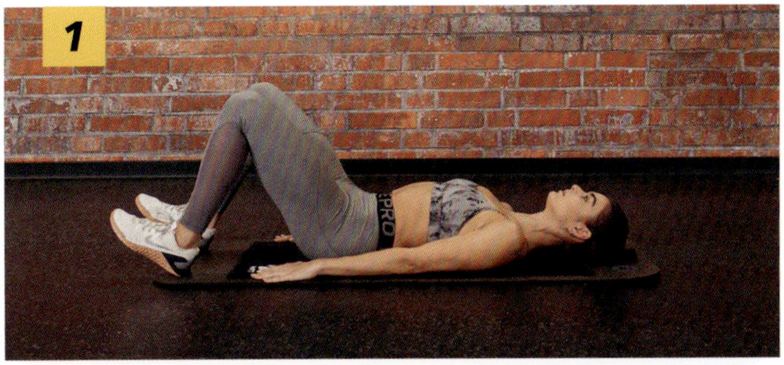

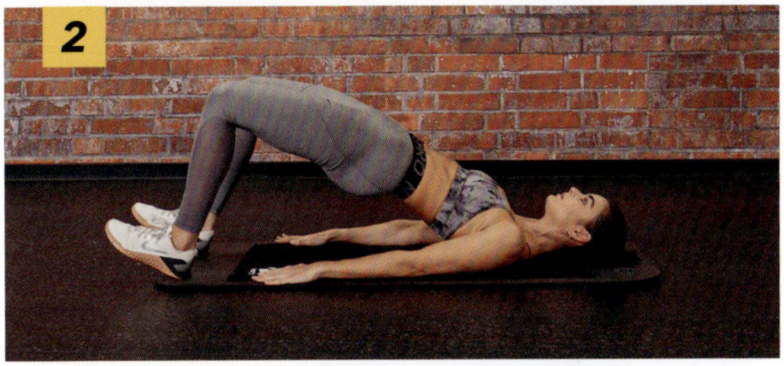

AUSGANGSPOSITION

» Lege dich mit aufgestellten Beinen auf den Rücken.

» Lege die Arme eng neben den Körper. Die Handflächen liegen auf dem Boden auf.

AUSFÜHRUNG

1. Spanne Po und Rumpf an.
2. Hebe nun das Becken in die Höhe, bis Wirbelsäule und Oberschenkel eine gerade Linie bilden. Die Schultern halten Bodenkontakt. Achte darauf, den Nacken nicht zu überdehnen.
3. Verweile einen Moment in dieser Position und komme dann langsam wieder in die Ausgangslage zurück.

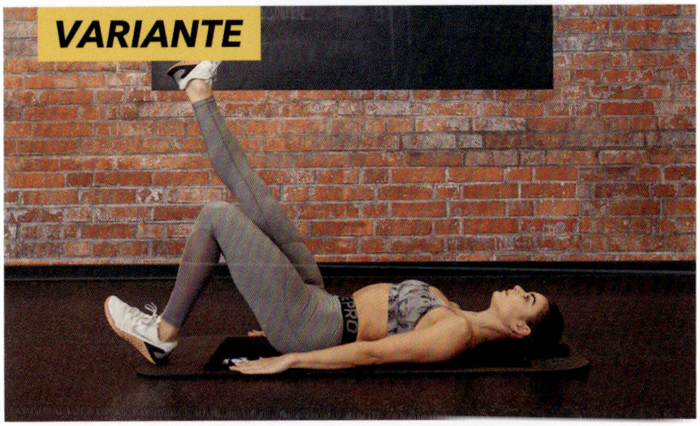

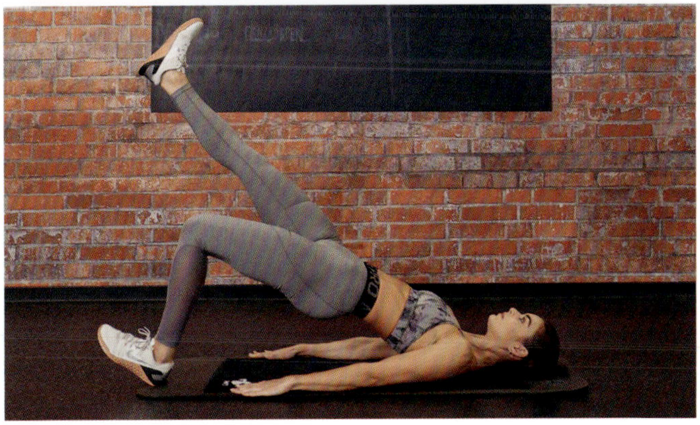

VARIANTE

1. Für die fortgeschrittene Variante strecke ein Bein so weit wie möglich in die Höhe.
2. Hebe nun mit dem in die Höhe gestreckten Bein erneut dein Becken an. Verweile einen Moment in dieser Position.
3. Gehe in die Ausgangsposition zurück und wiederhole die Übung mit dem anderen Bein.

#02

FEUERHYDRANTEN-KICK

15–20 WIEDERHOLUNGEN/SEITE

AUSGANGSPOSITION

- Gehe auf deiner Matte in den Vierfüßlerstand.
- Stütze dich auf den Händen ab, die Fingerspitzen zeigen nach vorne.
- Kopf, Nacken und Wirbelsäule bilden eine gerade Linie.
- Die Fußspitzen sind aufgestellt.

AUSFÜHRUNG

1. Spanne den Po an.
2. Hebe ein Bein angewinkelt seitlich nach oben.
3. Halte die Position für einen Moment und bewege das Bein im Anschluss wieder nach unten.
4. Wiederhole die Übung mit dem anderen Bein.

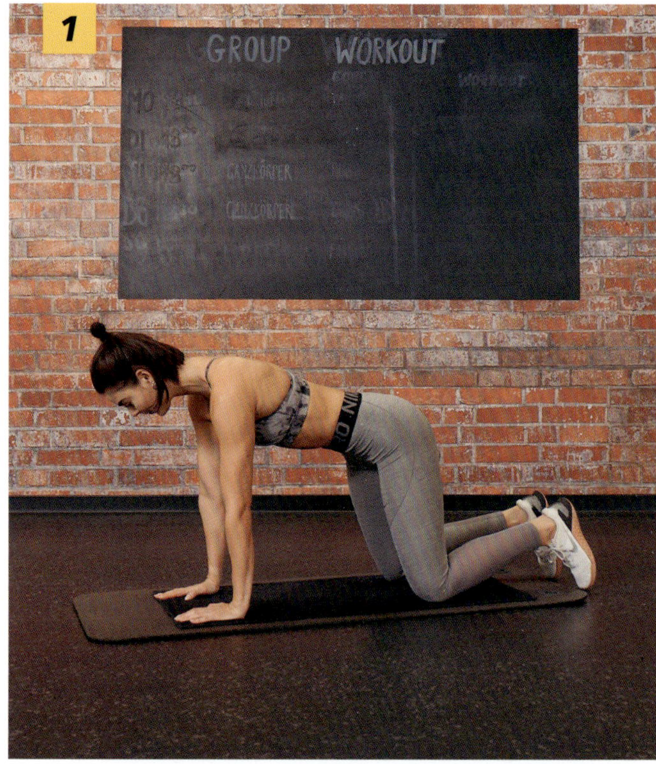

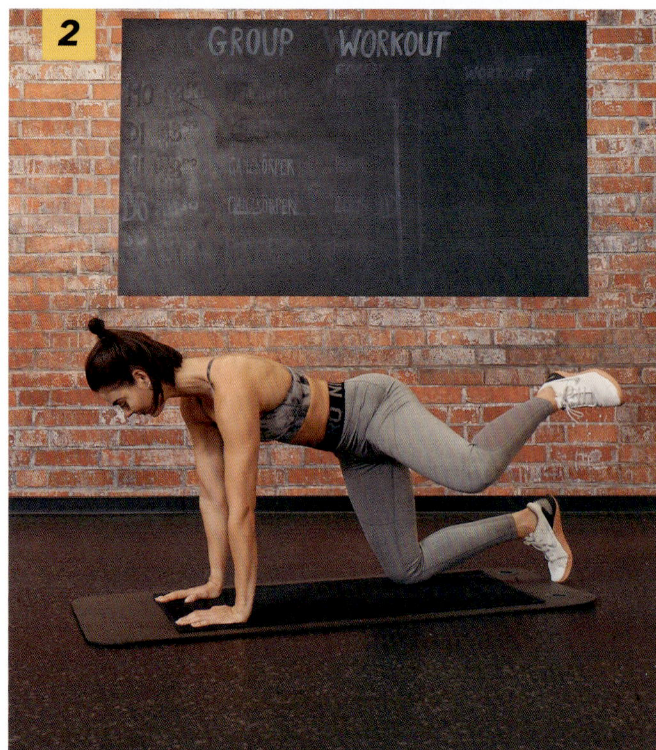

#03

BEINHEBER

15-20 WIEDERHOLUNGEN/SEITE

AUSGANGSPOSITION

» Gehe auf deiner Matte in den Vierfüßlerstand.

» Stütze dich auf deinen Unterarmen ab. Deine Hände greifen ineinander.

» Kopf, Nacken und Wirbelsäule bilden eine gerade Linie.

» Die Fußspitzen sind aufgestellt.

AUSFÜHRUNG

1 Hebe nun ein Bein im 90-Grad-Winkel langsam nach oben. Dabei ist der Fuß geflext.

2 Halte diese Position einige Atemzüge.

3 Senke das Bein langsam wieder ab und wiederhole die Übung mit dem anderen Bein.

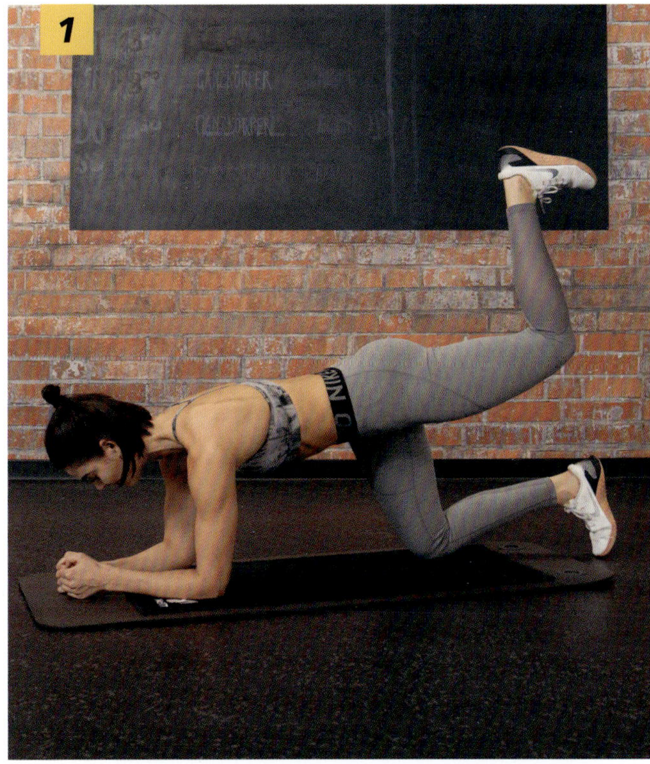

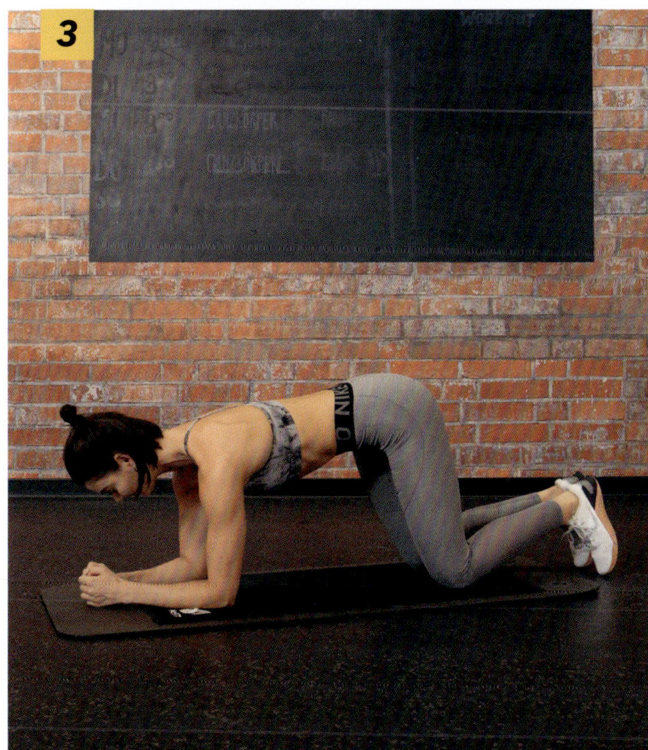

#04

SUMO SQUATS

15-20 WIEDERHOLUNGEN

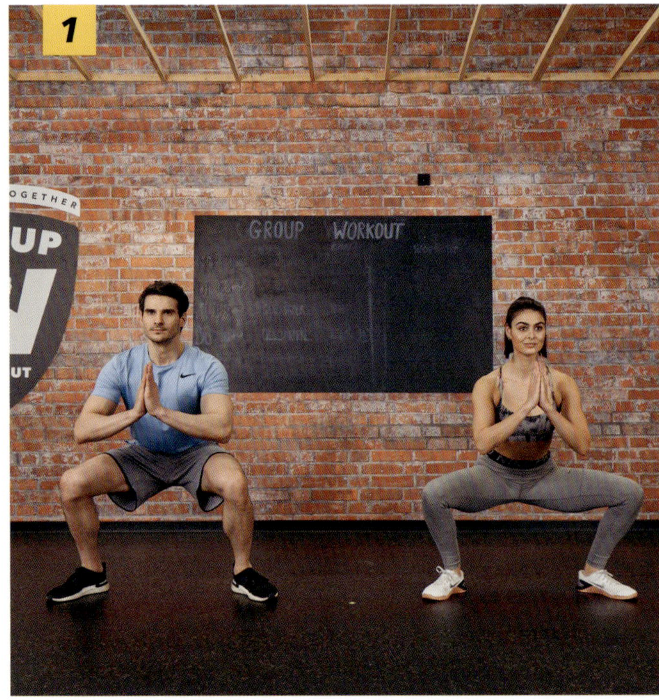

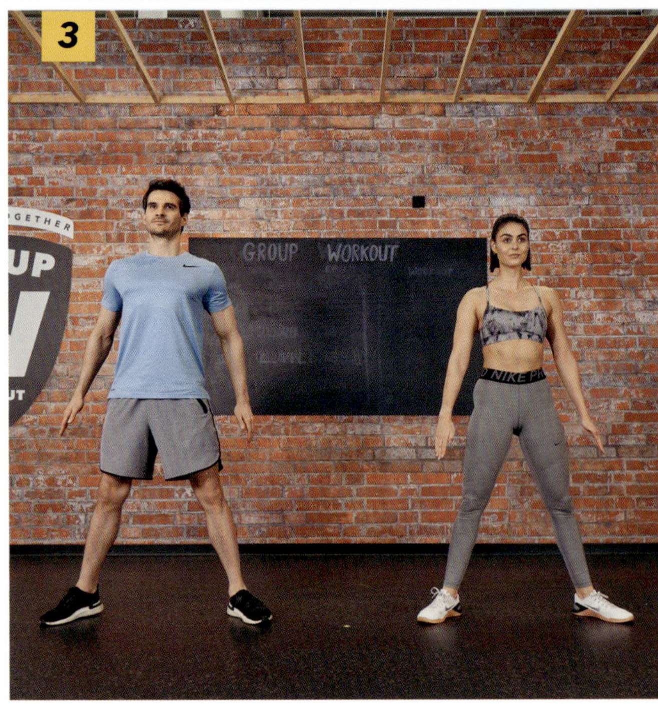

AUSGANGSPOSITION

» Stehe aufrecht. Die Beine sind etwas mehr als hüftbreit geöffnet. Die Fußspitzen sind nach außen gedreht.

» Lasse die Arme locker nach unten hängen.

AUSFÜHRUNG

1 Denke an die Sumo-Ringer und gehe wie die japanischen Kämpfer in die Hocke. Dein Po geht dabei nach hinten, als wolltest du dich auf einen Hocker setzen.

2 Bewege deine Arme, während du in die Hocke gehst, nach oben und lege die Hände auf Brusthöhe gegeneinander.

3 Verweile in dieser Position einen Moment und komme anschließend wieder aus der Hocke nach oben.

#05

AUSFALL-SCHRITT ZUR SEITE

12–15 WIEDERHOLUNGEN/SEITE

AUSGANGSPOSITION

» Stehe aufrecht. Die Beine sind etwa hüftbreit geöffnet.

» Lasse die Arme locker nach unten hängen.

AUSFÜHRUNG

1 Halte deine Arme mit übereinandergelegten Fäusten vor den Brustkorb.

2 Mache nun einen großen Ausfallschritt zur Seite. Das Schritt-Bein ist dabei gebeugt. Das andere Bein ist durchgestreckt.

3 Schiebe dich aus der Beugung von der Ferse aus in die gerade Haltung zurück.

4 Wiederhole die Übung auf der anderen Seite.

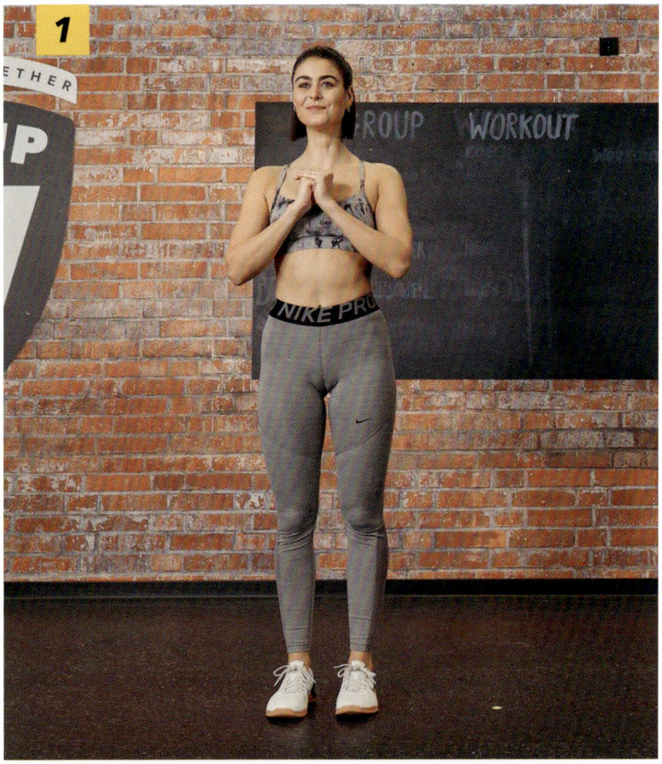

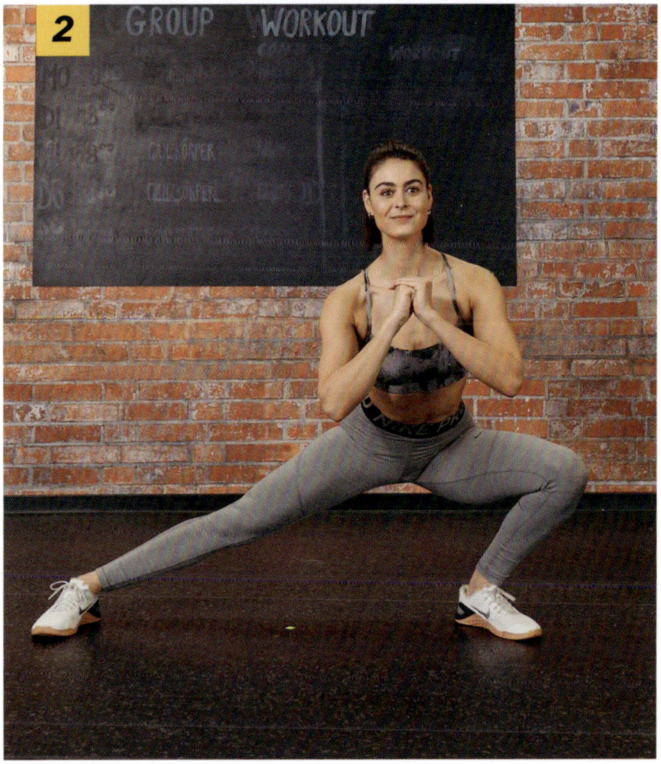

#BODY-WEIGHT

»BAUCH

#01 BEINHEBEN IM LIEGEN

#02 FAHRRADFAHREN

#03 PLANK

#04 FERSENGREIFEN

#05 SEITSTÜTZ AUF DEN KNIEN

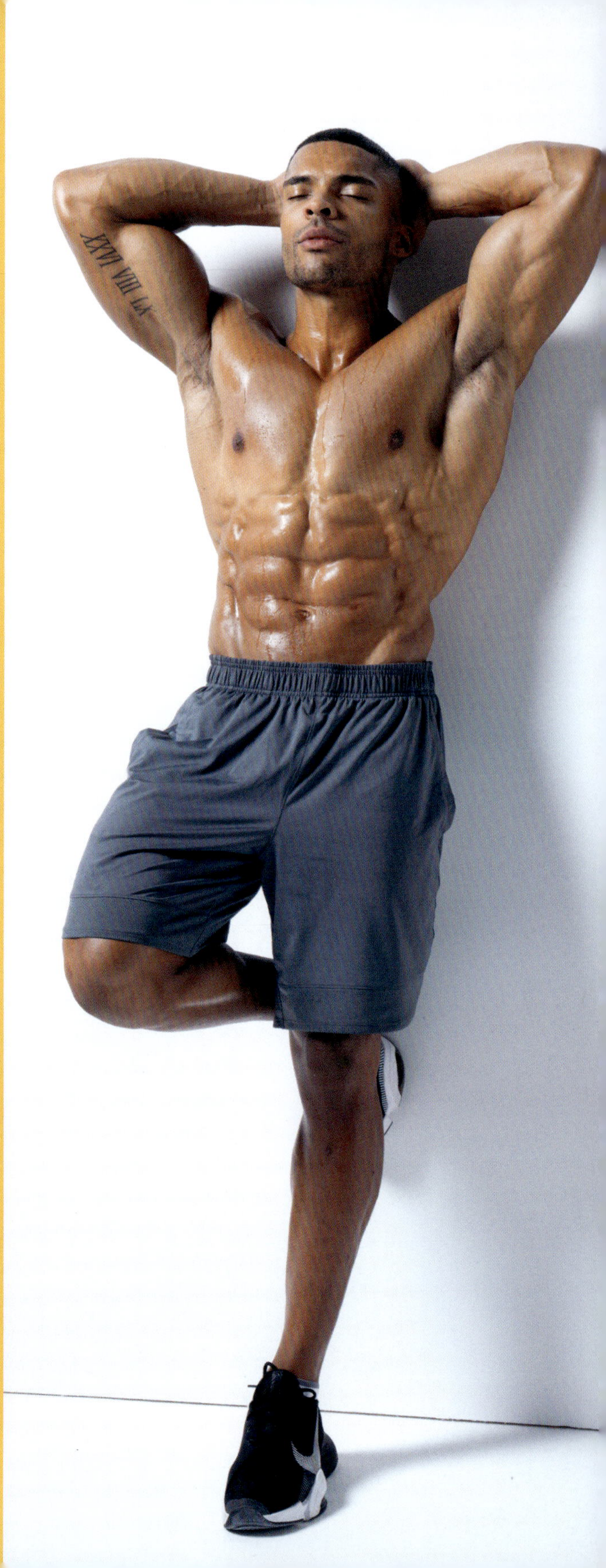

#01

BEINHEBEN IM LIEGEN

5-8 WIEDERHOLUNGEN

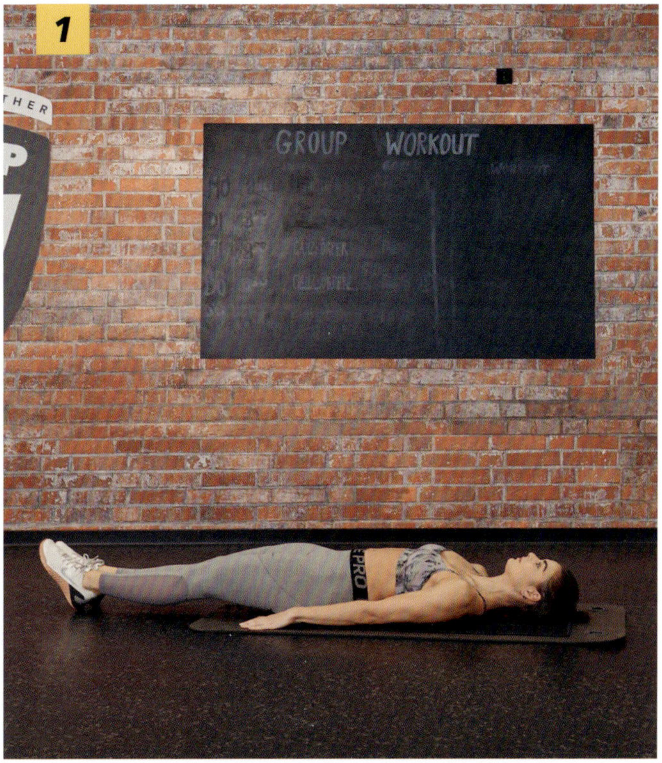

AUSGANGSPOSITION

» Lege dich gerade auf den Rücken. Deine Beine sind ausgestreckt.

» Lege die Arme dicht an deinen Körper. Die Handflächen liegen auf dem Boden auf.

» Richte deinen Blick zur Decke.

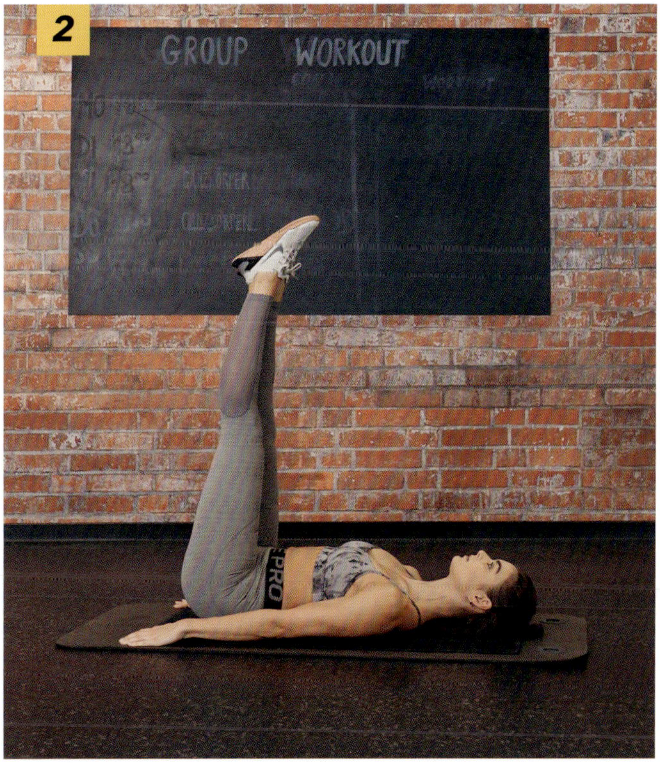

AUSFÜHRUNG

1 Spanne Po und Bauchmuskeln an.

2 Hebe nun beide Beine geschlossen und gestreckt an. Stelle dir dabei ein Seil vor, das an deinen Füßen befestigt ist und die Beine nach oben zieht. Ein bisschen helfen hierbei die in den Boden gedrückten Hände. Achte darauf, nicht ins Hohlkreuz zu fallen und den Nacken nicht zu überstrecken.

3 Halte diese Position und senke deine Beine dann langsam wieder ab.

4 Halte die Spannung in deinem Körper und hebe die Beine direkt noch einmal an.

#02

FAHRRAD-FAHREN

15–20 WIEDERHOLUNGEN/SEITE

AUSGANGSPOSITION

» Lege dich mit dem Rücken auf deine Matte. Die Füße sind aufgestellt.

» Bringe die Hände seitlich an deinen Kopf.

AUSFÜHRUNG

1 Hebe deinen Oberkörper langsam an. Steißbein und Lendenwirbel bleiben am Boden.

2 Drehe dich bereits beim Aufrichten zur Seite und bringe deinen rechten Ellenbogen mit deinem linken Knie zusammen. Winkle hierzu dein Bein an. Achte darauf, dass dein Kopf nicht auf deine Brust drückt, sondern in Verlängerung der Wirbelsäule bleibt.

3 Achte beim Verlassen der Position darauf, dass weder Oberkörper noch Bein ganz auf dem Boden aufliegen.

4 Halte die Spannung in deinem Körper und starte direkt im Anschluss mit der Kombination rechtes Knie, linker Ellenbogen.

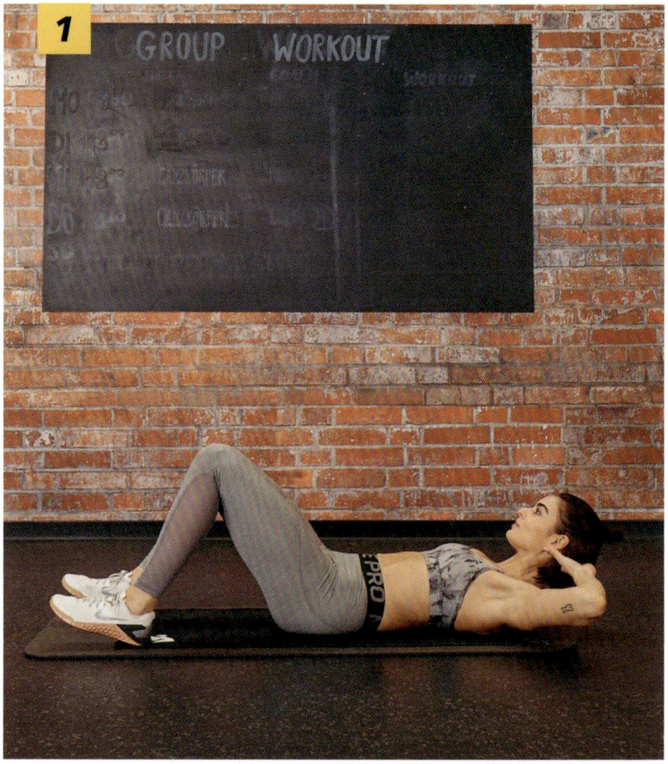

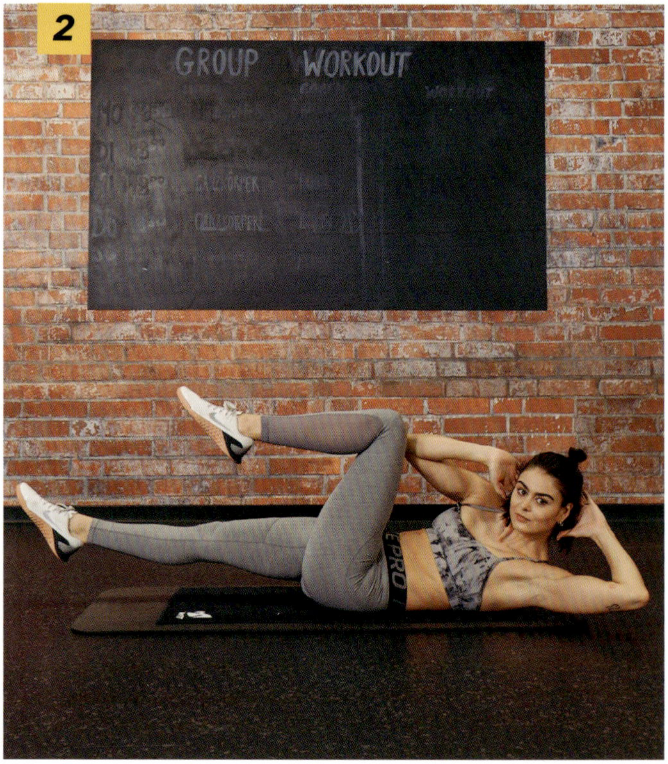

#03

PLANK

30-45 SEKUNDEN

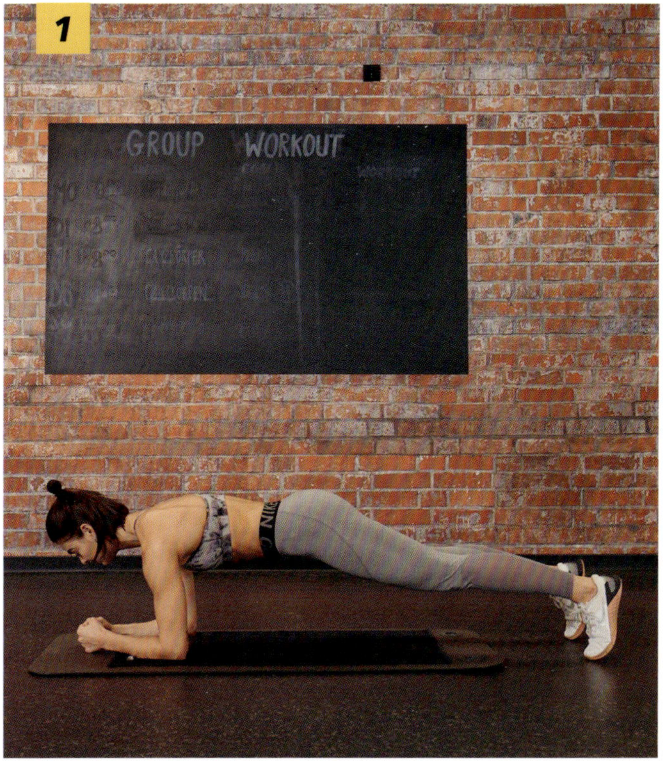

AUSGANGSPOSITION

» Lege dich flach auf den Bauch und stütze dich anschließend auf deine Unterarme. Die Schultergelenke befinden sich über den Ellenbogengelenken.

» Die Unterarme liegen mit der Innenseite auf dem Boden, die Hände greifen ineinander, Oberarm und Unterarm bilden einen 90-Grad-Winkel.

AUSFÜHRUNG

1 Halte nun den Rumpf in einer geraden Linie parallel zum Boden. Die Füße stehen auf den Zehenspitzen. Sie können zusammen- oder auseinanderstehen.

2 Solltest du starke Schmerzen im unteren Rücken bekommen, gehe aus der geraden Linie heraus, indem du dein Gesäß etwas nach oben schiebst. Das nimmt den Druck von deiner Lendenwirbelsäule und entlastet den Rücken.

#04

FERSEN-GREIFEN

20 WIEDERHOLUNGEN/SEITE

AUSGANGSPOSITION

» Lege dich mit dem Rücken auf den Boden. Die Füße stehen eine Fußlänge entfernt von deinem Po mit der Ferse auf dem Boden.

AUSFÜHRUNG

1 Löse deine Schulterblätter vom Boden und strecke deine Arme in Richtung Füße.

2 Versuche nun, abwechselnd die rechte und die linke Ferse mit den Fingern zu greifen. Die Lendenwirbelsäule hat während der gesamten Übung Bodenkontakt.

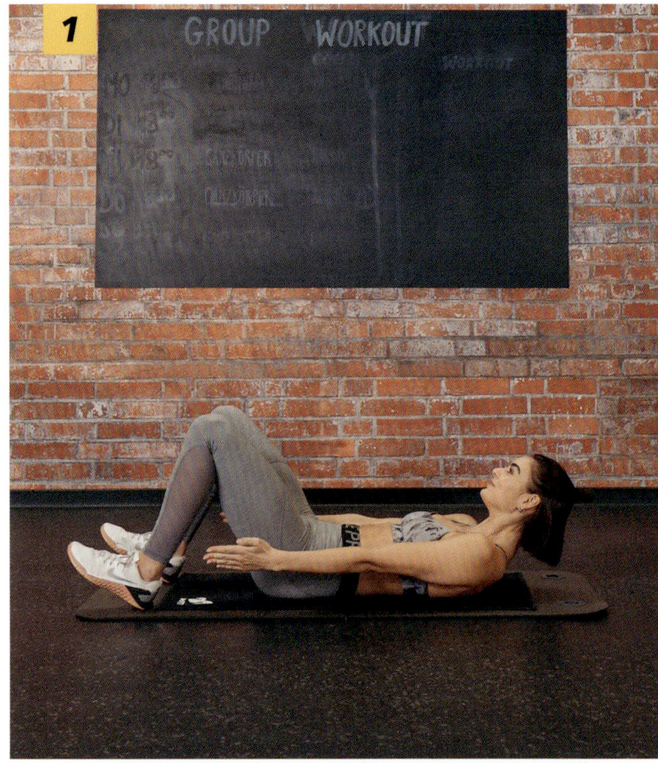

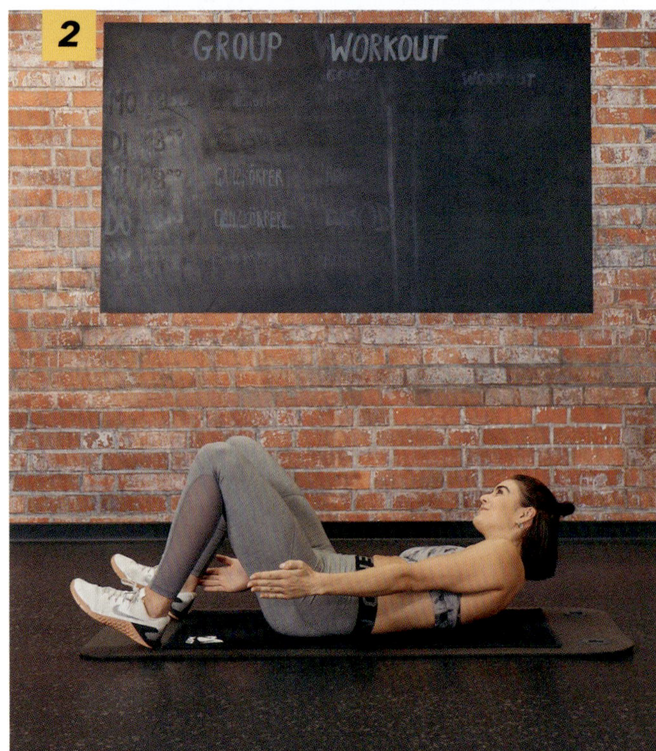

#05

SEITSTÜTZ AUF DEN KNIEN

20 WIEDERHOLUNGEN/SEITE

AUSGANGSPOSITION

» Du liegst seitlich auf dem Boden und bist auf einen deiner Ellenbogen gestützt. Die Belastung liegt auf dem unteren deiner Knie. Die Füße können übereinander oder seitlich versetzt liegen.

» Die Knie-Schulter-Linie muss möglichst gerade sein. Achte darauf, dass du deinen Po nicht nach hinten streckst.

» Lege die Hand des freien Arms auf deinen Oberschenkel oder in die Hüfte.

AUSFÜHRUNG

1 Bewege deine Hüfte mit einem kurzen Kick so weit wie möglich nach oben. Versuche, sie etwas zu überstrecken.

2 Senke die Hüfte dann wieder ab. Nach kurzem Bodenkontakt geht es erneut aufwärts.

3 Während der Übung sollte die Halswirbelsäule eine möglichst gerade Linie mit der Wirbelsäule bilden. Drehe deinen Kopf nicht nach oben und lege ihn auch nicht auf der Schulter ab.

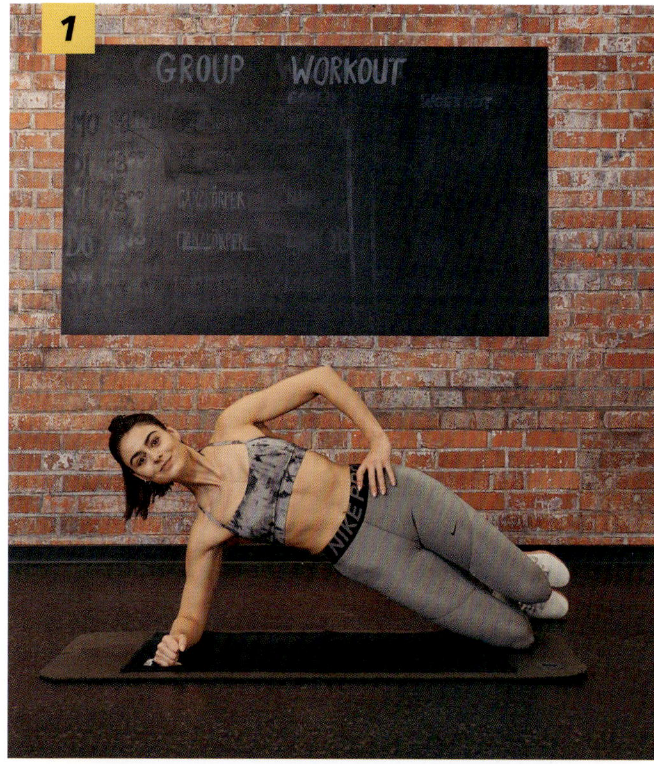

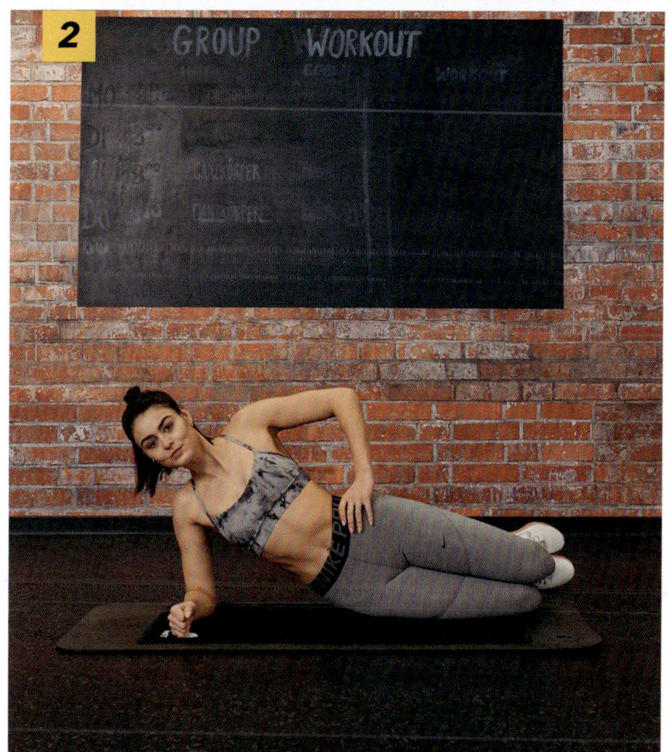

#BODY-WEIGHT

›› RUMPF

#01 SEITSTÜTZ-ROTATION

#02 SCHWIMMER

#03 VIERFÜßLER MIT DIAGONALE

#04 VW

#05 SUPERMAN-PLANK

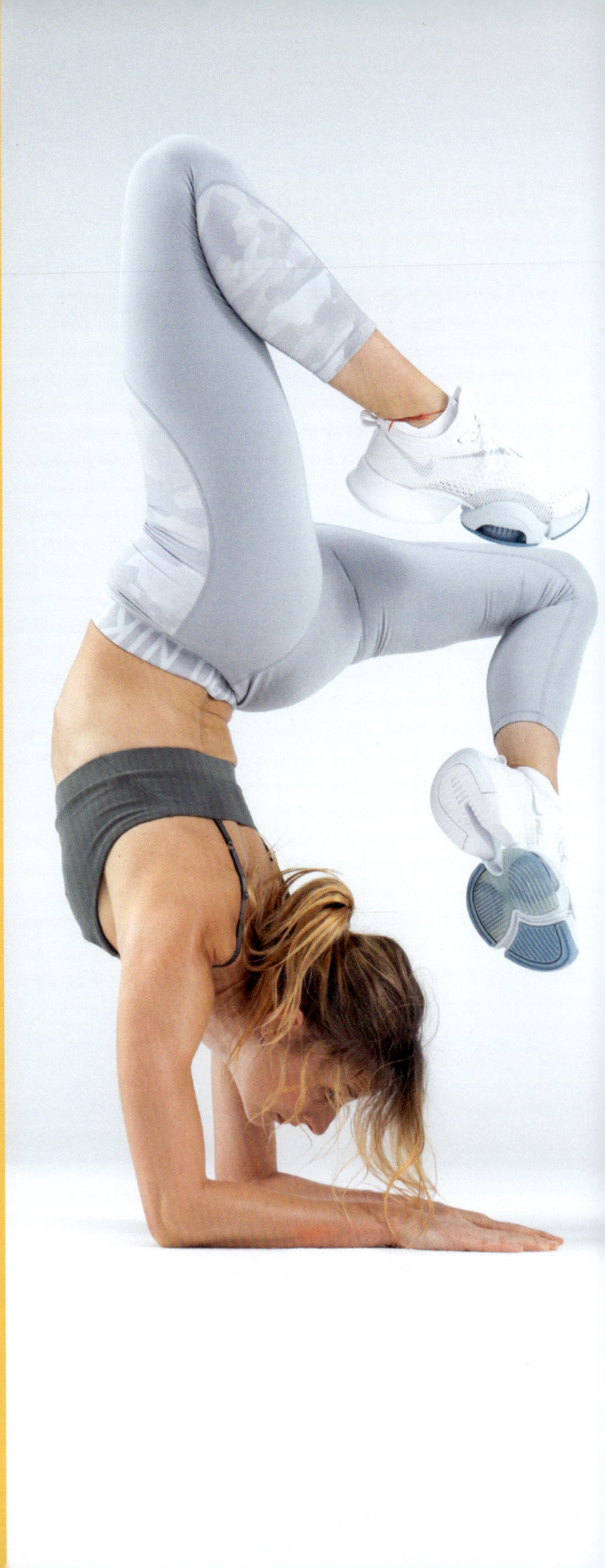

#01

SEITSTÜTZ-ROTATION

15–20 WIEDERHOLUNGEN/SEITE

AUSGANGSPOSITION

» Gehe in den Liegestütz. Deine Beine sind gestreckt. Die Fußspitzen aufgestellt.

» Dein Gewicht lagert auf den Fußspitzen und den gestreckten Armen, die unter deinen Schultern positioniert sind.

» Dein Körper bildet eine Gerade, dein Blick ist nach unten gerichtet.

AUSFÜHRUNG

1 Strecke nun einen Arm seitlich hoch in Richtung Decke. Drehe dabei den ganzen Körper in die seitliche Position und halte ihn gestreckt. Folge mit dem Blick deiner Hand nach oben. Dein Gewicht wird von den Füßen und einem Arm getragen.

2 Halte die Position und komm dann langsam in die Ausgangsposition zurück. Wechsle anschließend die Seite.

1

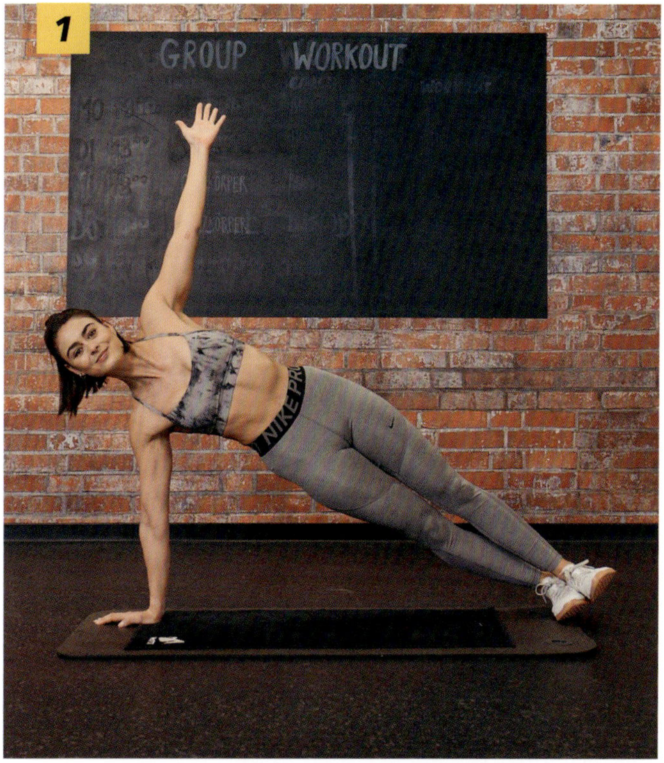

2

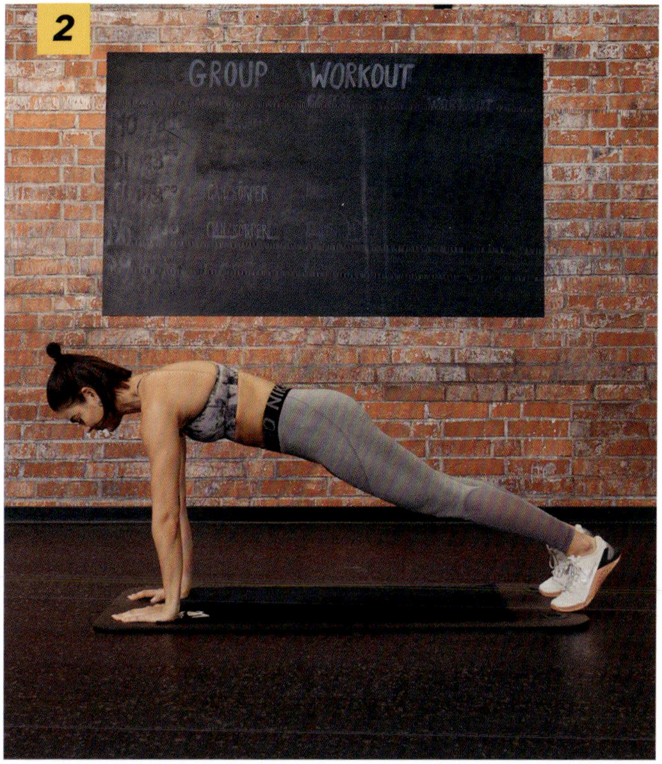

#02

SCHWIMMER

20 WIEDERHOLUNGEN

AUSGANGSPOSITION

» Lege dich bäuchlings ausgestreckt auf deine Matte und strecke die Arme nach vorne aus.

» Deine Beine sind ebenfalls gestreckt.

AUSFÜHRUNG

1 Jetzt brauchst du die volle Körperspannung. Mache deinen Rücken fest und spanne deinen Po an. Hebe dann Arme, Beine und Kopf an.

2 Nun wird geschwommen. Bringe Arme und Beine, jeweils diagonal versetzt, zusammen in Bewegung. Starte mit dem linken Arm und dem rechten Bein.

3 Versuche, Arm und Bein jeweils so weit wie möglich nach oben zu heben.

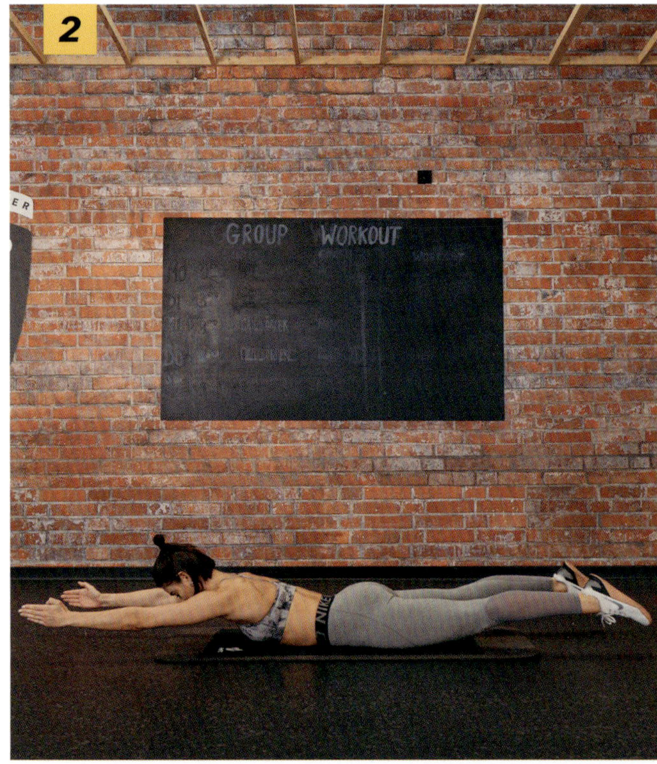

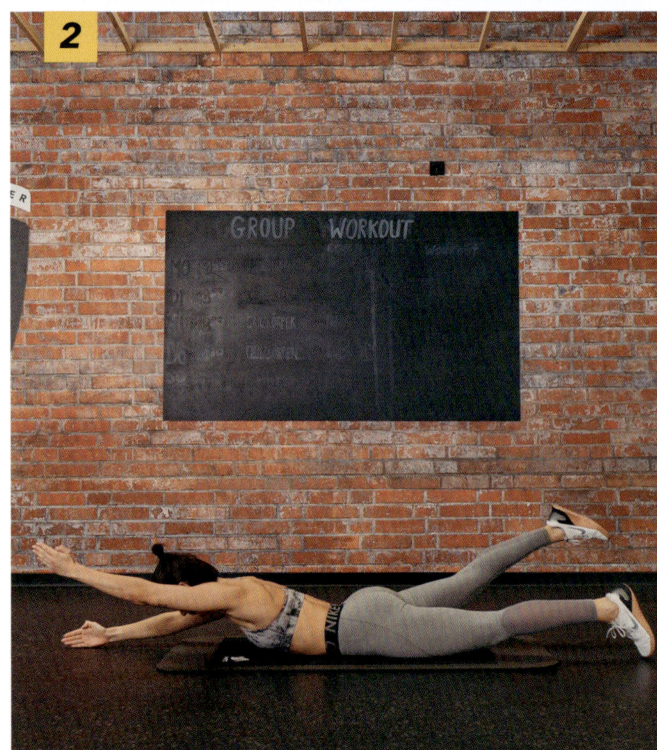

#03

VIERFÜẞLER MIT DIAGONALE

15-20 WIEDERHOLUNGEN/SEITE

AUSGANGSPOSITION

» Gehe in den Vierfüßlerstand. Die Fußspitzen sind aufgestellt.

» Deine Arme sind unter den Schultern positioniert. Das Gewicht ruht auf Füßen und Händen.

» Richte deinen Blick nach unten auf den Boden.

AUSFÜHRUNG

1 Nun geht es los: Hebe das rechte Bein und den linken Arm an, bis sie mit deinem Rücken eine Gerade bilden.

2 Führe nun das rechte Knie und den linken Ellenbogen unter deinem Rumpf zusammen. Bewege Arm und Bein nach der Berührung zurück in die Ausgangsposition.

3 Weiter geht es mit dem linken Bein und dem rechten Arm. Knie und Ellenbogen ausstrecken und dann unter dem Körper zusammenführen.

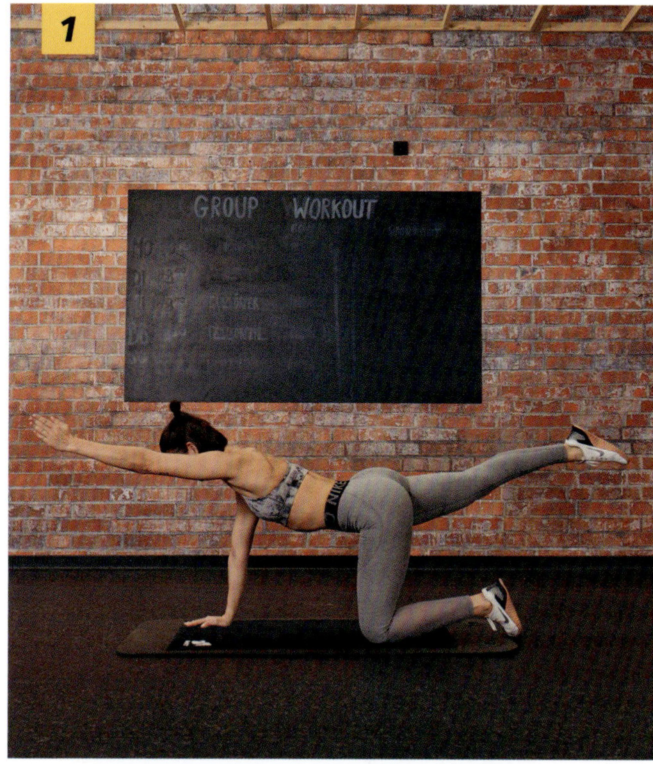

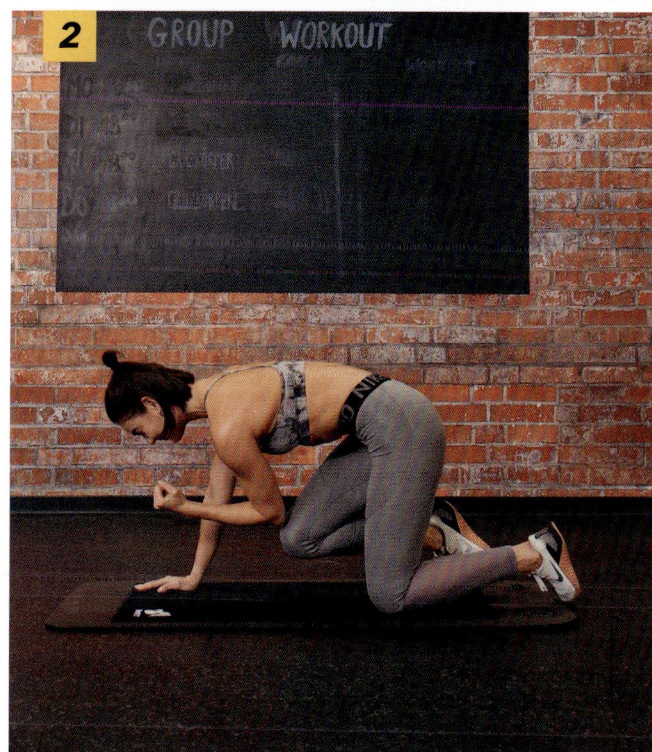

#04

VW

15-20 WIEDERHOLUNGEN

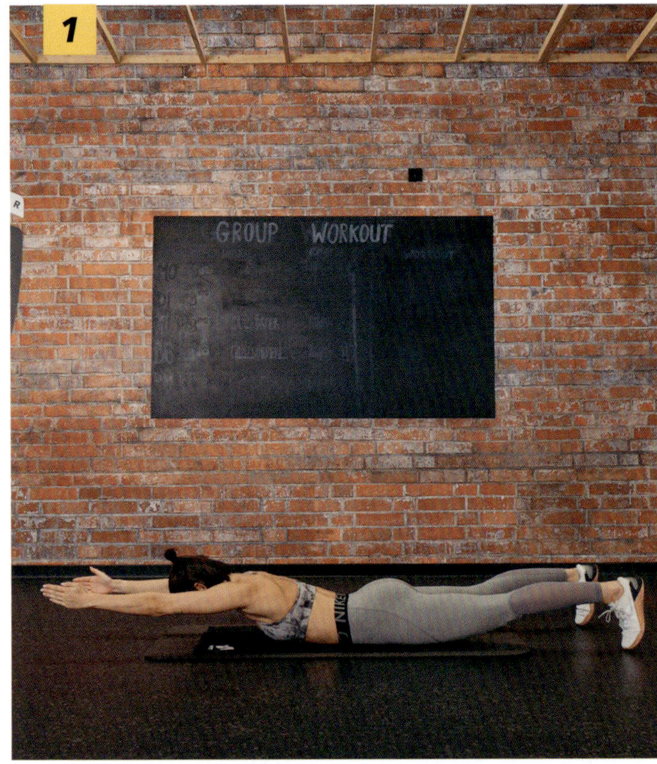

AUSGANGSPOSITION

» Lege dich mit dem Bauch auf deine Matte.

» Die Arme und Beine sind ausgestreckt. Die Fußspitzen stehen auf dem Boden auf. Die Handflächen zeigen zueinander.

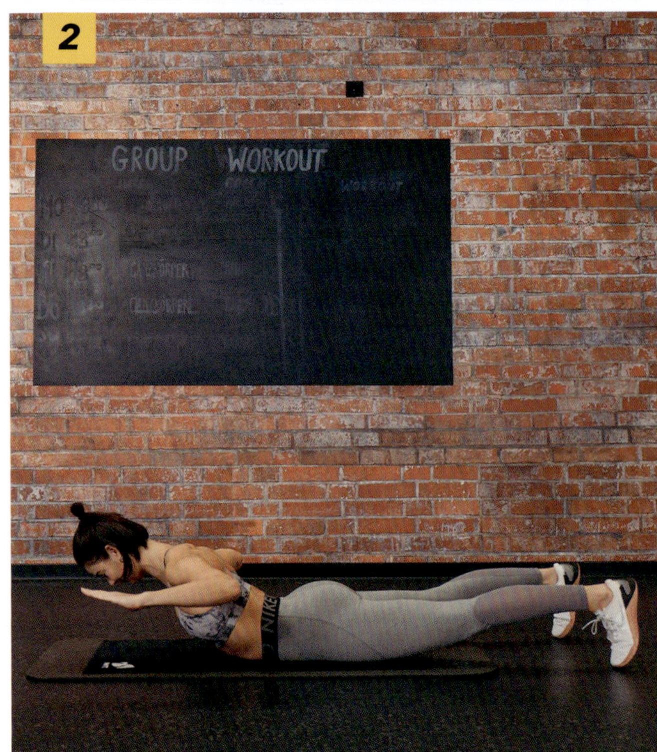

AUSFÜHRUNG

1 Spanne deine Muskeln an und hebe deinen Oberkörper etwas an. Auch die Arme lösen sich vom Boden.

2 Ziehe nun die Arme dicht am Körper entlang, an den Schulterblättern vorbei, nach hinten. Die Handflächen zeigen dabei nach unten. Achte auf die Spannung im Po!

#05

SUPERMAN-PLANK

10 WIEDERHOLUNGEN/SEITE

AUSGANGSPOSITION

» Gehe auf die Knie und stütze dich mit gestreckten Unterarmen ab. Die Hände berühren unterhalb der Schultern den Boden.

» Strecke die Beine aus und stelle die Fußspitzen auf. Die Füße stehen dicht zusammen.

AUSFÜHRUNG

1 Spanne den Bauch an. Durch deine Körperspannung sollen Rumpf und Beine eine Linie bilden.

2 Hebe nun den rechten Arm gestreckt nach vorne und das linke Bein mit geflextem Fuß nach oben.

3 Versuche, die Position einige Sekunden zu halten.

4 Kehre in die Ausgangsposition zurück und wiederhole die Übung auf der anderen Seite.

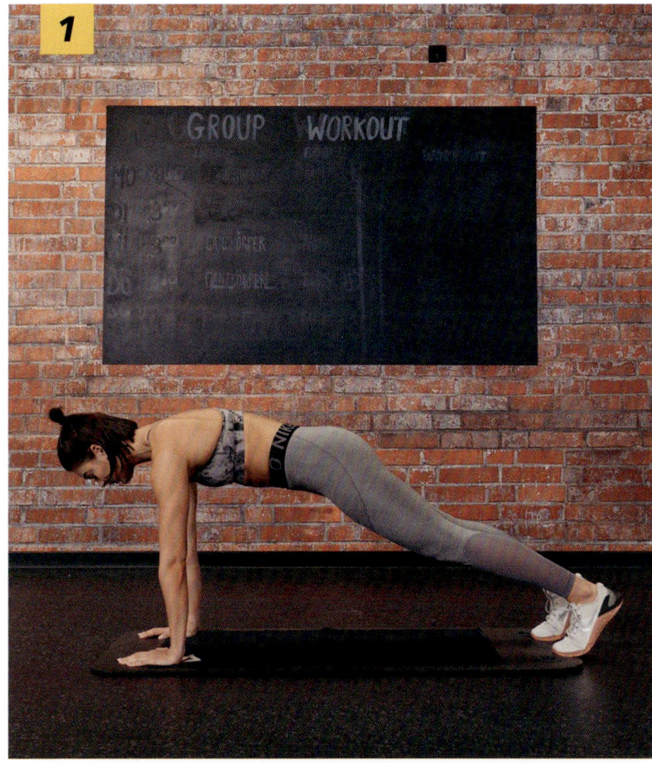

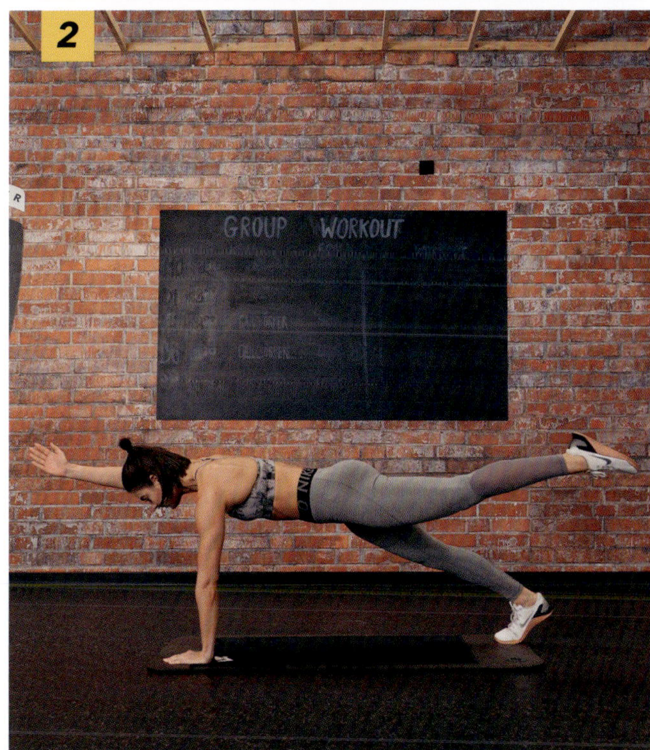

#BODY-WEIGHT

›› BRUST & ARME

#01 DIPS

#02 BIZEPSCURLS

#03 SCHULTERDRÜCKEN

#04 ENGE LIEGESTÜTZE

#05 WALKING PLANK

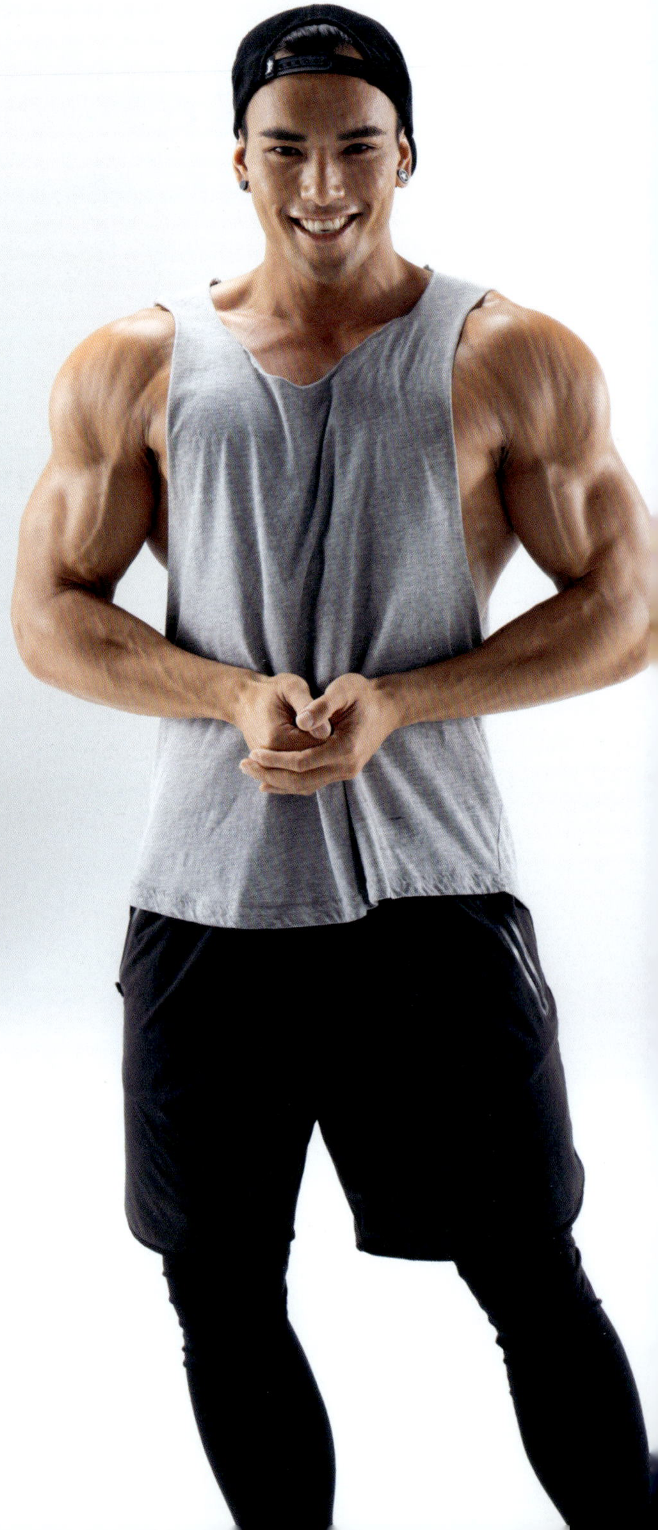

#01

DIPS

12-15 WIEDERHOLUNGEN

VORBEREITUNG

» Stelle einen stabilen Stuhl oder eine Box bereit. Platziere ihn auf einer Matte, dann verrutscht er nicht.

AUSGANGSPOSITION

» Stütze dich rücklings mit schulterbreit aufgesetzten Händen auf der Sitzfläche ab.

» Wandere nun mit den Füßen so weit weg vom Hocker, bis Knie- und Hüftgelenke einen 90-Grad-Winkel bilden.

» Dein Gewicht ruht auf den Händen. Die Fersen sind aufgestellt.

AUSFÜHRUNG

1 Nun gilt es, deinen Po in Bewegung zu bringen. Dazu werden die Arme so gebeugt, dass der Po immer weiter Richtung Boden kommt.

2 Die Oberarme sind in dieser Position fast parallel zum Boden. Der Rücken bleibt gerade.

3 Halte diese Position für einen Moment und drücke dich dann wieder nach oben.

4 Kurz bevor die Arme durchgestreckt sind, geht es schon wieder in die nächste Runde.

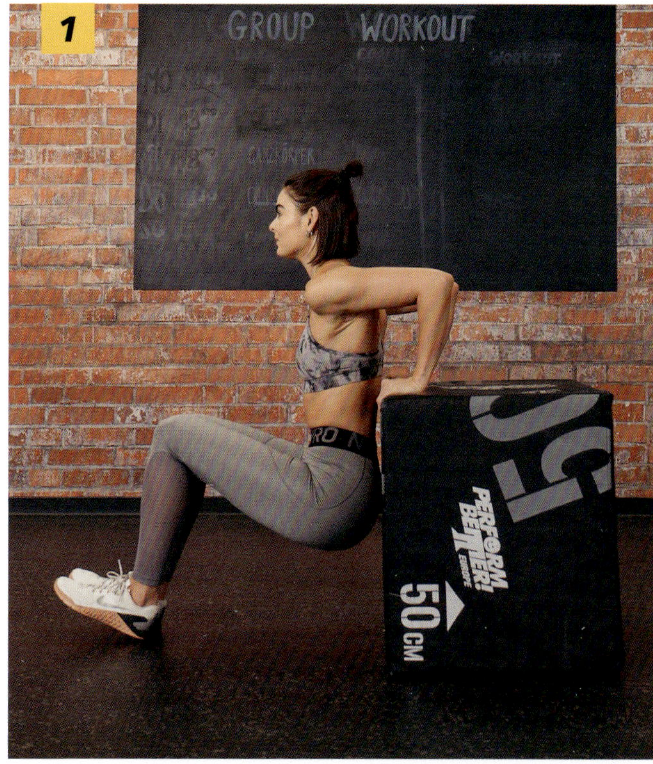

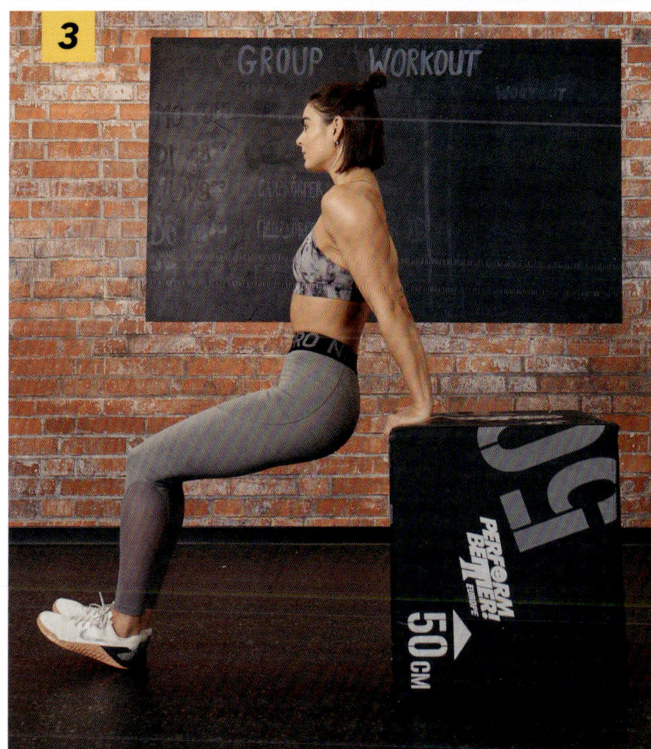

#02

BIZEPS CURLS

15 WIEDERHOLUNGEN

VORBEREITUNG

» Nimm eine Getränkekiste oder eine Gewichtstasche und fülle sie mit einigen gefüllten Wasserflaschen. Es macht nichts, wenn du mit zwei oder drei Flaschen startest. Du wirst dich steigern. Und die Übung hat es auch ohne Schwergewicht in sich.

AUSGANGSPOSITION

» Stehe aufrecht. Die Füße sind schulterbreit geöffnet. Halte die Oberarme eng am Körper. Die Getränkekiste oder die Gewichtstasche hältst du in den Händen vor dir.

AUSFÜHRUNG

1 Spanne den Bauch an, ziehe den Bauchnabel zur Wirbelsäule.

2 Nun winkelst du die Unterarme Richtung Schultern an, bis die Wasserkiste in Brusthöhe ist. Sie wird immer schön eng am Körper entlanggeführt.

3 Senke anschließend beide Unterarme langsam und kontrolliert ab. Lasse in der unteren Position die Arme leicht angewinkelt.

4 Du wirst bald spüren, wie dir die Übung immer leichter fällt. Dann kannst du deine Kiste nach und nach schwerer machen.

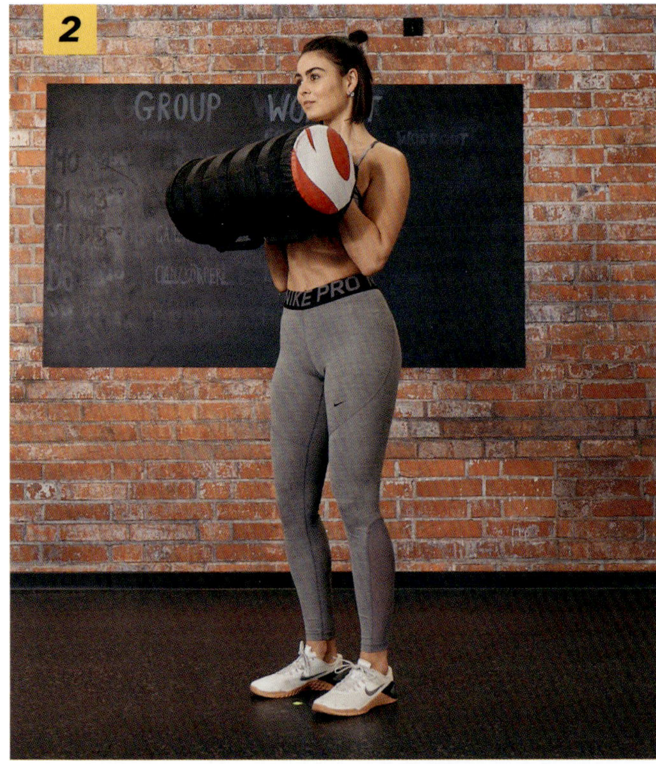

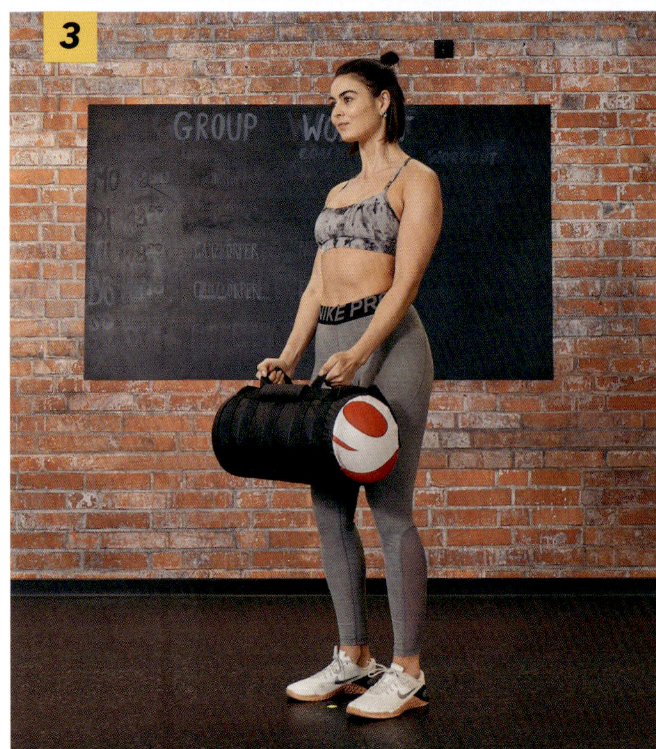

#03

SCHULTER-DRÜCKEN

15 WIEDERHOLUNGEN

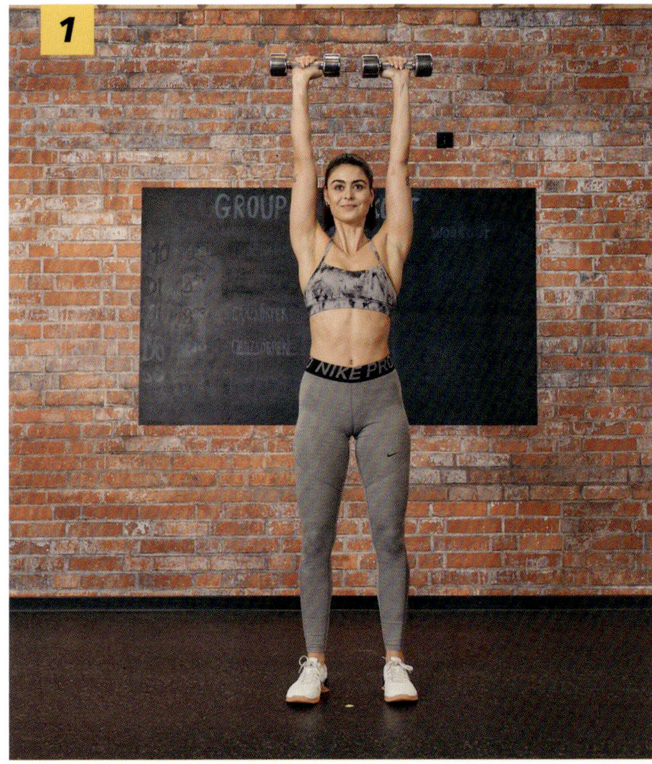

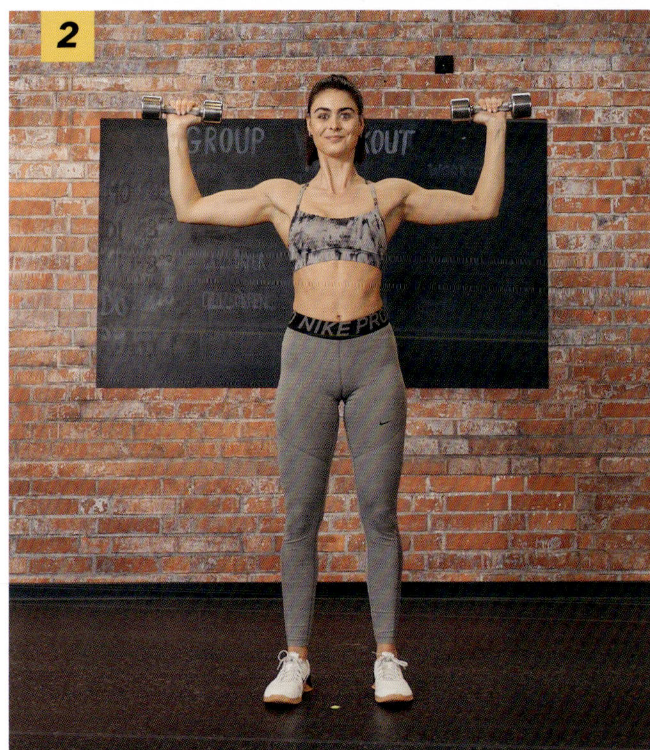

VORBEREITUNG

» Besorge dir zwei ½-Liter-Wasserflaschen oder zwei Kurzhanteln. Du kannst auch mit 1-Liter-Flaschen starten.

AUSGANGSPOSITION

» Stehe aufrecht. Die Füße sind etwa schulterbreit geöffnet.

» Halte deinen Rücken gerade, die Knie sind etwas nach außen gebeugt. Achte auch darauf, den Kopf gerade zu halten.

» Winkle deine Arme auf Brusthöhe in einem 90-Grad-Winkel nach oben an.

AUSFÜHRUNG

1 Drücke nun deine Arme mit den Wasserflaschen oder Kurzhanteln nach oben. Führe die Gewichte über deinem Kopf zusammen, bis sie sich fast berühren. Deine Arme bleiben dabei ganz leicht gebeugt.

2 Lasse deine Arme langsam wieder nach unten sinken. Bleibe, auch wenn es wieder nach oben geht, schön langsam.

#04

ENGE LIEGE-STÜTZE

10–12 WIEDERHOLUNGEN

AUSGANGSPOSITION

» Gehe in die Liegestützposition. Dein Körper bildet eine gerade Linie. Die Fußspitzen sind aufgestellt.

» Für den Anfang kannst du deine Knie während dieser Übung auch abstützen.

AUSFÜHRUNG

1 Senke deinen Oberkörper langsam nach unten. Deine Ellenbogen sind beim Einwinkeln der Arme eng an den Körper gelegt.

2 Dein Kopf bleibt in einer Linie mit der Wirbelsäule. Richte deinen Blick zum Boden.

3 Beuge dich aus den Armen heraus langsam hoch und runter. Halte die Körperspannung und lasse immer etwas Luft zwischen dir und der Matte.

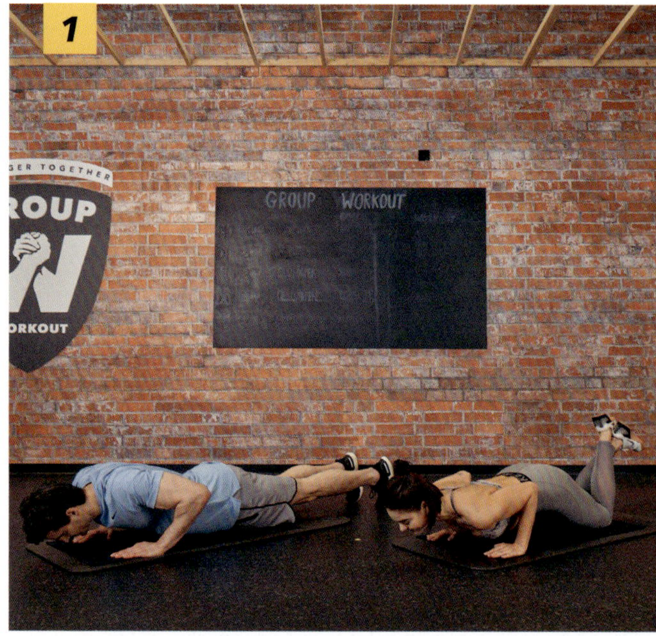

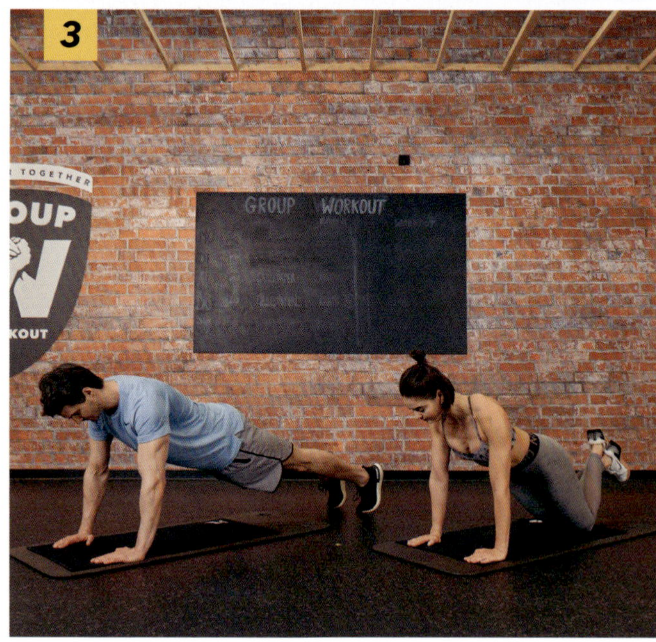

#05

WALKING PLANK

5-8 WIEDERHOLUNGEN

AUSGANGSPOSITION

» Lege dich ausgestreckt auf den Bauch. Die Fußspitzen sind aufgestellt

» Deine Arme liegen eng am Körper. Lege deine Handflächen auf Brusthöhe auf den Boden.

AUSFÜHRUNG

1 Baue Körperspannung auf und drücke dich in den Unterarmstütz hoch. Dabei bleibt die Wirbelsäule gerade und die Beine werden nicht bewegt.

2 Drücke dich nun aus dem Unterarmstütz in die Liegestützposition, zunächst mit dem linken, dann mit dem rechten Arm.

3 Kehre nun wieder in den Unterarmstütz zurück, zunächst mit dem rechten, dann mit dem linken Arm.

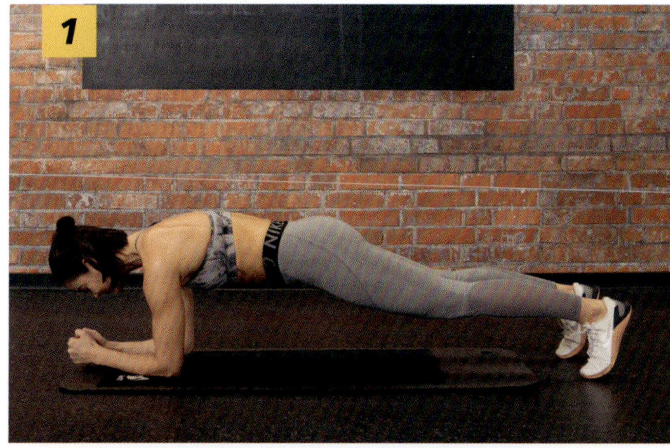

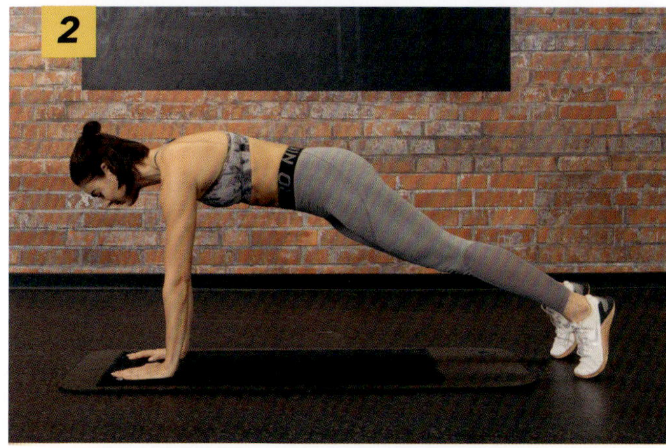

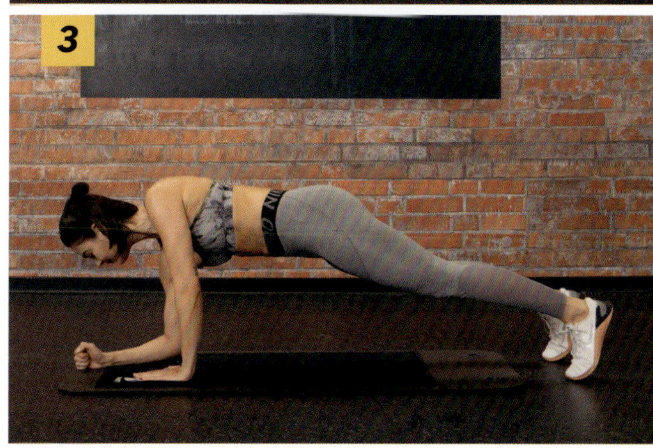

#GERÄTE-TRAINING

›› BEINE

#01 BEINBEUGER LIEGEND
#02 BEINPRESSE
#03 AUSFALLSCHRITT
#04 HÜFTHEBEN
#05 BEINSTRECKER

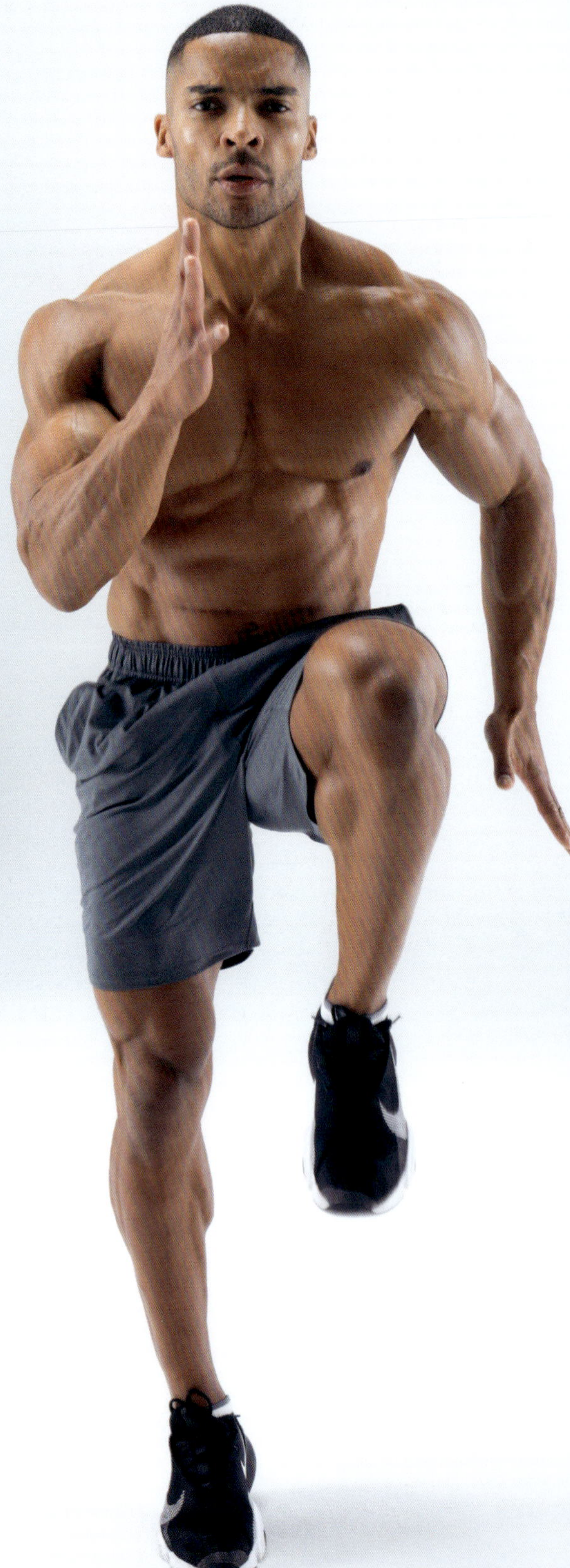

#01

BEINBEUGER LIEGEND

3 SÄTZE/12 WIEDERHOLUNGEN

VORBEREITUNG

» Wähle dein Gewicht aus.

» Lege dich mit dem Bauch auf das Polster.

» Stelle die Polsterrolle auf Sprunggelenkshöhe ein.

» Mit den Händen greifst du an die Handgriffe neben dem Sitz.

AUSFÜHRUNG

1 Ziehe die Unterschenkel langsam bis zum Anschlag Richtung Po. Halte das Gewicht hier 1–2 Sekunden.

2 Gehe nun langsam zurück in die Ausgangsstellung. Achte darauf, die Beine nicht vollständig durchzustrecken.

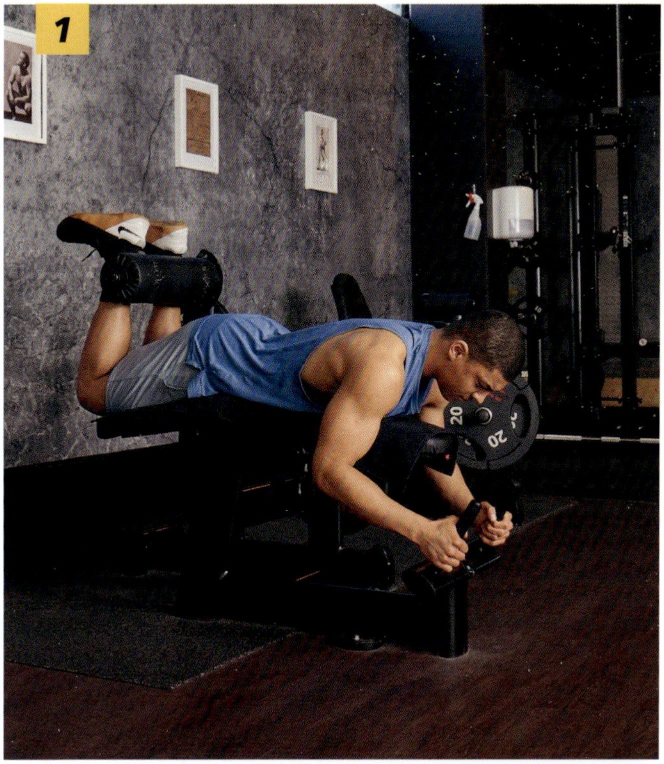

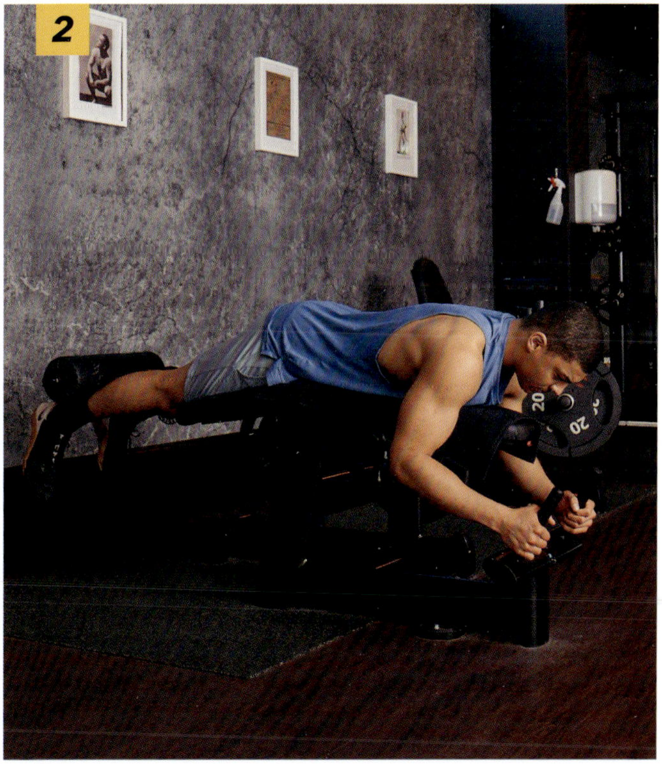

#02

BEINPRESSE

3 SÄTZE/12 WIEDERHOLUNGEN

VORBEREITUNG

» Wähle dein Gewicht aus.

» Setze dich auf das Sitzpolster und presse den unteren Rücken an die Lehne.

» Drücke die Füße hüftbreit parallel gegen die Fußplatte. Zwischen Ober- und Unterschenkel sollte etwa ein 90-Grad-Winkel sein.

» Mit den Händen greifst du an die Handgriffe neben dem Sitz.

AUSFÜHRUNG

1 Strecke deine Beine. Achte darauf, sie nicht ganz durchzustrecken, um sie nicht falsch zu belasten.

2 Senke das Gewicht nun langsam und kontrolliert wieder ab. Führe dazu die Knie Richtung Schultern. Die Knie sollten hierbei nicht nach innen fallen.

3 Senke das Gewicht nur so weit ab, dass sich unterer Rücken und Po nicht vom Sitz heben.

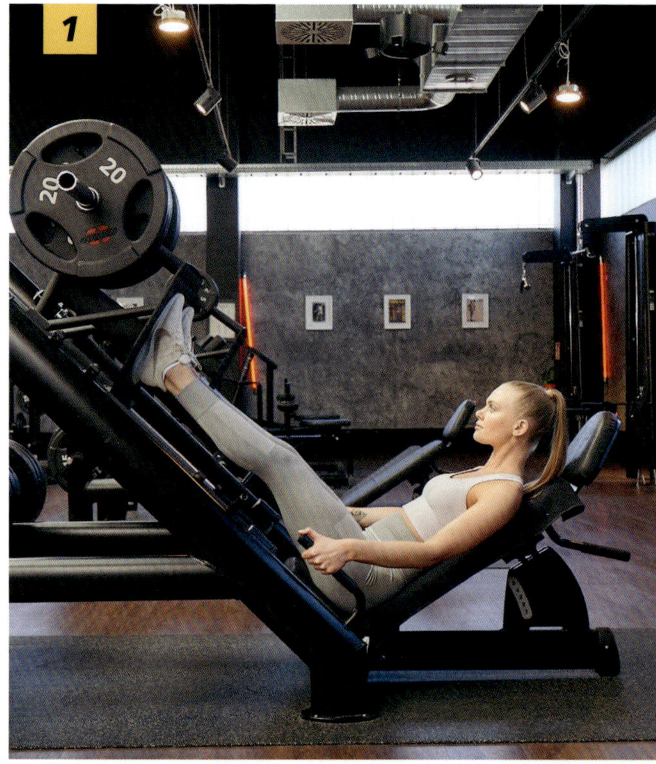

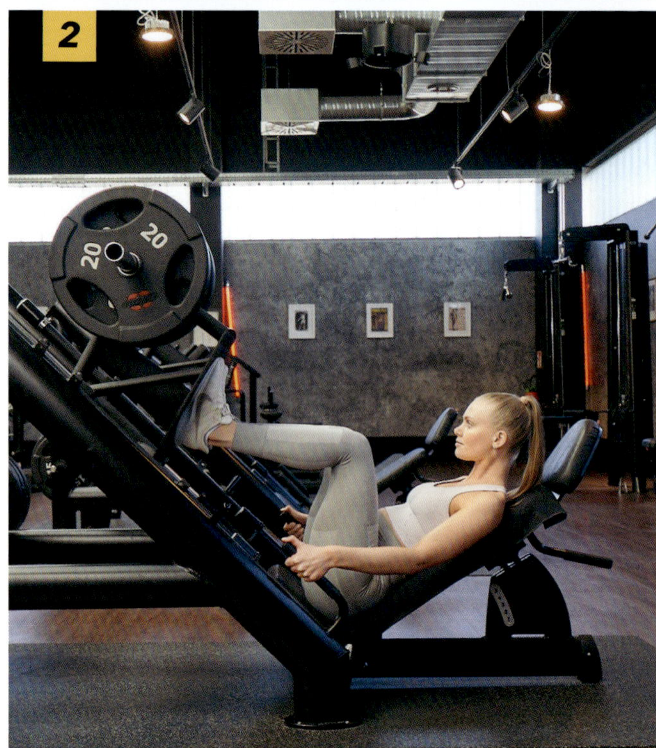

#03

AUSFALL-SCHRITT

3 SÄTZE/12 WIEDERHOLUNGEN/ SEITE

VORBEREITUNG

» Wähle das Gewicht der Kurzhanteln und greife mit jeder Hand eine Hantel.

» Stehe aufrecht. Die Füße sind hüftbreit geöffnet.

» Dein Rücken ist gerade, dein Blick nach vorne gerichtet.

» Setze dein linkes Bein nach vorne.

AUSFÜHRUNG

1 Senke das rechte Knie bis knapp über dem Boden ab. Oberkörper und Knie bleiben in einer Linie, lasse dabei zwischen Knie und Unterschenkel einen 90-Grad-Winkel entstehen. Dein linkes Knie sollte hierbei nicht über die Fußspitze hinausragen.

2 Drücke dich dann aus Ferse und Po zurück in die Ausgangsstellung nach oben.

3 Nach den Wiederholungen kommst du wieder in den aufrechten Stand und wechselst die Seite.

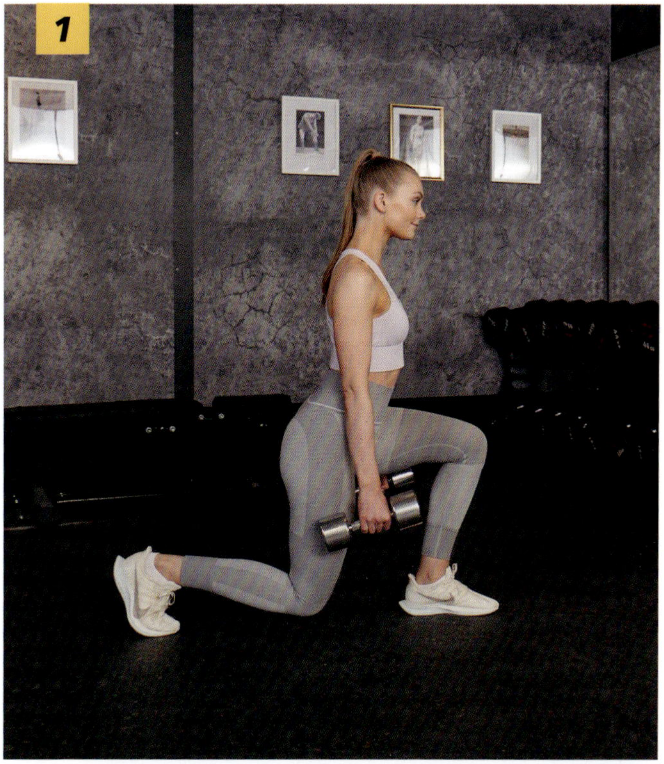

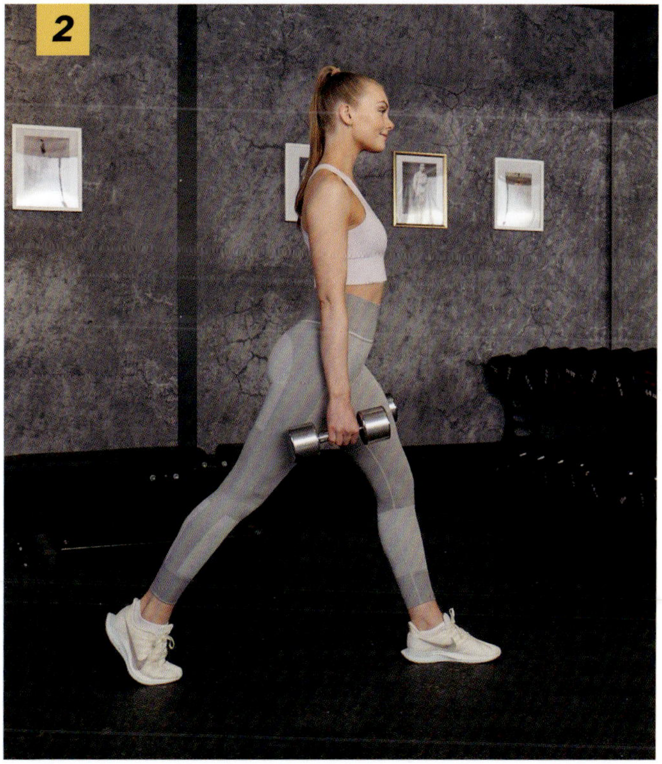

#04

HÜFTHEBEN

3 SÄTZE/12 WIEDERHOLUNGEN

VORBEREITUNG

» Setze dich auf den Boden des Geräts, mit dem Rücken an die Bank gelehnt.

» Platziere die Langhantel quer über deinem Schoß. Nutze ein Langhantelpolster, da das Gewicht sonst etwas unangenehm auf den Beckenbereich drücken kann.

» Richte deinen Blick nach oben oder schaue nach vorne.

» Deine Füße stehen stabil auf dem Boden. Halte die Langhantel mit beiden Händen fest. Anschließend lehnst du dich mit dem oberen Rücken auf die Bank, um deinen Körper zu stabilisieren.

AUSFÜHRUNG

1 Drücke die Hantel mit deiner Hüfte nach oben. Deine Füße stemmst du dabei gegen den Boden. Schultern und Fußstellung sollten deinen kompletten Körper stabilisieren.

2 Sobald deine Hüfte maximal gestreckt ist, senkst du sie langsam wieder nach unten ab, bis du dich wieder in der Ausgangsposition befindest.

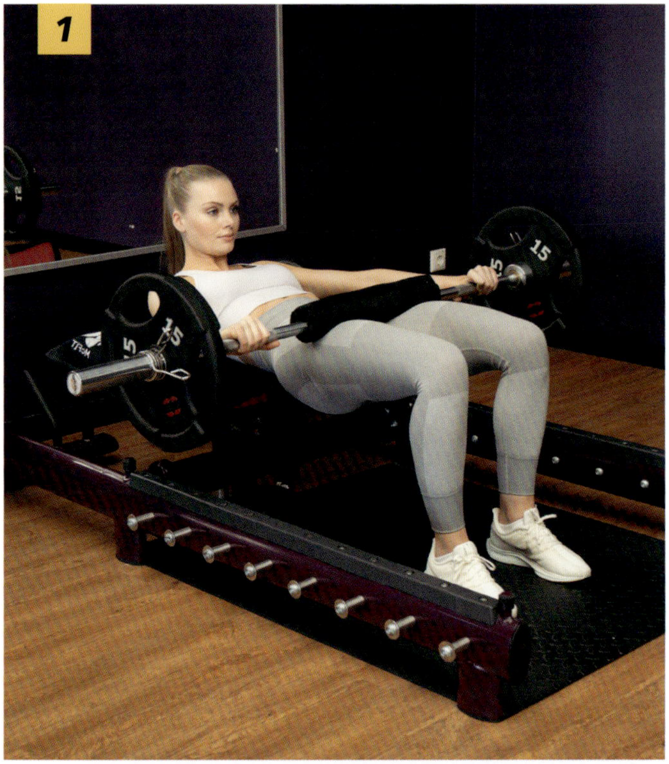

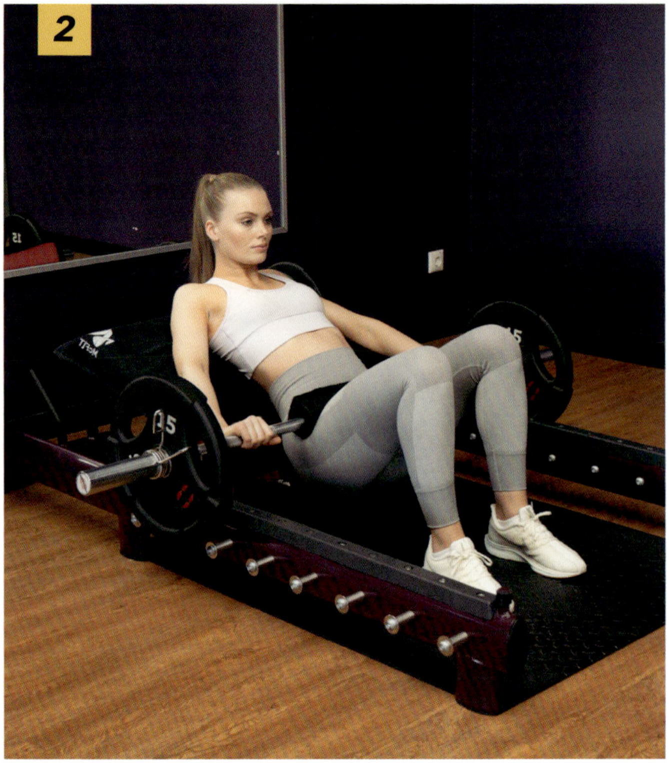

#05

BEINSTRECKER

3 SÄTZE/12 WIEDERHOLUNGEN

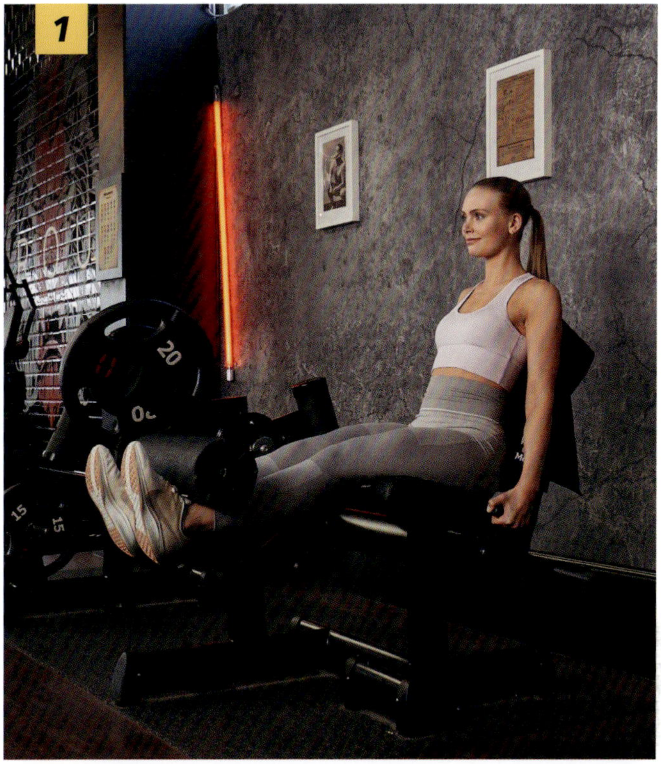

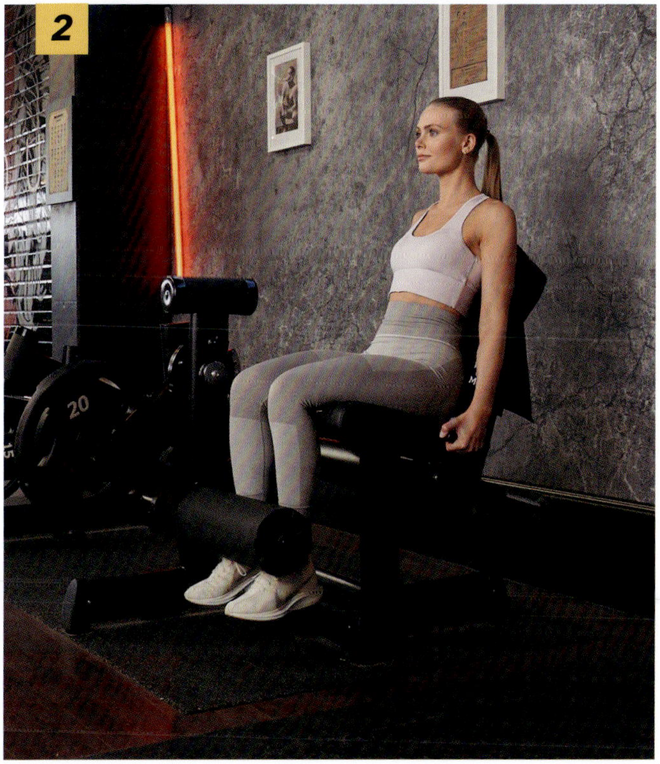

VORBEREITUNG

» Wähle dein Gewicht aus.

» Stelle das Rückenpolster so ein, dass deine Knie auf Höhe der Achse liegen, an der die Gewichtskonstruktion hängt.

» Positioniere das Fußpolster knapp über Knöchelhöhe.

» Setze dich nun auf das Sitzpolster und drücke deinen Rücken an das hintere Polster.

» Deine Fußspitzen zeigen nach oben.

» Baue Bauchspannung auf.

AUSFÜHRUNG

1 Hebe die Unterschenkel nach oben, bis sie fast parallel zum Boden sind. Achte darauf, deine Beine nicht komplett durchzustrecken.

2 Senke nun die Unterschenkel kontrolliert wieder nach unten ab.

#GERÄTE-TRAINING

››SCHULTER

#01 SEITHEBEN

#02 SCHULTERDRÜCKEN MIT KURZHANTELN (SITZEND)

#03 FACE PULLS MIT SEIL AM KABELZUG

#04 FRONTHEBEN MIT GEWICHTSCHEIBE

#05 ARNOLD PRESS MIT KURZHANTELN

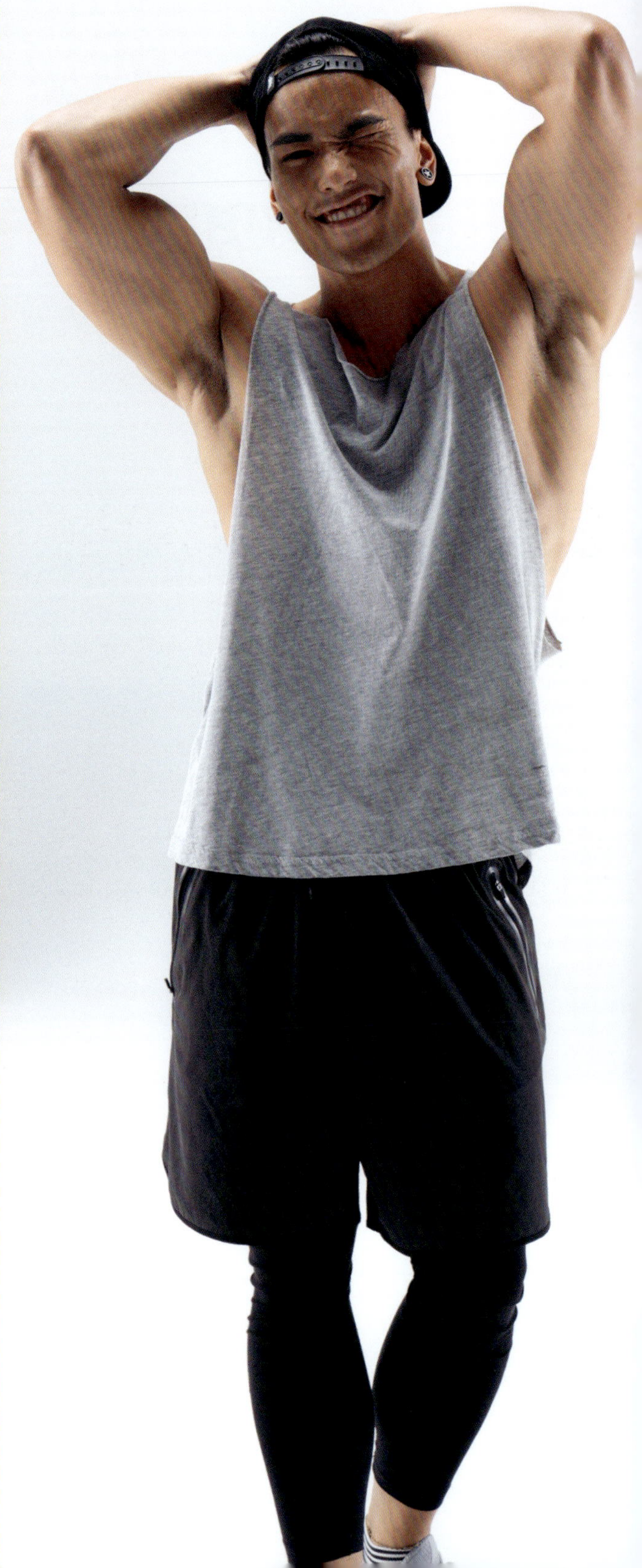

#01

SEITHEBEN

3 SÄTZE/12 WIEDERHOLUNGEN

VORBEREITUNG

» Wähle das Gewicht der Kurzhanteln und greife mit jeder Hand eine Hantel.

» Achte auf einen stabilen Stand: Deine Füße stehen hüftbreit geöffnet, deine Knie sind leicht gebeugt.

» Halte den Rücken gerade und den Blick nach vorne gerichtet.

» Halte die Hanteln seitlich neben den Oberschenkeln.

AUSFÜHRUNG

1 Hebe die Hanteln seitlich an, bis sie auf Schulterhöhe sind, deine Handrücken zeigen dabei nach oben. Winkle deine Arme leicht an.

2 Senke die Kurzhanteln kontrolliert wieder neben den Oberschenkeln ab.

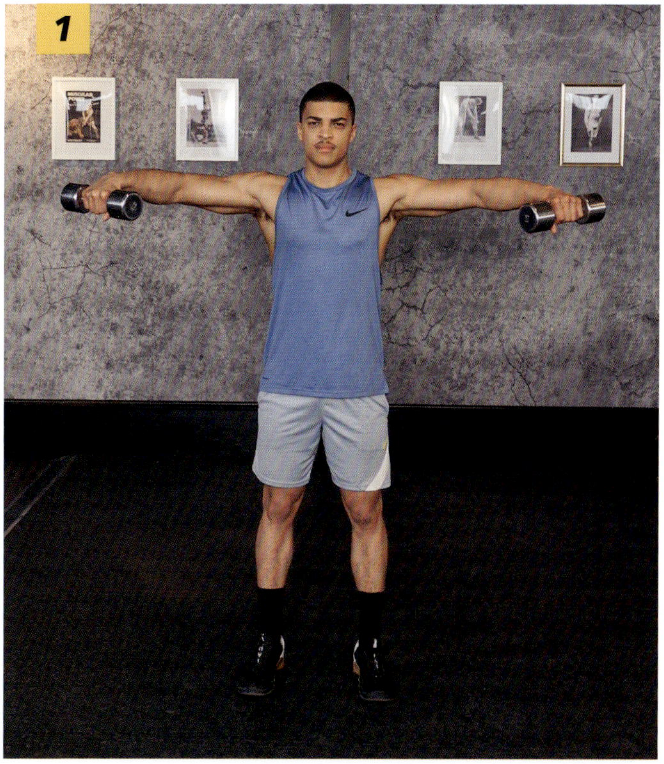

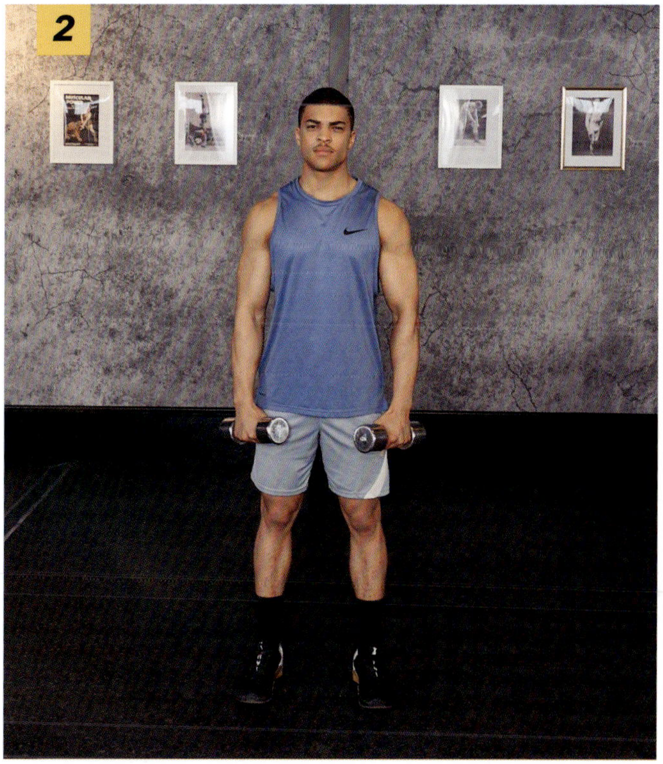

#02

SCHULTER-DRÜCKEN MIT KURZHANTELN (SITZEND)

3 SÄTZE/12 WIEDERHOLUNGEN

VORBEREITUNG

» Wähle das Gewicht der Kurzhanteln.

» Stelle die Hantelbank auf 80 Grad und umfasse mit jeder Hand eine Kurzhantel.

» Setze dich auf die Bank und drücke deinen Rücken gegen das Polster.

» Baue Bauchspannung auf.

» Hebe die Kurzhanteln an und drehe die Unterarme nach außen in den Obergriff, sodass zwischen Unter- und Oberarmen ein 90-Grad-Winkel entsteht.

AUSFÜHRUNG

1 Drücke die Kurzhanteln nach oben und führe sie über dem Kopf zusammen. Die Arme sind dabei nicht komplett durchgestreckt.

2 Senke die Kurzhanteln wieder ab, bis sie auf Ohrenhöhe sind.

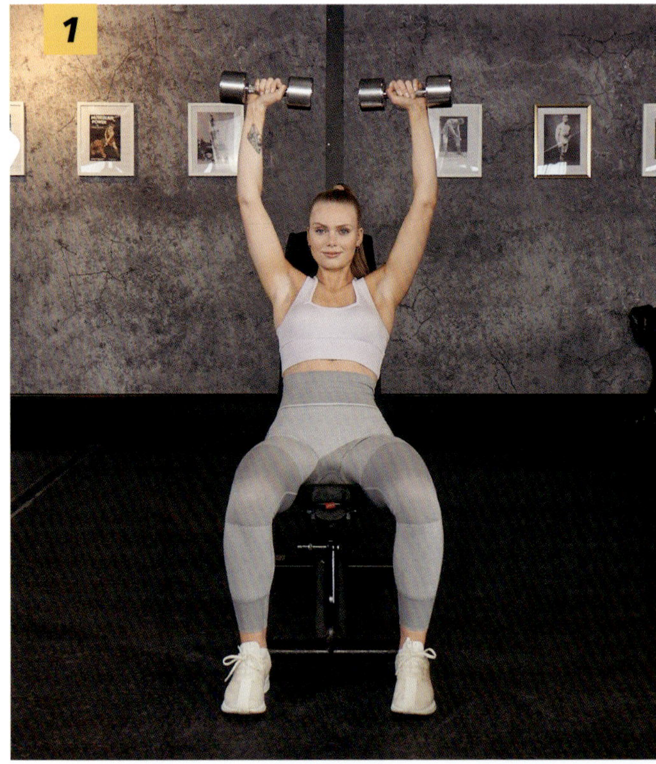

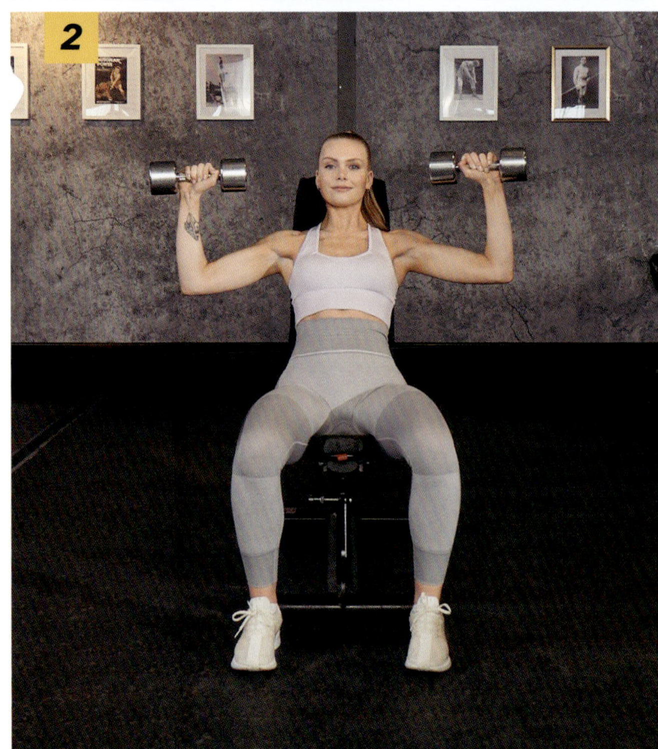

#03

FACE PULLS MIT SEIL AM KABELZUG

3 SÄTZE/12 WIEDERHOLUNGEN

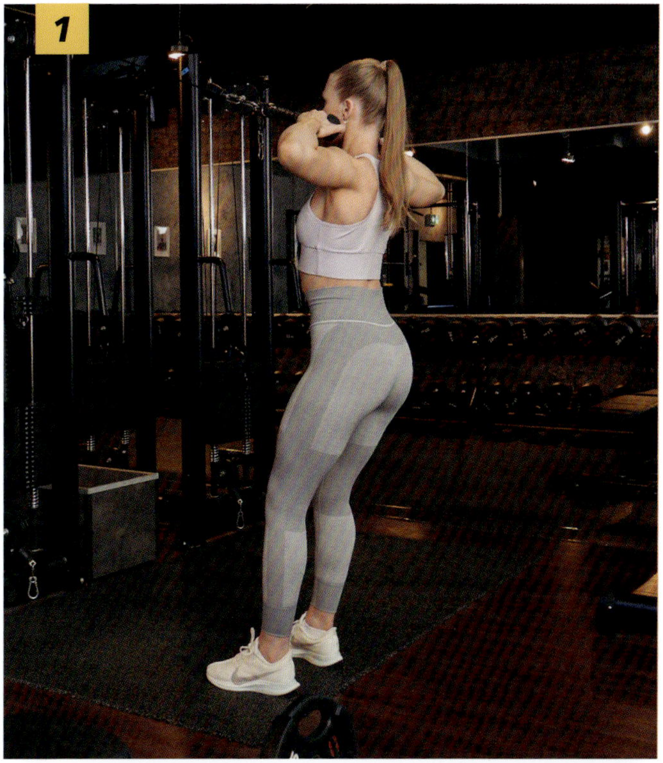

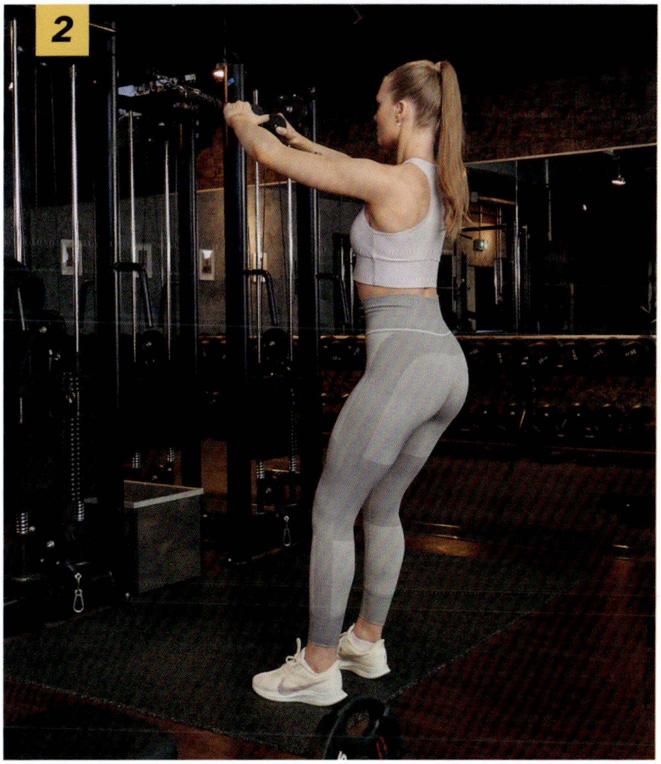

VORBEREITUNG

» Stelle das Gewicht am Kabelzug ein. Der Seilgriff muss oben am Seilzug befestigt werden.

» Gehe in einen aufrechten Stand, die Füße sind dabei parallel etwa hüftbreit geöffnet.

» Gehe leicht in die Knie und lehne dich etwas nach hinten, um das Gleichgewicht besser halten zu können.

» Greife das Seil vom Kabelzug mit beiden Händen. Die Handflächen zeigen zueinander, die Daumen nach unten.

» Strecke die Arme aus und halte die Ellenbogen leicht gebeugt.

AUSFÜHRUNG

1 Ziehe das Seil heran, sodass es fast Kontakt mit der Nase hat. Deine Ellenbogen führen die Bewegung nach hinten, bis die Oberarme knapp hinter den Schultern sind, die Hände führst du dabei seitlich am Kopf vorbei. Die Oberarme bilden einen 90-Grad-Winkel mit dem Rumpf. Achte darauf, die Schulterblätter nicht nach oben zu ziehen.

2 Bewege nun die Hände wieder nach vorne und führe das Gewicht kontrolliert zurück.

#04

FRONTHEBEN MIT GEWICHT-SCHEIBE

3 SÄTZE/12 WIEDERHOLUNGEN

VORBEREITUNG

» Wähle dein Gewicht (Gewichtscheibe oder 2 Kurzhanteln).

» Stehe aufrecht. Die Füße sind hüftbreit geöffnet.

» Greife die Gewichtsscheibe seitlich oder umfasse mit jeder Hand eine Kurzhantel. Die Handflächen zeigen zu deinem Körper.

» Lasse deine Arme, leicht gebeugt, seitlich nach unten hängen.

» AUSFÜHRUNG

1 Hebe deine Arme kontrolliert mit dem Gewicht auf Brusthöhe an und halte diese Position einige Sekunden.

2 Senke das Gewicht anschließend kontrolliert wieder nach unten ab.

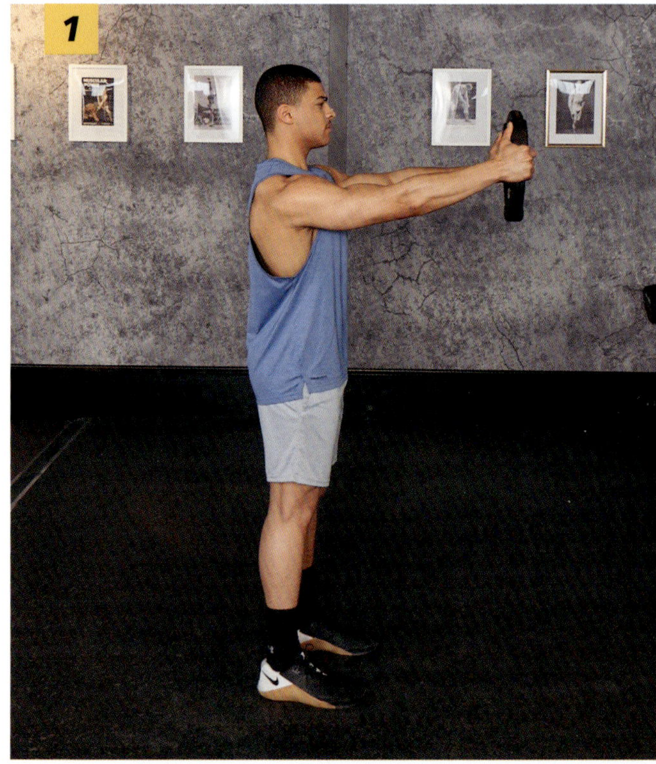

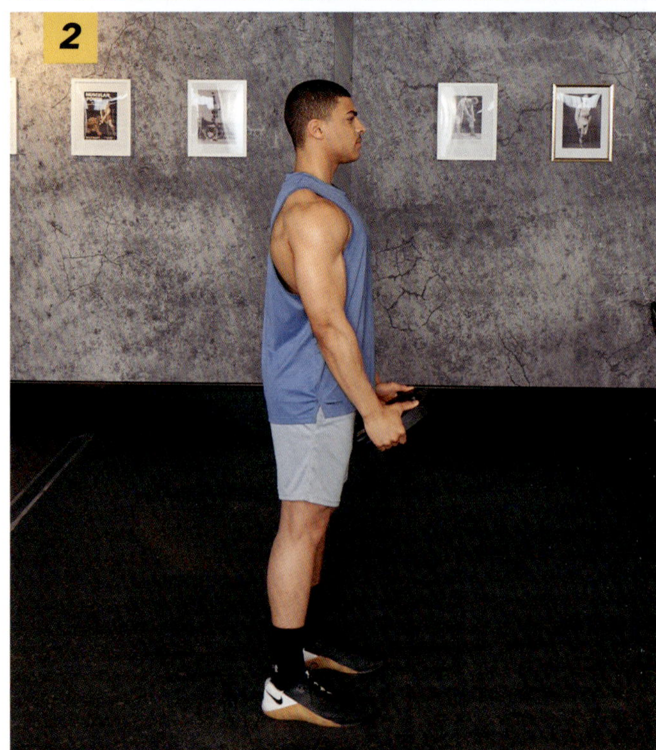

#05

ARNOLD PRESS MIT KURZ-HANTELN

3 SÄTZE/12 WIEDERHOLUNGEN

VORBEREITUNG

» Wähle das Gewicht der Kurzhanteln.

» Setze dich auf die Bank und halte den Rücken gerade.

» Nimm mit jeder Hand eine Hantel. Beuge die Arme und bringe die Hanteln vor den Körper. Die Ellenbogen sind auf Schulterhöhe, die Handflächen zeigen zueinander.

AUSFÜHRUNG

1 Öffne die Arme zur Seite. Deine Handflächen zeigen dabei zum Körper.

2 Drücke die Hanteln kontrolliert nach oben, bis die Arme fast gestreckt sind. Drehe dabei die Handflächen so, dass sie in der Endposition nach vorne zeigen.

3 Senke die Hanteln anschließend kontrolliert wieder bis auf Ohrenhöhe ab und führe deine Arme zurück vor den Körper. Drehe dabei die Handflächen zurück in die Ausgangsposition.

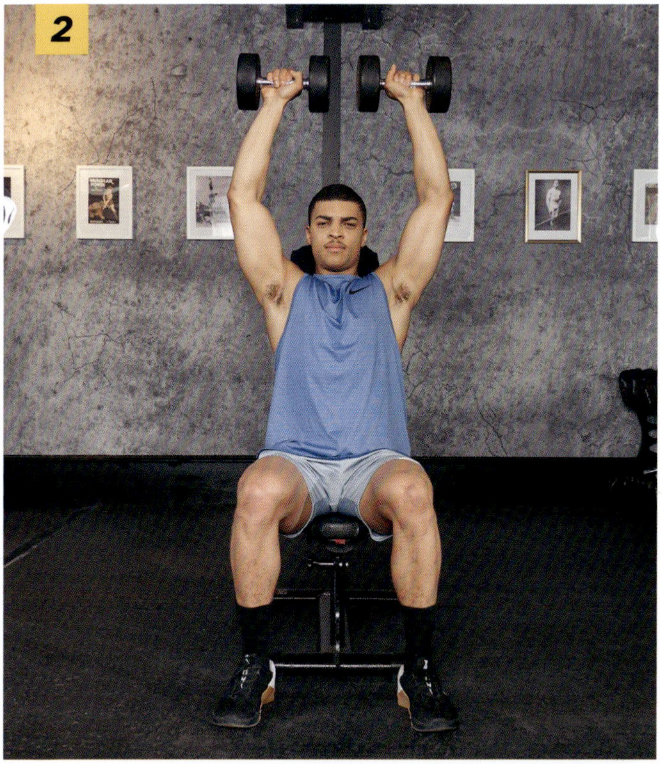

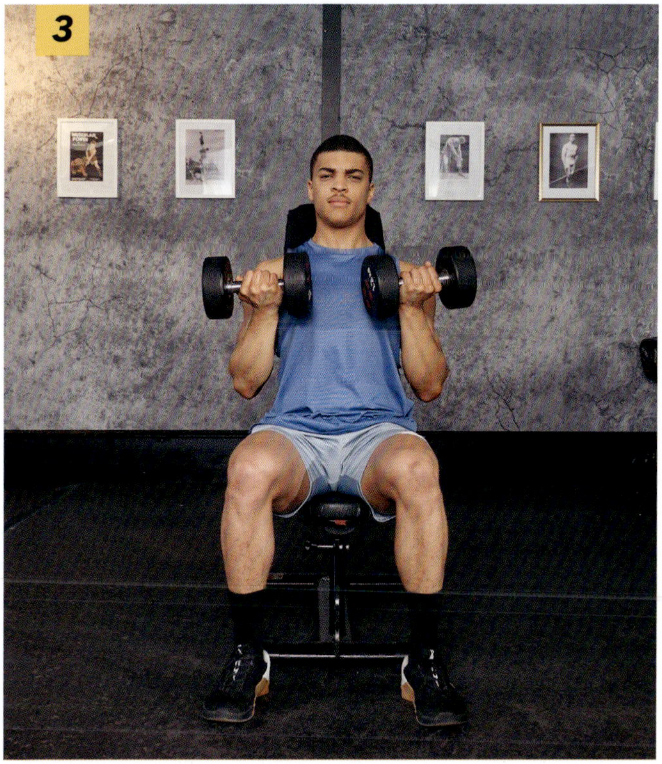

#GERÄTE-TRAINING

›› RÜCKEN

#01 RUDERN SITZEND

#02 KURZHANTEL-RUDERN AN DER BANK

#03 LATZUG MIT STANGE (BREIT)

#04 LATZUG (ENG)

#05 UNTERER RÜCKEN

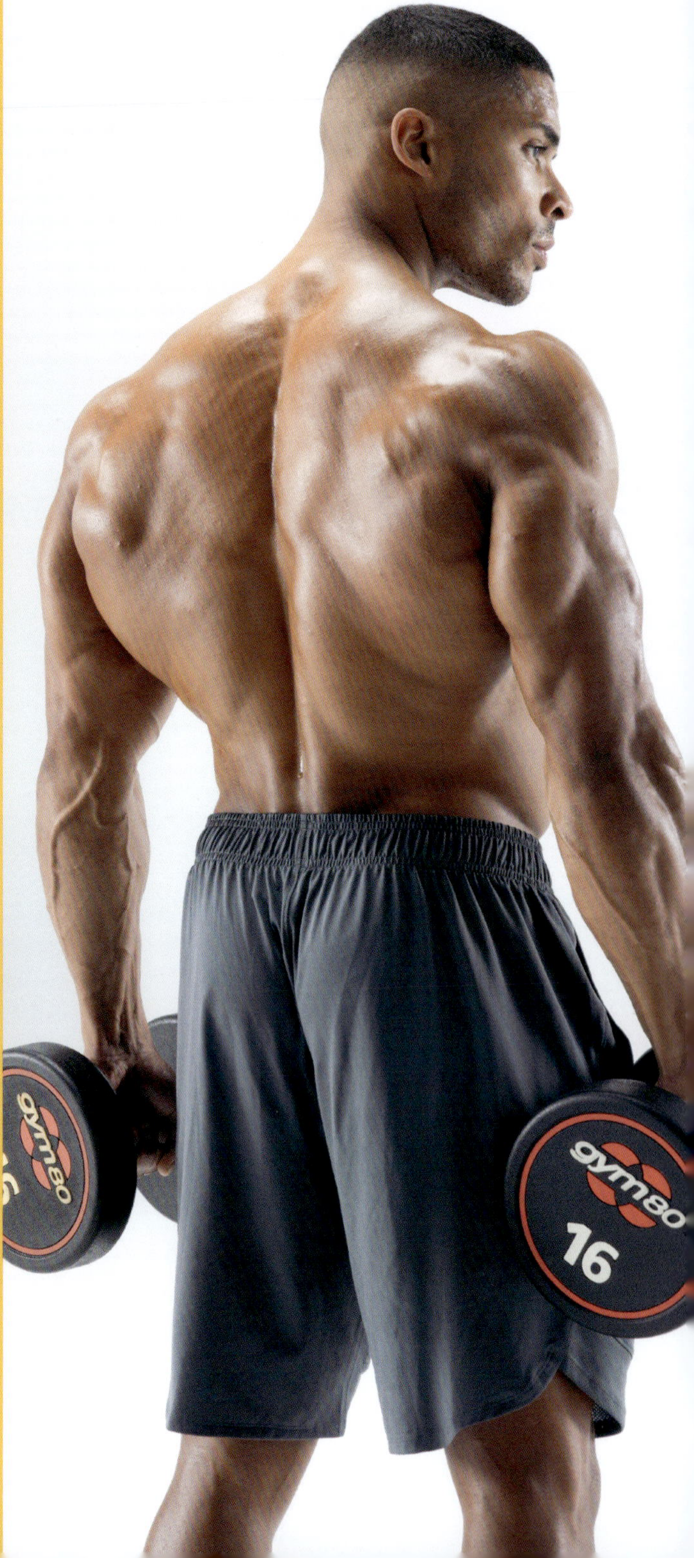

#01

RUDERN SITZEND

3 SÄTZE/12 WIEDERHOLUNGEN

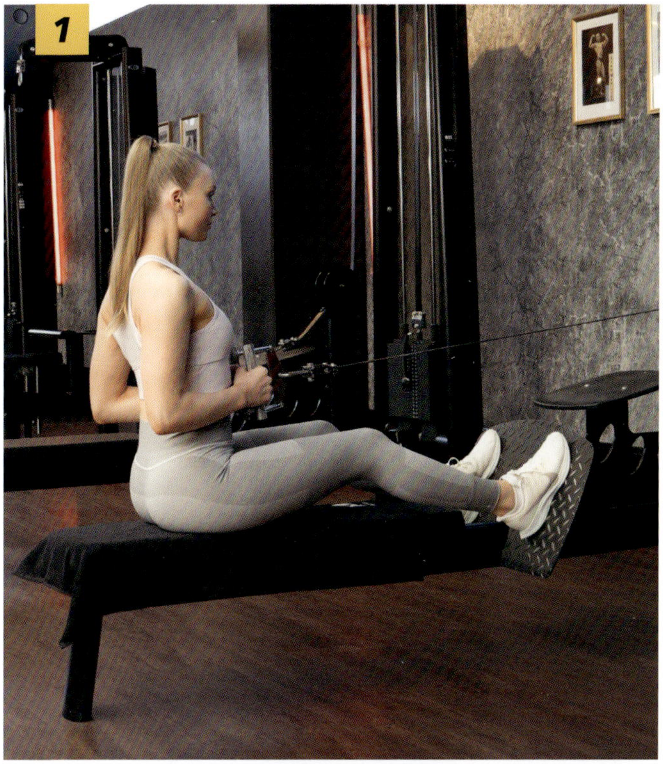

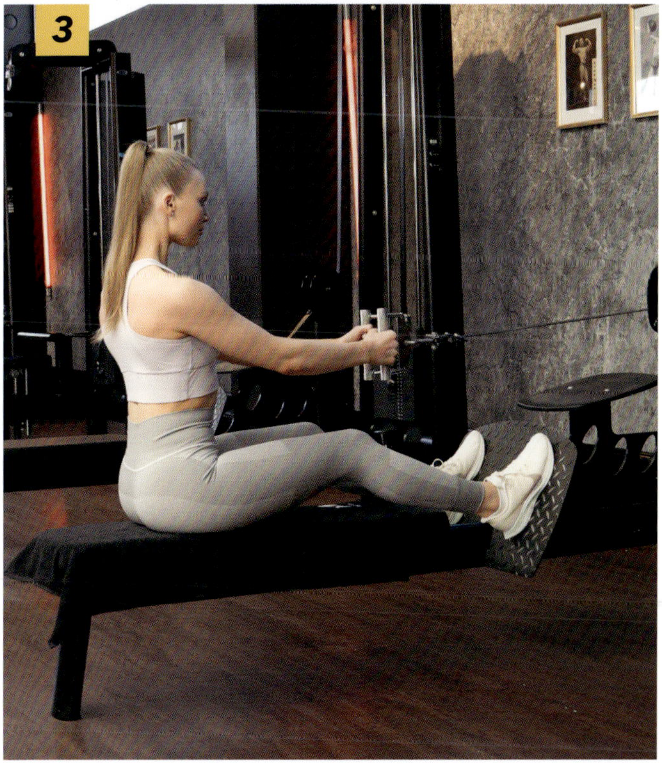

VORBEREITUNG

» Wähle dein Gewicht aus und befestige den Rundgriff am Kabelzug.

» Setze dich auf die Flachbank. Die Füße drückst du gegen das Tritteisen.

» Halte den Rücken gerade und den Blick nach vorne gerichtet.

» Deine Hände greifen den Griff, deine Arme sind leicht gebeugt.

AUSFÜHRUNG

1 Ziehe den Griff mit waagrecht gehaltenen Unterarmen zum Körper hin, bis sie im unteren Brustbereich ankommen. Deine Ellenbogen führst du dabei möglichst nah am Oberkörper entlang.

2 Ziehe die Schulterblätter am Ende der Bewegung hinten zusammen, als wolltest du ein Blatt Papier einklemmen.

3 Führe die Hände kontrolliert zurück nach vorne. Achte darauf, die Arme nicht komplett durchzustrecken. Während der gesamten Ausführung bleibt der Oberkörper unverändert.

#02

KURZHANTEL-RUDERN AN DER BANK

3 SÄTZE/12 WIEDERHOLUNGEN/ SEITE

VORBEREITUNG

» Wähle das Gewicht der Kurzhantel aus.

» Lege die Kurzhantel mittig neben die Bank.

» Platziere dein linkes Knie und deinen linken Unterschenkel auf dem unteren Ende der Flachbank.

» Stütze dich mit dem linken Arm auf dem oberen Drittel der Bank ab. Du kannst dich mit der flachen Hand oder der Faust abstützen. Wichtig ist nur, dass der Oberkörper in einer stabilen Position bleibt.

» Halte den Rücken gerade, dein Rumpf ist fest angespannt.

» Greife die Kurzhantel mit der rechten Hand.

AUSFÜHRUNG

1 Lasse deinen Arm fast vollständig durchgestreckt nach unten hängen.

2 Ziehe den Arm beim Ausatmen nach oben. Dein Ellenbogen bewegt sich dicht an deinem Körper entlang nach hinten. Ziehe die Kurzhantel so hoch, bis sie neben deinem Körper ist.

3 Bewege deinen Arm im Anschluss kontrolliert wieder nach unten. In der Ausgangsposition ist dein Arm wieder fast vollständig gestreckt.

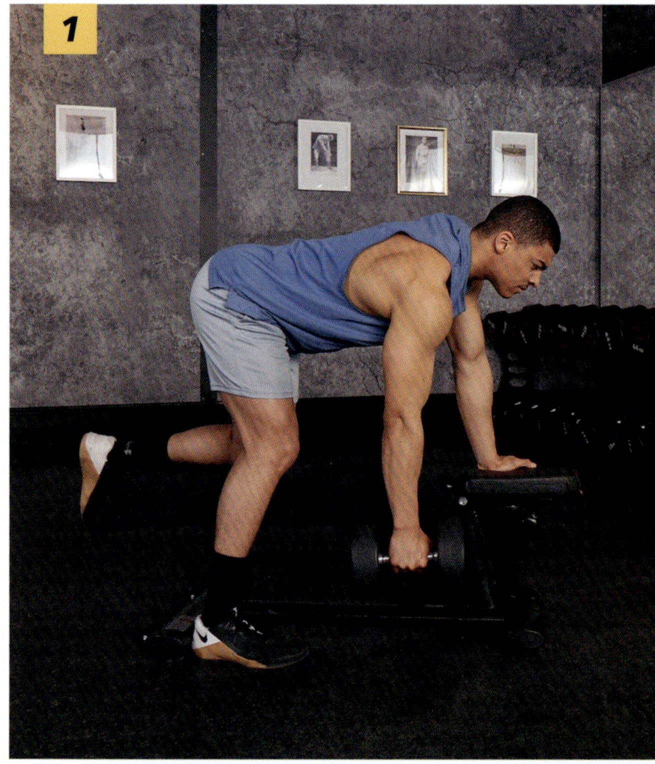

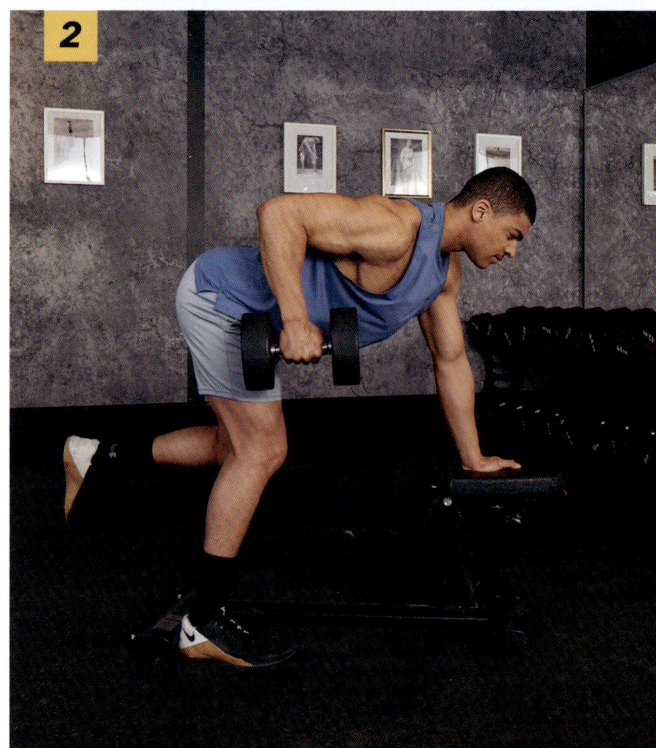

#03

LATZUG MIT STANGE (BREIT)

3 SÄTZE/12 WIEDERHOLUNGEN

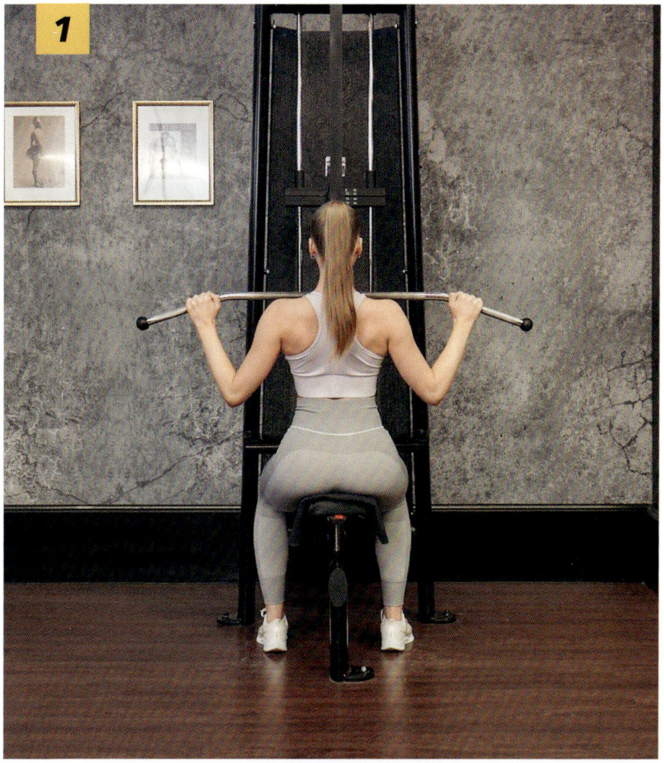

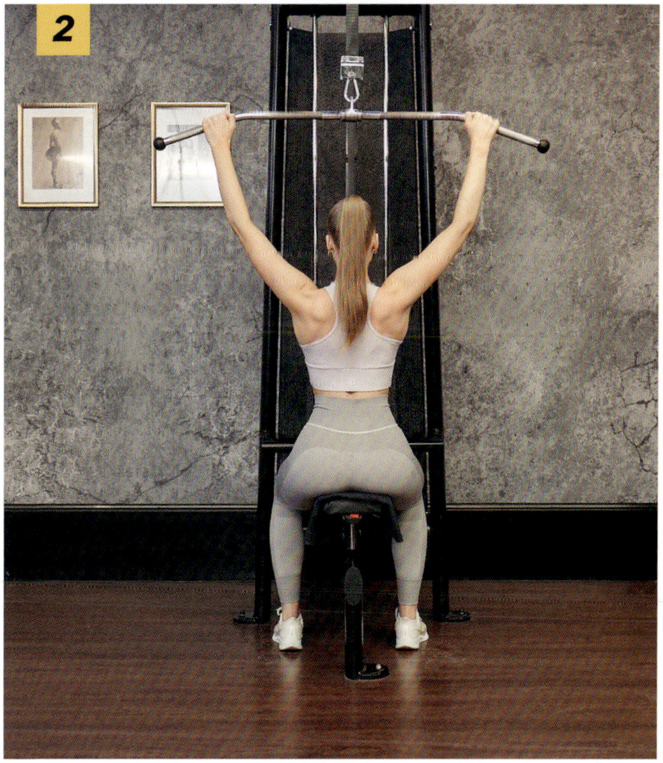

VORBEREITUNG

» Wähle dein Gewicht aus und befestige den Stangengriff am Latzug.

» Greif den Griff in V-Stellung breit und setze dich mit der Brust zum Gerät auf das Polster.

» Klemme deine Oberschenkel unter das Polster, um deinen Unterkörper fest zu fixieren.

» Ober- und Unterschenkel bilden einen 90-Grad-Winkel.

» Halte den Oberkörper aufrecht mit einem leichten Hohlkreuz im unteren Rücken. Der obere Rücken ist leicht nach hinten gebeugt. Halte Bauchspannung.

AUSFÜHRUNG

1 Ziehe die Ellenbogen kontrolliert senkrecht zum Becken nach unten.

2 Führe dann den Griff langsam und kontrolliert wieder nach oben zurück, ohne dabei die Arme ganz durchzustrecken.

#04

LATZUG (ENG)

3 SÄTZE/12 WIEDERHOLUNGEN

VORBEREITUNG

» Wähle dein Gewicht aus und befestige den Rudergriff am Latzug.

» Greife den Griff mit den Händen und setze dich mit der Brust zum Gerät auf das Polster.

» Klemme deine Oberschenkel unter das Polster, um deinen Unterkörper fest zu fixieren.

» Ober- und Unterschenkel bilden einen 90-Grad-Winkel.

» Halte den Oberkörper aufrecht, mit einem leichten Hohlkreuz im unteren Rücken.

AUSFÜHRUNG

1 Ziehe den Griff kontrolliert senkrecht bis zur Brust nach unten, während sich dein Oberkörper leicht nach hinten beugt. Die Hände bleiben nah vor deinem Gesicht und Körper, die Ellenbogen bewegen sich seitlich neben deinem Körper entlang.

2 Nun führst du den Griff langsam und kontrolliert wieder nach oben, ohne dabei die Arme ganz durchzustrecken.

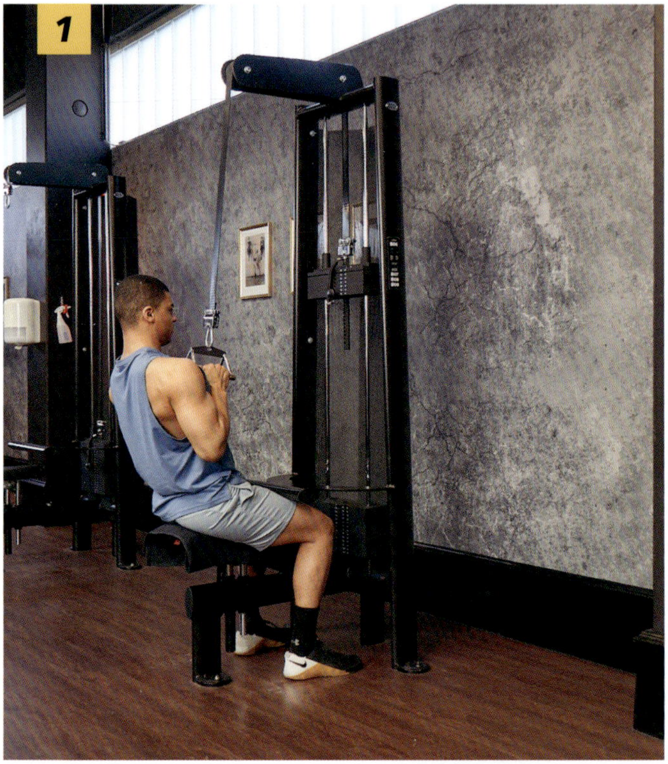

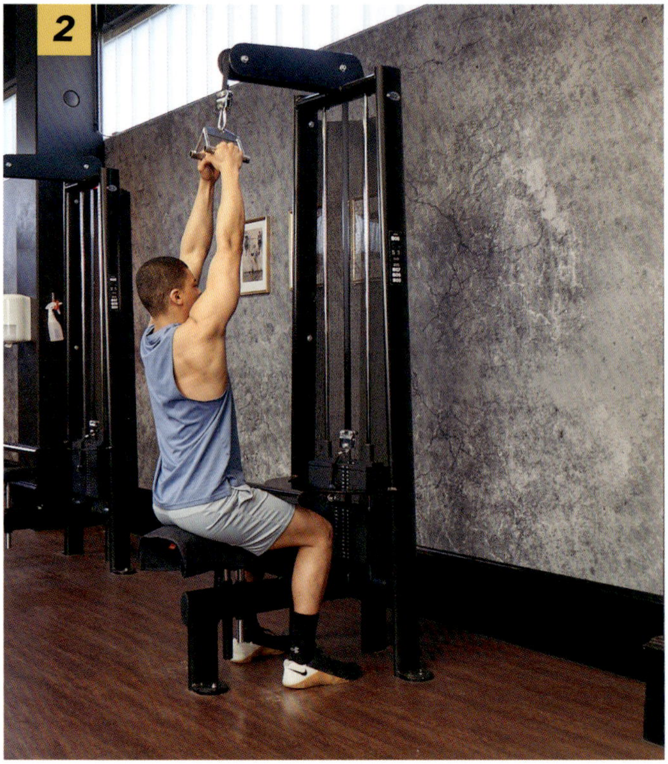

#05

UNTERER RÜCKEN

3 SÄTZE/12 WIEDERHOLUNGEN

VORBEREITUNG

» Stelle das Gerät auf deine Körpergröße ein.

» Stelle dich nun in das Gerät. Das Polster stützt deinen Körper am Oberschenkel.

» Verschränke die Arme vor dem Oberkörper oder positioniere deine Finger an den Schläfen.

AUSFÜHRUNG

1 Senke deinen Oberkörper langsam ab, bis er einen 90-Grad-Winkel mit deinen Oberschenkeln bildet.

2 Führe den Oberkörper kontrolliert wieder nach oben, bis er eine Gerade mit deinen Beinen bildet. Halte deinen Rücken während der ganzen Übung gerade.

1

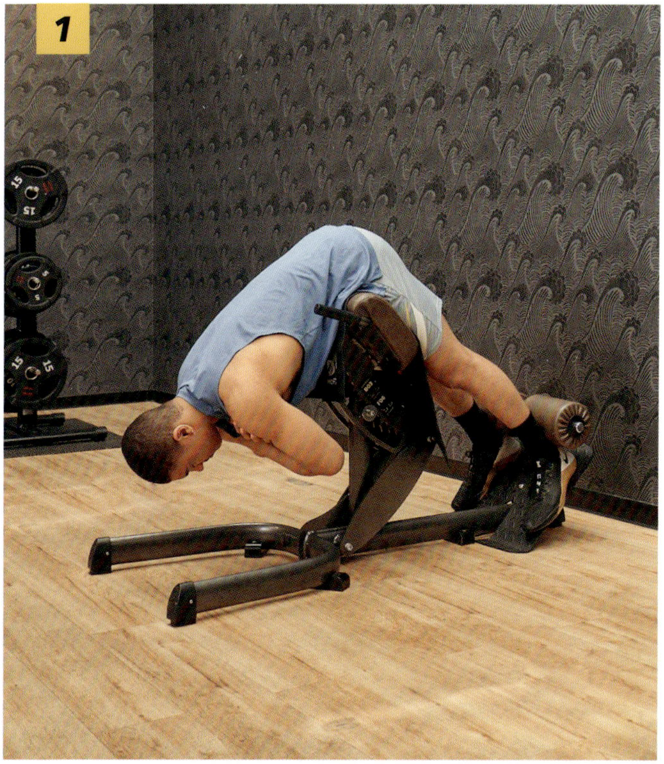

2

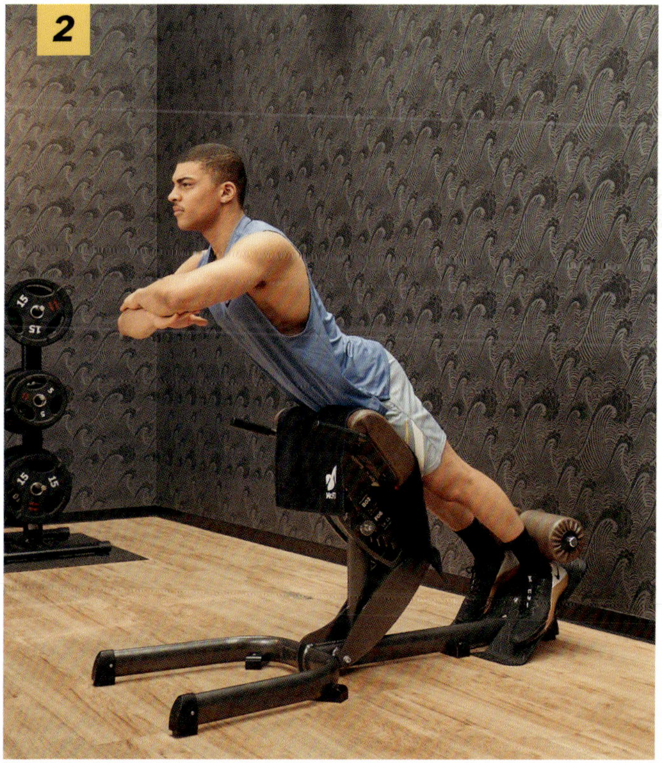

#GERÄTE-TRAINING

›› ARME

#01 HAMMER CURLS MIT KURZHANTELN

#02 CURLS MIT LANG-HANTEL

#03 KONZENTRATIONS-CURLS SITZEND

#04 DIPS (DIP-STATION)

#05 TRIZEPSSTRECKEN ÜBERKOPF STEHEND

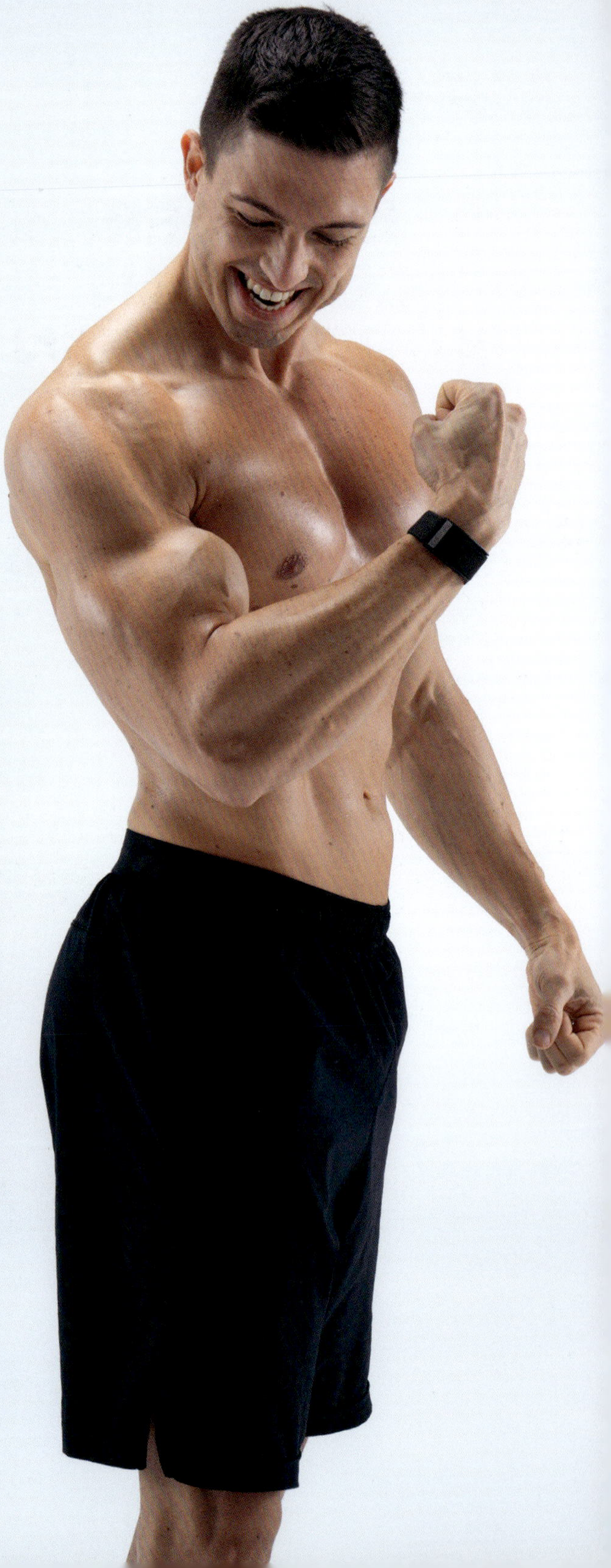

#01

HAMMER CURLS MIT KURZHANTELN

3 SÄTZE/12 WIEDERHOLUNGEN

VORBEREITUNG

» Wähle das Gewicht der Kurzhanteln und nimm eine Hantel in jede Hand.

» Stehe aufrecht. Die Beine sind hüftbreit geöffnet.

» Halte den Rücken gerade und deinen Blick nach vorne gerichtet.

» Lasse deine Arme neben dem Körper nach unten hängen.

AUSFÜHRUNG

1 Beuge beide Unterarme über das Ellenbogengelenk so weit wie möglich nach oben. Der Oberarm bleibt dabei ruhig neben dem Körper.

2 Nun senkst du die Kurzhantel langsam und kontrolliert wieder ab, ohne dabei die Arme komplett durchzustrecken.

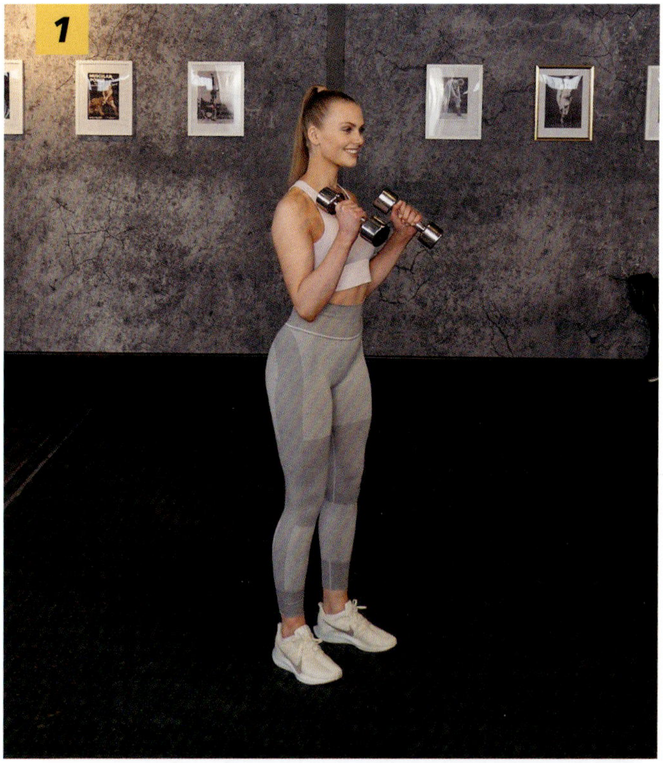

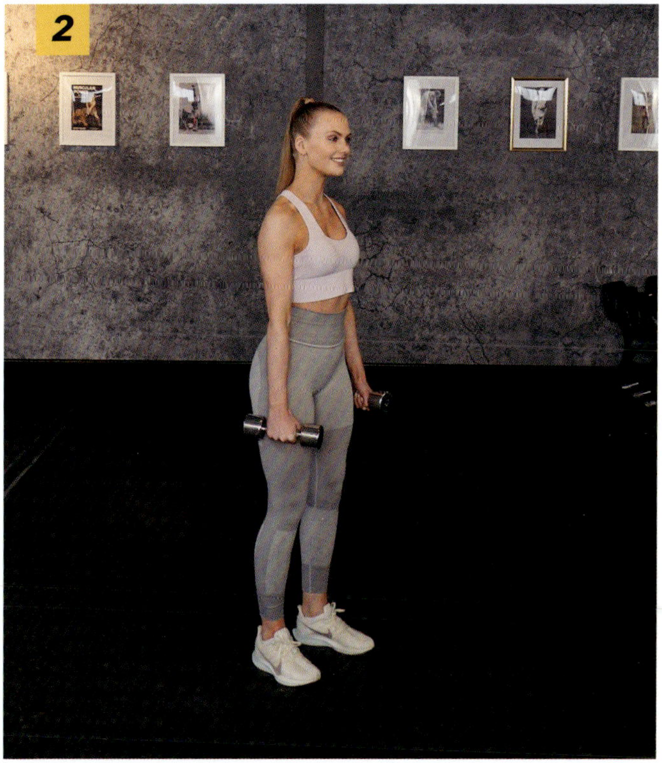

#02

CURLS MIT LANGHANTEL

3 SÄTZE/12 WIEDERHOLUNGEN

VORBEREITUNG

» Wähle dein Gewicht für die Langhantel aus.

» Greife die Langhantel hüftbreit im Untergriff, deine Handflächen zeigen also nach vorne.

» Achte auf einen aufrechten, hüftbreiten Stand. Deine Knie sind leicht gebeugt.

» Baue Bauch- und Pospannung auf.

» Halte die Langhantel auf der Höhe der Oberschenkel, deine leicht gebeugten Arme liegen am Körper an.

AUSFÜHRUNG

1 Hebe die Stange mit der Kraft der Oberarme an, beuge dabei die Arme im Ellenbogengelenk.

2 Senke die Langhantel wieder ab, ohne dabei die Arme vollständig durchzustrecken.

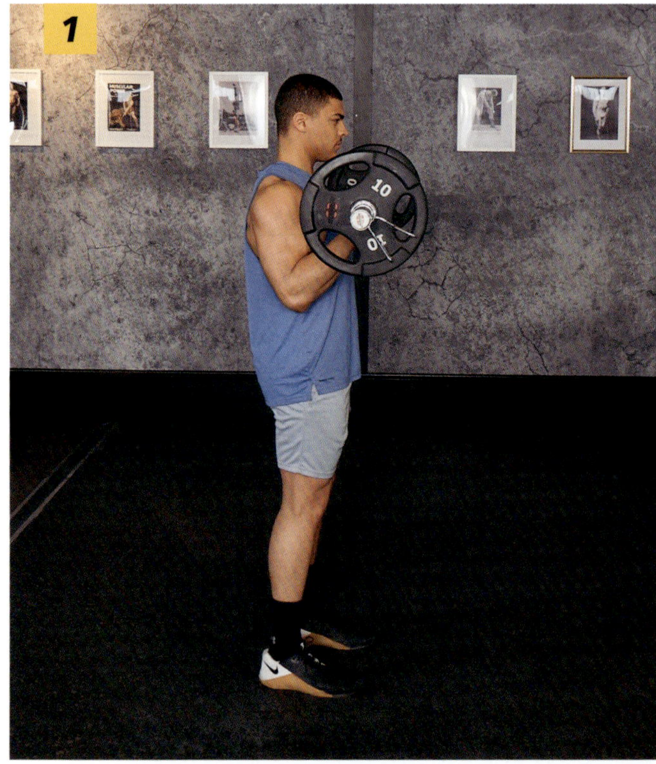

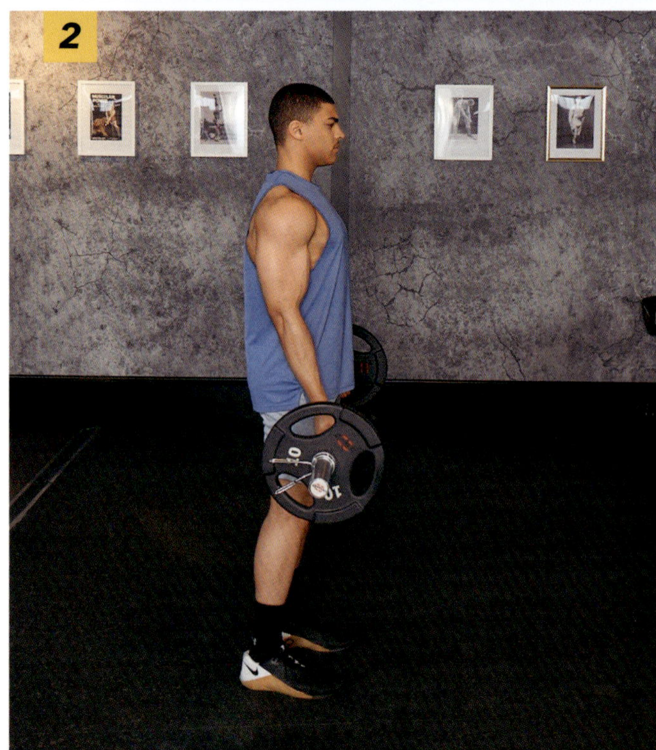

#03

KONZENTRATIONS CURLS SITZEND

3 SÄTZE/12 WIEDERHOLUNGEN/ SEITE

VORBEREITUNG

» Wähle das Gewicht der Kurzhantel aus.

» Setze dich auf die Ecke einer Flachbank und winkle die Beine an.

» Stütze die linke Hand auf das linke Knie.

» Greife mit der rechten Hand die Kurzhantel. Deinen rechten Ellenbogen stützt du an der Innenseite des rechten Oberschenkels ab.

» Die Handfläche deiner rechten Hand zeigt nach oben.

» Baue Rückenspannung auf.

AUSFÜHRUNG

1 Beuge den Arm so weit wie möglich nach oben, bis du deine Faust von oben sehen kannst.

2 Senke die Hantel kontrolliert wieder ab, ohne dabei den Arm komplett durchzustrecken.

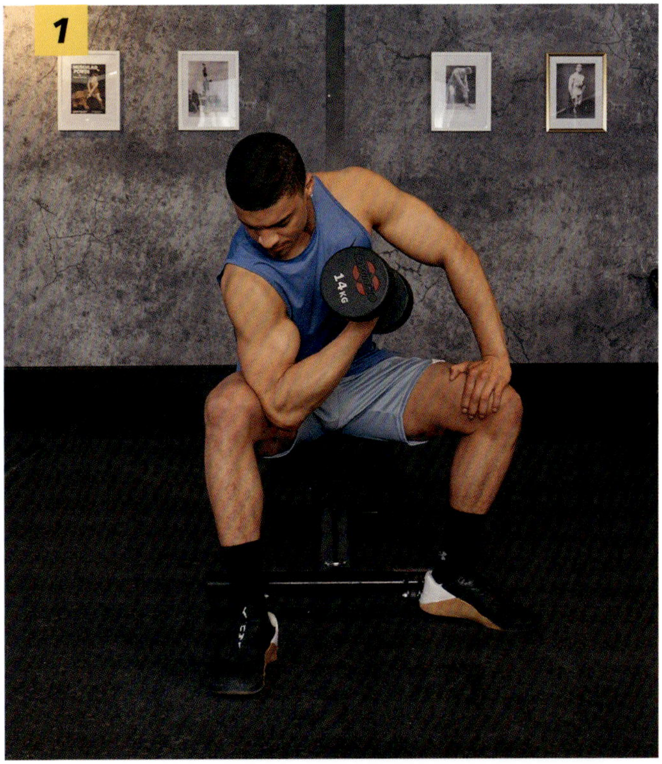

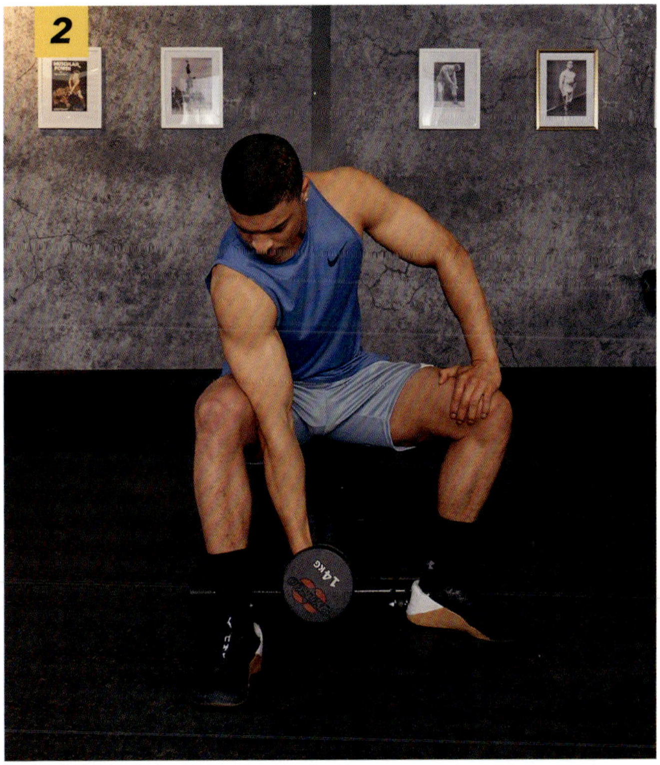

#01

BUTTERFLY

3 SÄTZE/12 WIEDERHOLUNGEN

VORBEREITUNG

» Wähle dein Gewicht aus.

» Setze dich auf das Sitzpolster, drücke Po und oberen Rücken gegen das hintere Polster.

» Greife beide Griffstangen in neutraler Griffhaltung.

» Halte deine Arme parallel zum Boden auf Brusthöhe, die Arme sind dabei fast durchgestreckt.

» Spreize die Beine. Ober- und Unterschenkel bilden einen 90-Grad-Winkel.

AUSFÜHRUNG

1 Führe die Hände vor der Brust zusammen. Deine Arme bleiben dabei leicht gebeugt.

2 Führe nun die Arme kontrolliert wieder nach außen.

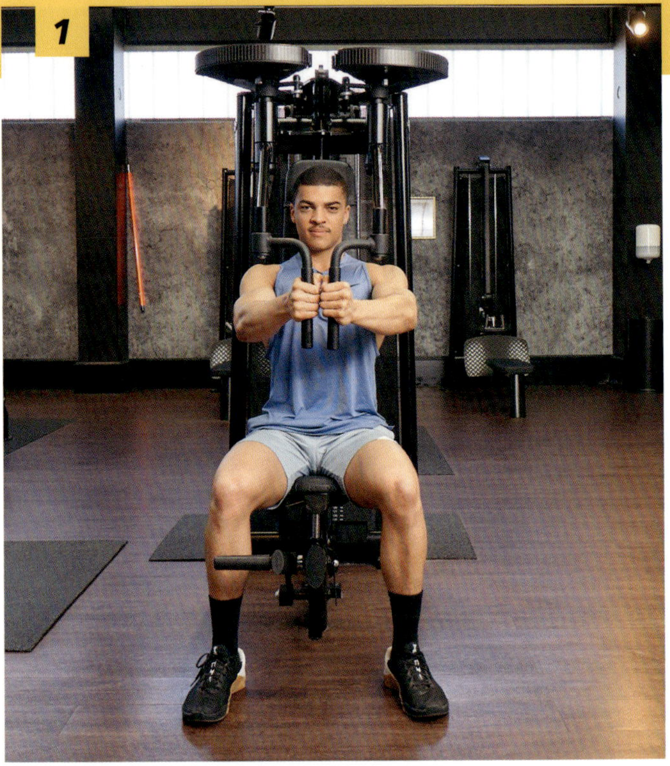

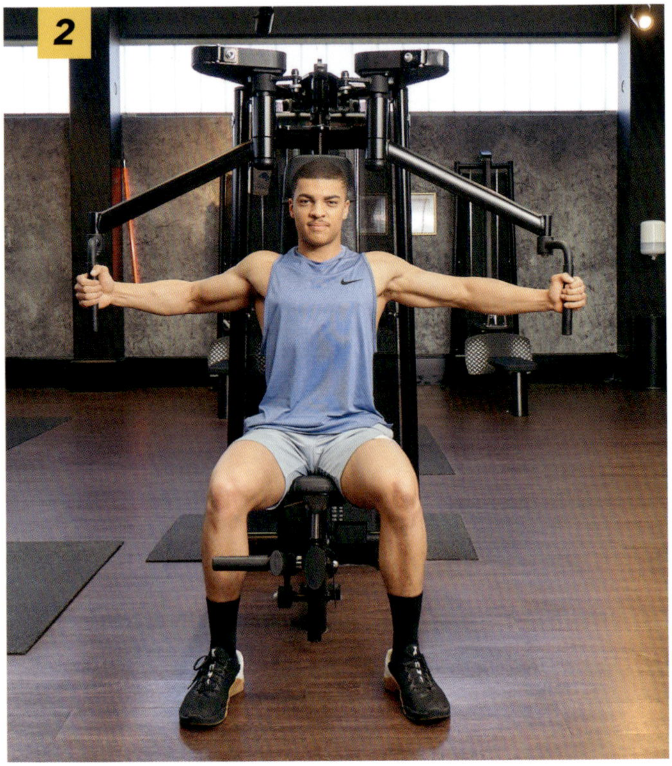

#02

BRUSTPRESSE

3 SÄTZE/12 WIEDERHOLUNGEN

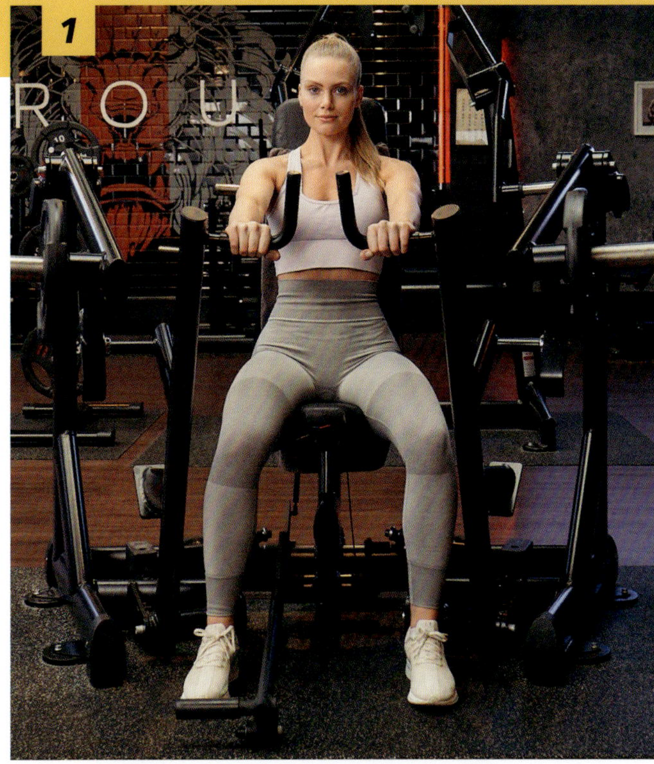

VORBEREITUNG

» Wähle dein Gewicht aus.

» Stelle das Gerät so ein, dass sich die Griffe auf Brusthöhe befinden.

» Setze dich auf das Polster und drücke den Rücken an das hintere Polster.

» Die Füße stehen stabil auf dem Boden. Ober- und Unterschenkel bilden einen 90-Grad-Winkel.

» Umfasse beide Griffe mit den Händen.

AUSFÜHRUNG

1 Drücke die Griffe langsam und kontrolliert nach vorne. Strecke die Arme dabei nicht komplett durch.

2 Führe die Griffe kontrolliert zurück bis auf Brusthöhe. Setze dabei das Gewicht nicht ab.

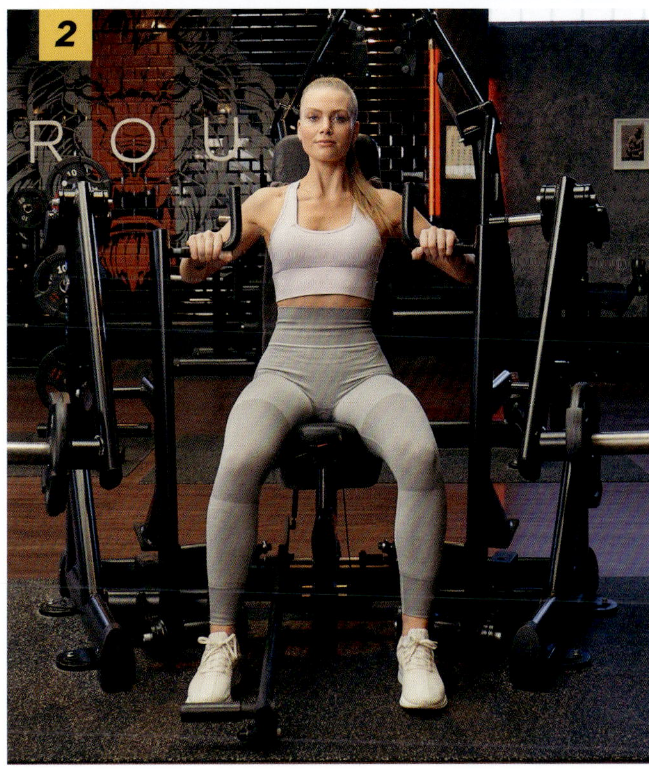

#01

BEINHEBEN

3 SÄTZE/12 WIEDERHOLUNGEN

1

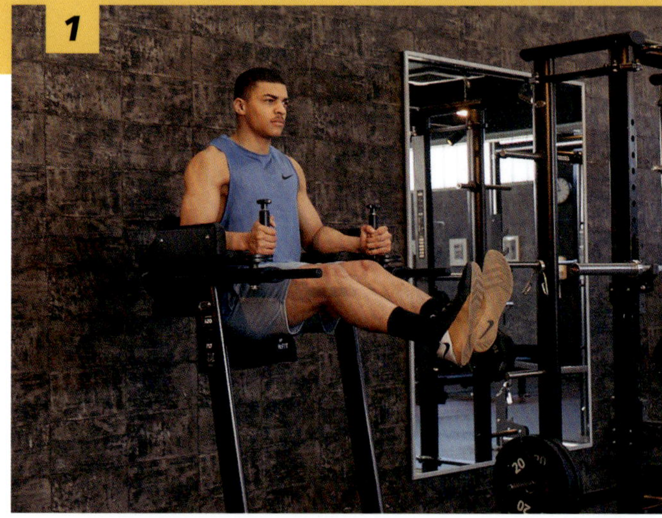

2

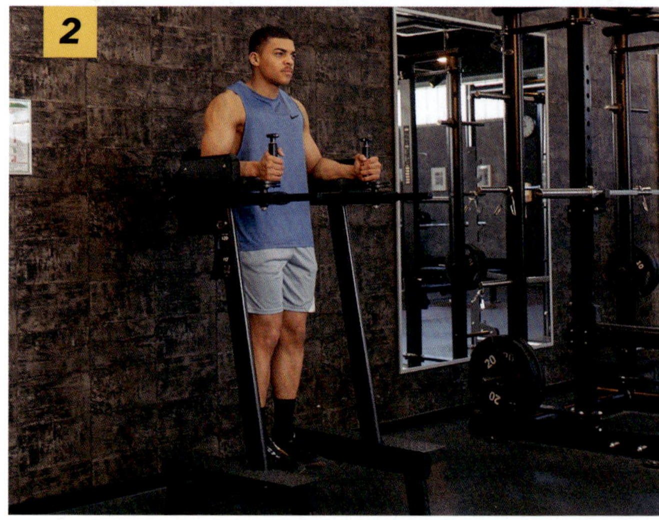

VARIANTE

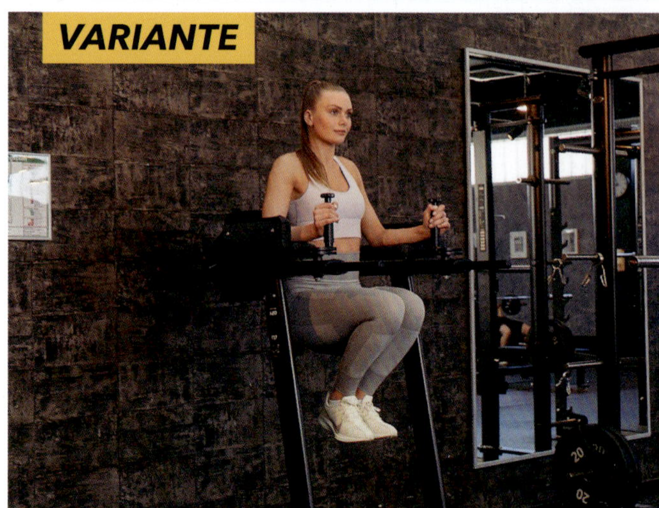

VORBEREITUNG

» Stelle dich in das Gerät, drücke dabei den unteren Rücken an das Rückenpolster.

» Lege die Unterarme auf die Armpolster. Umschließe mit den Händen die Handgriffe.

» Halte den Kopf aufrecht und den Blick nach vorne gerichtet.

» Deine Beine hängen mit leicht gebeugten Knien herab.

» Ziehe die Fußspitzen Richtung Schienbein und baue Bauchspannung auf.

AUSFÜHRUNG

1 Hebe die Beine ausgestreckt oder angewinkelt (Variante) so weit wie möglich nach oben.

2 Senke die Beine langsam wieder ab und halte dabei die Spannung in deinem Bauch.

3 Achte darauf, die Übung kontrolliert und langsam auszuführen. Hole keinen Schwung, wenn du unten angekommen bist.

#02

TRX-ÜBUNGEN

3 SÄTZE/12 WIEDERHOLUNGEN

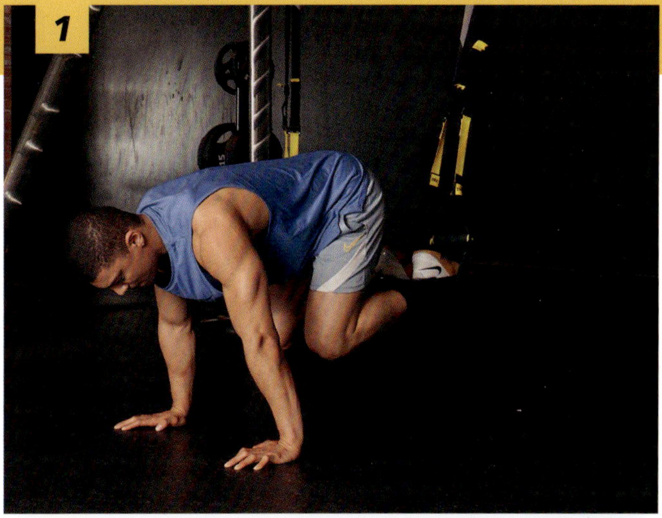

1

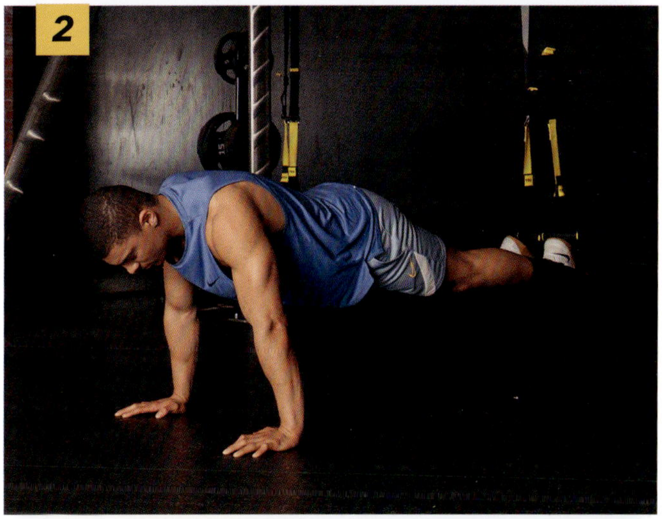

2

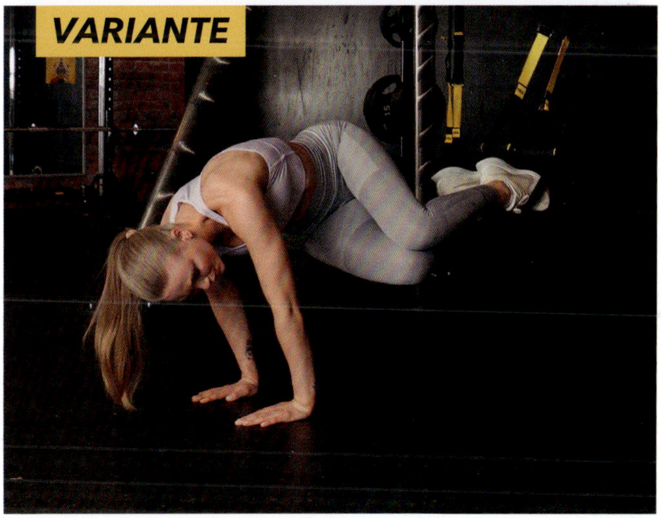

VARIANTE

VORBEREITUNG

» Stelle den Schlingentrainer so ein, dass die Schlaufen etwa 30cm über dem Boden hängen

» Schiebe die Füße so in die Schlingen, dass die Fußrücken aufliegen.

» Strecke die Beine und stütze dich mit den Händen unter den Schultern ab.

» Halte den Kopf gerade. Dein Nacken bildet die Verlängerung der Wirbelsäule.

GERADE AUSFÜHRUNG

1 Ziehe die Knie zügig Richtung Bauch, halte dabei den Rücken gerade und ziehe den Bauchnabel nach innen.

2 Strecke die Beine danach wieder aus.

SEITLICHE AUSFÜHRUNG (VARIANTE)

1 Ziehe die Knie seitlich Richtung Bauch, und drehe dabei die Hüfte gebeugt zur Seite. Hebe den Po hierbei etwas an.

2 Führe die Beine wieder zurück in die Ausgangsposition.

REGISTER

Q

R

S

T

DANKSAGUNG

Wir danken allen Mitarbeitern auf der Fläche, die tagtäglich in unseren Studios ihr Bestes geben. **Ihr seid einfach großartig und der stärkste Muskel unseres Unternehmens.** Wir danken aber auch den vielen Mitarbeitern, die außerhalb der Studios, in den Büros, fantastische Arbeit leisten und McFIT zur beliebtesten Marke unter den europäischen Studioketten gemacht haben. **Genauso möchten wir unseren zahlreichen Mitgliedern danken, die mit viel Leidenschaft ihr Workout in unseren Studios absolvieren und deren Treue für die Erfolgsgeschichte von McFIT ausschlaggebend ist.**

IMPRESSUM

Covergestaltung, Layout und Satz: Celina Reiser

Lektorat: Martin Lagoda, Hamburg

Rezepte: Sabrina Sue Daniels (S. 56, 102), Rose Marie Donhauser (S. 70, 74, 100), Tanja Dusy (S. 28, 50, 104–106), Stefanie Hiekmann (S. 72), Anne Iburg (S. 46, 58, 88), Mario Kotaska (S. 42), Dagmar Reichel (S. 26,), Michael Weckerle (S. 52, 110–114), Christina Wiedemann (S. 20–24, 32–36, 40, 44, 48, 54, 60–68, 76–86, 90–98, 108), Heike Niemoeller (S. 38)

Bildnachweis: Nadja Buchczik (S. 25, 35, 37, 39, 45, 49, 53, 55, 69, 75, 77, 79, 87, 109, 111, 113, 115), Tina Bumann (S. 71), Sabrina Sue Daniels (S. 21, 23, 27, 33, 41, 57, 61, 63, 65, 67, 81, 83, 85, 91, 93, 95, 97, 99, 103), Klaus Maria Einwanger (S. 29, 31, 105, 107), Stefanie Hiekmann (S. 73), Tanja Major (S. 101), Manuela Rüther (S. 43), Claudia Timmann (S. 47, 59, 89), Katrin Winner (S. 51), Dominik von Winterfeld/McFIT (alle weiteren)

ISBN: 978-3-7459-1105-3

Druck und Bindung: Polygraf Print, Čapajevova 44, 08001 Prešov, Slowakei

MIX
Papier aus verantwortungsvollen Quellen
FSC® C145070

www.emf-verlag.de